JN068093

これならわかる！

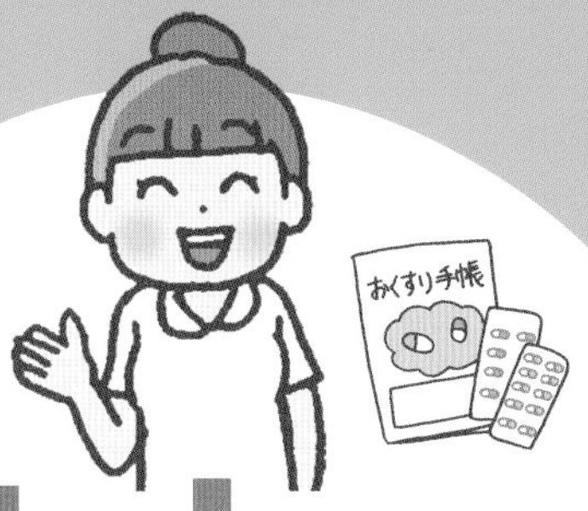

看護に役立つ くすりの知識

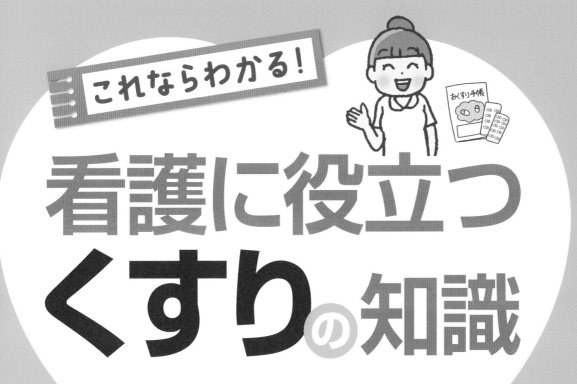

横浜市立大学医学部看護学科教授・薬学博士 赤瀬智子
横浜市立大学附属病院薬剤部長 佐橋幸子
監修

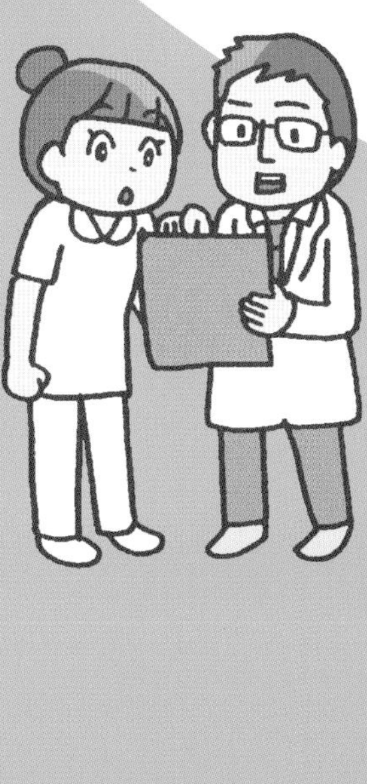

ナツメ社

はじめに

近年、看護実践においてアセスメントを行うための根拠となる知識の強化、つまり、基本的知識（解剖生理学・病態学・薬理学等）の充実が、看護学教育や臨床における専門看護師等の育成において求められています。これらの基礎知識について、勉強したいけれど理解するのが難しいと悩んでいる方も多いと思います。

私たちは、本書「これならわかる！ 看護に役立つくすりの知識」を、看護の初学者のための薬の本として作成しました。でも、やさしい本ではありません。忙しい業務の中、なぜそうしているのかわからないまま確認のみで与薬を進めている方に、その薬に関する「なぜ」をわかるようにしたいという思いで作成しました。そのため、薬の作用機序(効くメカニズム)について記載してあります。少し難しいかもしれませんが、なるべくわかりやすく書きましたので、まずそこを乗り越えて読んでみてください。知らない言葉に出会った時は、ちょっと調べて頑張って前に進んでみてください。きっとわかるようになります。

また、与薬時の注意事項や効果・副作用の見方（バイタルチェックに行った時に何を観察するの？）など、看護師が実際に必要としている事項についても内容に組み込みました。「薬剤師が教える＋αの知識」は、臨床現場での薬に関する「へえー、そうだったんだ！」の知識を病院薬剤師さんがわかりやすく書いてくれたので、楽しんで読めます。

この本を手に取ってくれてありがとう！ 薬が理解できると医療スタッフと情報共有ができるようになり、何より患者さんが効果のある薬物治療を安全に行えることにつながります。一緒に頑張りましょう。

2020年3月

横浜市立大学医学部看護学科看護生命科学

赤瀬 智子

目 次

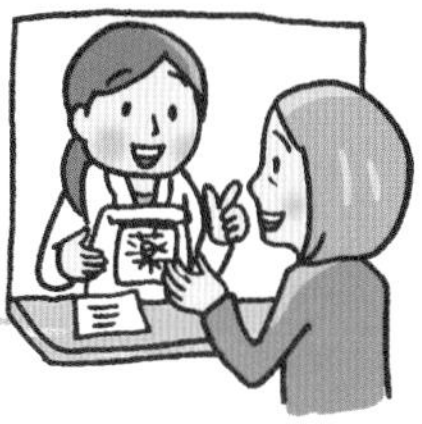

Step3 おさえておきたいハイリスク薬

Step4 注意が必要な患者への薬の使い方

Step5 正しい薬の使い方

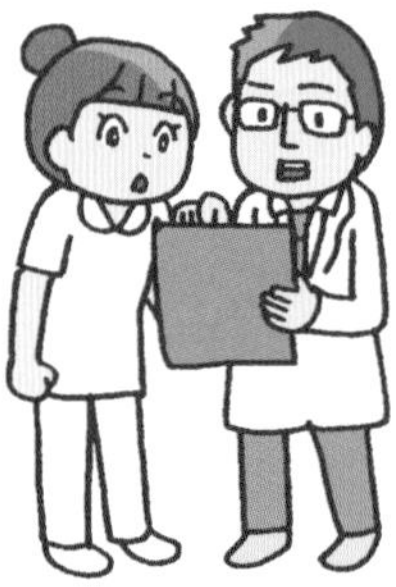

付録　知っていると役に立つ薬に関すること

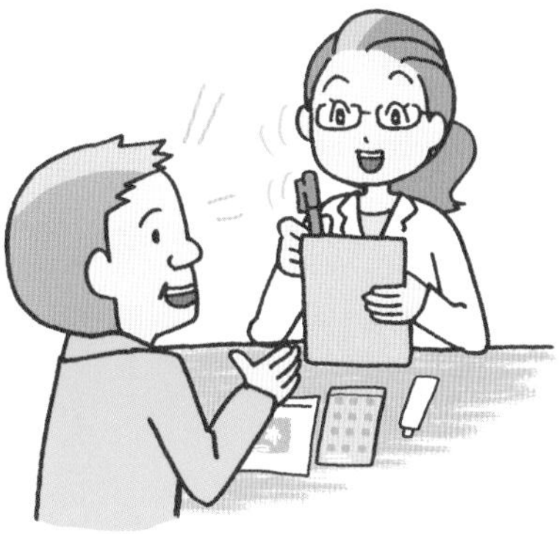

本書の使い方と注意点

- 本書は「疾患の基礎知識」「疾患の基本的な治療」「治療薬の種類」の基本構成で解説をしています。治療薬は、代表的なものは効果や副作用についても解説しています。本書に掲載している医薬品の詳細は、最新の添付文書を確認してください。
- 掲載している薬の商品名は、代表的なものを一部あげています。各自の施設で採用されている商品名を確認してください。
- 特に記載がない場合、用法・用量は成人に投与する場合のものです。
- 患者の年齢や状況に応じて、与薬の用量が増減する場合があります。投与する際は十分注意し、必ず医師の指示に従ってください。
- 本書に記載している内容は、2020年2月現在のものです。

Step1

薬の基礎知識

先輩看護師からのアドバイス①

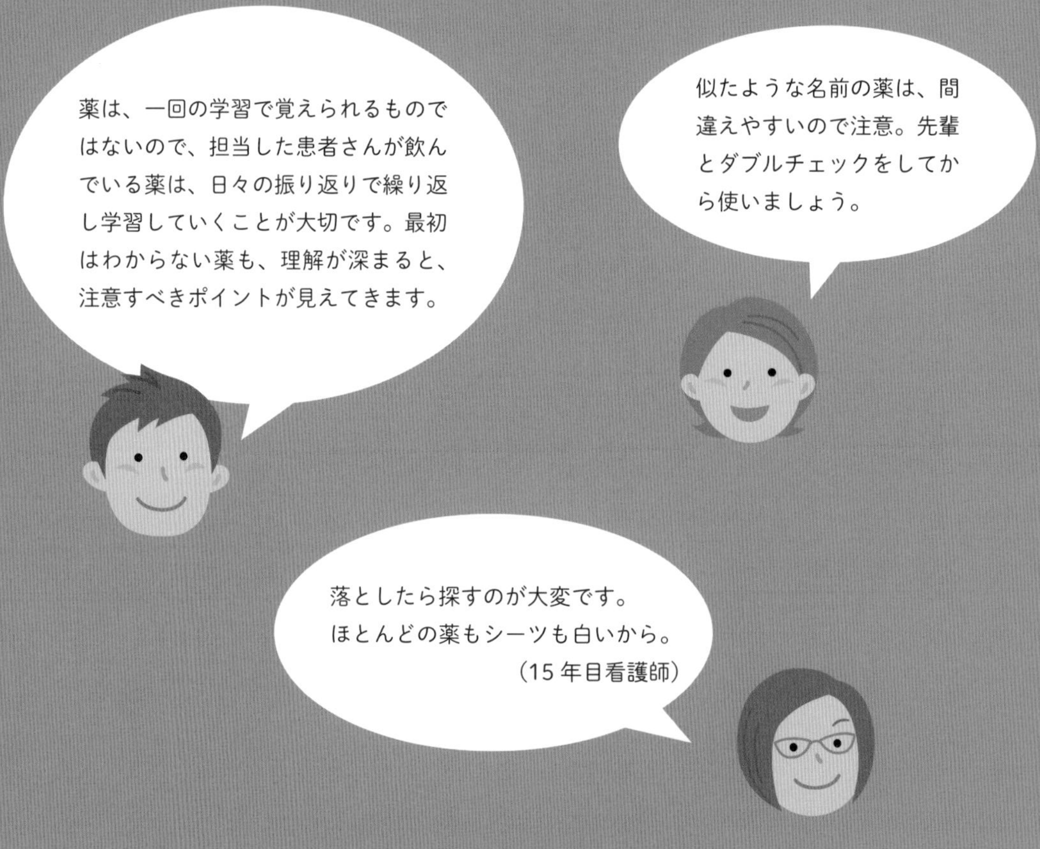
薬は、一回の学習で覚えられるものではないので、担当した患者さんが飲んでいる薬は、日々の振り返りで繰り返し学習していくことが大切です。最初はわからない薬も、理解が深まると、注意すべきポイントが見えてきます。
似たような名前の薬は、間違えやすいので注意。先輩とダブルチェックをしてから使いましょう。
落としたら探すのが大変です。ほとんどの薬もシーツも白いから。
（15 年目看護師）

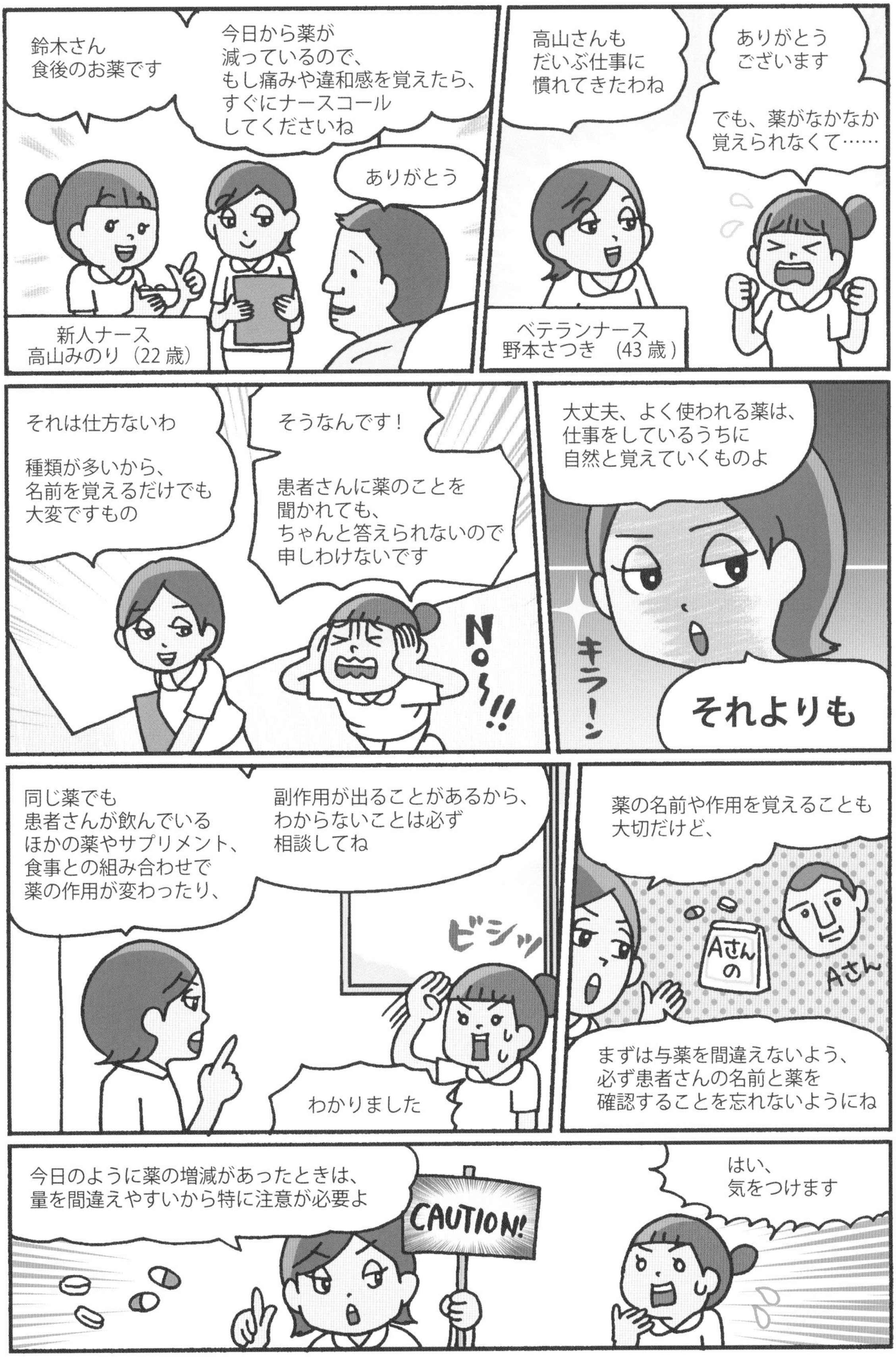
鈴木さん
食後のお薬です
今日から薬が
減っているので、
もし痛みや違和感を覚えたら、
すぐにナースコール
してくださいね
ありがとう
新人ナース
高山みのり（22 歳）
高山さんも
だいぶ仕事に
慣れてきたわね
ベテランナース
野本さつき （43 歳）
ありがとう
ございます
でも、薬がなかなか
覚えられなくて……
それは仕方ないわ
種類が多いから、
名前を覚えるだけでも
大変ですもの
そうなんです！
患者さんに薬のことを
聞かれても、
ちゃんと答えられないので
申しわけないです
No～!!
大丈夫、よく使われる薬は、
仕事をしているうちに
自然と覚えていくものよ
キラーン
それよりも
同じ薬でも
患者さんが飲んでいる
ほかの薬やサプリメント、
食事との組み合わせで
薬の作用が変わったり、
副作用が出ることがあるから、
わからないことは必ず
相談してね
ビシッ
わかりました
薬の名前や作用を覚えることも
大切だけど、
Aさんの
Aさん
まずは与薬を間違えないよう、
必ず患者さんの名前と薬を
確認することを忘れないようにね
今日のように薬の増減があったときは、
量を間違えやすいから特に注意が必要よ
CAUTION!
はい、
気をつけます

薬（医薬品）とは？

薬（医薬品）とは？

薬の歴史はとても古く、人類は動物、植物、鉱物など、自然界のあらゆるものからケガや病気に効くものを探し、それを薬として用いて治療を行ってきました。

現在日本で使用されている薬は、**医薬品医療機器等法（薬機法）**[*1]で「人または動物の疾病の診断、治療または予防に使用されること」、「人または動物の身体の構造または機能に影響を及ぼすこと」が目的とされているものと定められ、厚生労働省から有効性、安全性が認められています。

薬機法では、**医薬品**のほかにも**医薬部外品**、**化粧品**、医療機器が規定されています（表1）。

表1　医薬品・医薬部外品・化粧品の区別

	定義	例
医薬品	病気の治療や予防に使用されることが目的 厚生労働省から有効成分の効果・効能が認められている	医師、歯科医師が処方する薬 薬局、ドラッグストアで購入する薬
医薬部外品	厚生労働省が許可した効果・効能の成分が含まれているものの、病気の「予防」が目的（目的は下記に限られている） ●吐き気その他の不快感または口臭もしくは体臭の防止 ●あせも、ただれ等の防止 ●脱毛の防止、育毛または除毛	育毛剤、制汗剤、殺虫剤、健胃剤、ビタミン剤など
化粧品	医薬品や医薬部外品よりも人体に対する作用が緩和であり、人の身体の清潔、美化等が目的	石鹸、歯みがき剤、 シャンプー、メイクアップ製品

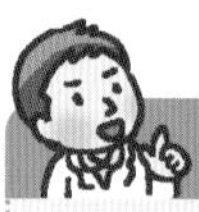

薬剤師が教える +αの知識

健康食品・サプリメントと薬の違い

健康食品・サプリメントは薬と異なり、食品衛生法で規定されているため"食品"の扱いになります。これらの中で、国が定めた安全性や有効性に関する基準などに従って食品の機能が表示されている食品を「保健機能食品」といい、"トクホ"の名で知られる「特定保健用食品」のほか、「栄養機能食品」、「機能性表示食品」の3種類があります。

特定保健用食品は、「脂肪の吸収を抑える」、「血圧高めの方に」など、「特定の保健の目的で摂取する者に対し、その摂取により当該保健目的が期待できる旨の表示が許可された」食品で、その効果や安全性については国が審査を行い、食品ごとに消費者庁長官が許可しています。

栄養機能食品は、ビタミンやミネラルなど栄養成分の補給のために利用される食品、機能性表示食品は栄養成分の機能を表示するものです。

病院で医師が処方する薬と、ドラッグストアで買える薬の違いは？

薬には、医師や歯科医師が処方した医療用医薬品（処方薬）と、薬局やドラッグストアで処方せんなしに自由に買えるOTC医薬品（市販薬・大衆薬）があります。OTCとは、Over The Counterの略で、薬局の〝カウンター越し〟に買える薬、という意味です。

＊1　医薬品医療機器等法：「医薬品、医療機器等の品質、有効性及び安全性の確保等に関する法律」の通称で、従来「薬事法」と呼ばれていた法律が平成26年11月に改正された。

» 医療用医薬品

医療機関で医師・歯科医師がその人の病気、症状、体質、体重、年齢などを考えて処方し、薬剤師が調剤する薬です。高い効果が期待される反面、ときには重大な副作用を起こす危険もあるため、医師や薬剤師の指導が必要となります。本書で解説しているのは、医療機関で使用される医療用医薬品です。

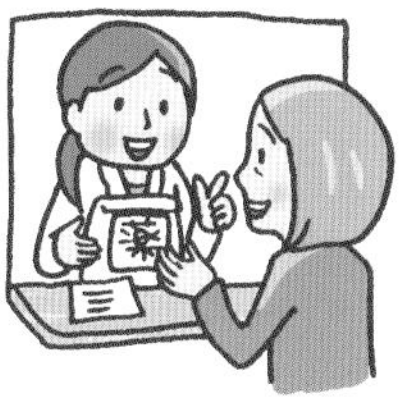

» OTC医薬品

かぜ薬や胃腸薬など、薬局やドラッグストアで市販されている薬で、**要指導医薬品**と**一般医薬品**に分類されています。

要指導医薬品は、医療用医薬品からOTC医薬品に変更となってからの期間が比較的短いものや、劇薬が該当し、薬剤師の説明を受けなければ購入できません。一般用医薬品も注意が必要な順に第1類医薬品、第2類医薬品、第3類医薬品とされ、第1類医薬品も購入時には薬剤師の説明が必要となります。

薬の名前

同じ薬のはずなのに、医療スタッフによって呼び方が異なり、混乱したことはありませんか？ 薬には一般名（成分名）、商品名（販売名、製品名）、化学名の3つの名前があります。臨床の現場では、主に一般名と商品名が使用されています。

◆**一般名**：薬の主成分の名前で成分名とも呼ばれ、世界共通です。

◆**商品名**：製薬会社がつけた名前です。そのため、同じ成分でも販売する製薬会社によって名前が異なる場合があります。

◆**化学名**：IUPAC命名法*2という、薬効を示す化学物質の化学構造をもとにした名前です。添付文書にも記載されています。

表2　ロキソプロフェン錠*3の場合

一般名	ロキソプロフェンナトリウム水和物 （Loxoprofen Sodium Hydrate）
商品名	ロキソニン錠　など
化学名	Monosodium 2-{4-[(2-oxocyclopentyl) methyl]phenyl}propanoate dihydrate 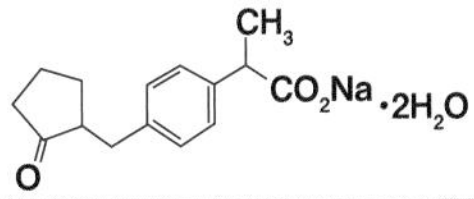

薬の形（剤形）にはどんなものがあるの?

薬は病気や症状などに合わせ、飲みやすさ、使いやすさなどを考えて、効果を最大限に発揮させるために様々な形（剤形）に加工されています。使用法により口から飲む内用剤、皮膚・目・口・鼻などの粘膜に用いる外用剤、皮膚や筋肉、あるいは血管内に直接入れる注射剤に分けられます。

» 内用剤

経口で体内に取り入れ、胃や小腸で吸収される薬で「内服薬」、「経口薬」、「飲み薬」とも呼ばれます。錠剤やカプセル剤には、有効成分の胃での分解を防いだり、胃への刺激を低減させるために胃ではなく小腸内で放出するように設計された腸溶性製剤や、投与回数の減少や副作用の低減などを目的に、製剤からの有効成分の放出速度、放出時間、放出部位を調節した徐放性（じょほうせい）製剤があります。

錠剤

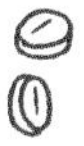

成分と添加物を混ぜ合わせ、圧縮して固形状にした、最も使用頻度が高い薬です。有効成分を安定させ、苦味を隠すために表面を糖分でコーティ

＊2　IUPAC（アイユーパック）命名法：国際純正・応用化学連合（IUPAC）によって定められた、化合物の体系名の命名法。
＊3　ロキソプロフェン錠：解熱・鎮痛薬。

ングした糖衣錠や、薄いフィルムを施したフィルムコーティング錠があります。そのほかにも下記があります。

◆**口内崩壊（OD[*1]）錠**：だ液や少量の水で溶け、口腔内で速やかに溶ける錠剤。

◆**チュアブル錠**：口の中でかみ砕いてだ液で溶かして飲む錠剤。

◆**舌下錠**：飲み込まずに舌の下で速やかに溶かし、有効成分を口腔粘膜から吸収させる錠剤。

◆**バッカル錠**：薬を歯と歯ぐきの間にはさみ、だ液で自然に溶かして使用する錠剤。

カプセル剤

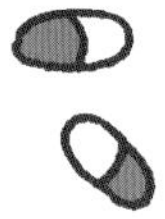

ゼラチンなどでつくられたカプセルに、顆粒や粉末状の有効成分を充填した硬カプセル剤と、液体などを弾力性のあるシートで包んだ軟カプセル剤があります。

散剤・顆粒剤・細粒剤・ドライシロップ剤

一見同じ粉薬ですが、製剤方法や大きさ、特徴などから4種類に分けられます。

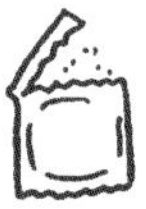

◆**散剤**：粉末状の製剤。

◆**顆粒剤**：粒状に造粒した製剤。

◆**細粒剤**：顆粒剤の中でも特に小さい製剤。

◆**ドライシロップ剤**：水を加えることでシロップ剤となる、顆粒や粉末状の製剤。

内用水剤・シロップ剤

成分を添加物や精製水などに溶かした製剤です。シロップ剤は甘味を加え飲みやすくしたものです。

» 外用剤

皮膚や粘膜に直接塗布・貼付して使用する薬です。軟膏・クリーム剤・外用液剤、点眼剤、点鼻剤、坐剤、貼付剤、吸入剤などがあります。

軟膏・クリーム剤・外用液剤

皮膚の表面に塗る薬で、患部の状態や使用感に合わせて使い分けます。皮膚の保護や保湿、抗炎症など、様々な用途で用いられています。

◆**軟膏**：有効成分をワセリンなどの基剤[*2]に溶解または分散させた半固形の製剤。保湿性にすぐれ、皮膚の保護作用は強いが、浸透性は低い。

◆**クリーム剤**：軟膏と異なり、水が含まれていて油と混合（乳化）されているため伸びがよく、べたつきが少ない。浸透性がよい。反面、皮膚への刺激性が強い。

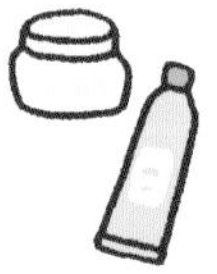

◆**外用液剤**：液状の製剤で、ローション剤などを含む。

点眼剤・眼軟膏剤

結膜嚢などの眼組織に使用する液状または用時溶解、もしくは用時懸濁して用いる固形の製剤を点眼剤（いわゆる目薬）といいます。軟膏タイプの眼軟膏剤もあります。

点耳剤・点鼻剤

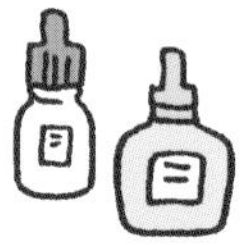

外耳または中耳に使用する液状・半固形の薬を点耳剤、鼻の穴に容器の先端を直接入れ、薬を鼻粘膜に噴霧するものを点鼻剤といいます。

坐剤

肛門や膣から挿入する薬で、体温で溶け出し有効成分を放出します。温度が高い場所で保管すると変形することがあるので、注意が必要です。

貼付剤

皮膚に貼って、皮膚を通して有効成分を到達させる薬です。貼った局所に効果を発揮させるものと、全身に効果を発揮するものがあります。

吸入剤

薬を霧状に噴出させ、口から吸い込み、気管支や肺に作用させる薬です。気管支喘息治療薬、インフルエンザ治療薬などに使用されています。

» 注射剤

注射針を用いて皮膚の下や血管内に入れる液状の薬です。静脈注射用、筋肉注射用、皮下注射用などがあります。体内に直接入れることができるため、内用剤と比べて短時間で効果が発現します。ただし、血液の中に直接入ることになるため、感染にも注意が必要です。インスリンや血液製剤など、患者自身が自分で注射する自己注射製剤も増えています。

＊1　OD：Orally Disintegrating Tablets/Orodispersible Tablets

＊2　基剤：薬効をもたないベースであり、主薬を溶解し皮膚に浸透させる役割がある。

薬の法的規制

薬によっては、鍵のかかる場所に保存し、取り扱いに注意するものがあります。毒薬・劇薬、麻薬、向精神薬、覚せい剤原料、生物由来製品・特定生物由来製品などは様々な法律で規定され、保管方法も決められています。特に病棟で注意が必要な区分とその注意点を解説します。

» 毒薬・劇薬

毒薬・劇薬は、毒性が強いものとして厚生労働大臣が指定する薬で、表示や保管が薬機法で規定されています。代表的な薬には、抗がん薬、筋弛緩薬、抗不整脈薬、抗ウイルス薬などがあります。

毒薬・劇薬の表示と保管（貯蔵・陳列）の違いは表3のとおりです。ここでの貯蔵・陳列とは、主に薬剤部・薬局での規定になります。調剤後の薬の保管方法は、各施設のルールに従ってください。

表3 毒薬・劇薬の表示と保管（貯蔵・陳列）の違い

区分		毒薬	劇薬
急性毒性[*3]（LD50）	経口投与 皮下投与 静脈内投与	30mg/kg以下 20mg/kg以下 10mg/kg以下	300mg/kg以下 200mg/kg以下 100mg/kg以下
表示		毒 毒 黒地に白枠、白字で、その品名および「毒」の文字	劇 劇 白地に赤枠、赤字で、その品名および「劇」の文字
貯蔵・陳列		鍵をかける 劇薬、普通薬と混在させてはならない（毒薬は毒薬だけで貯蔵・陳列する）	鍵をかける必要はない 普通薬と混在させてはならない（劇薬は劇薬だけで貯蔵・陳列する）

» 麻薬

モルヒネ、フェンタニルなど中枢神経系に作用し、乱用により個人や社会に重大な問題を起こす薬は、「麻薬及び向精神薬取締法」により麻薬に指定され、取り扱いや保管が厳しく規制されます。

麻薬は、その容器および直接の被包に「㊮」の記載があり、固定された強固な金庫などに保管します。これには、ほかの薬や書類などは入れられません。使用後の空アンプル、残液などを薬剤部・薬局（麻薬管理責任者）に返却しなければならず、万が一紛失や破損があった場合は都道府県知事への届出が必要です。

表4 主な医療用麻薬

- モルヒネ塩酸塩水和物（オプソ内服液、モルヒネ塩酸塩注射液、アンペック坐剤）
- モルヒネ硫酸塩水和物（MSコンチン錠、モルペス細粒）
- フェンタニル（フェントステープ、フェンタニル注射液）
- オキシコドン（オキシコンチン錠、オキノーム散）

※カッコ内は主な商品名

» 向精神薬

麻薬と同じく「麻薬及び向精神薬取締法」により向精神薬に指定され、取り扱いが規制されています。代表的な薬には睡眠導入薬、抗不安薬、鎮静薬などがあります。向精神薬は、その容器および直接の被包に「㊌」の記号を記載し、医療従事者が常時出入りしているなど、盗難防止に必要な注意をしているときを除き、鍵をかけた施設内で保管しなくてはいけません。

» 生物由来製品・特定生物由来製品

ヒトや動物に由来する原料を用いた製品です。中でも輸血用血液や凝固因子製剤などの血液製剤は特定生物由来製品に指定され、医療機関は使用した患者の記録を最低20年間保管しなくてはならないとされています。医療機関によっても異なりますが、使用後には薬剤部に報告が必要です。

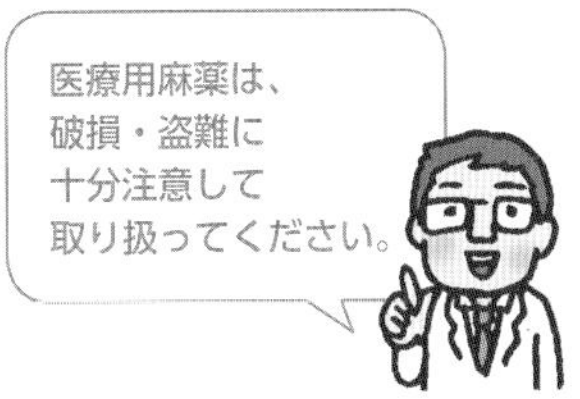
医療用麻薬は、
破損・盗難に
十分注意して
取り扱ってください。

＊3　急性毒性：化学物質1回投与、または24時間以内の複数回投与により短期間（14日以内）に生じる毒性のこと。急性毒性の強さの尺度であるLD50は、1回投与で実験動物の50％を死亡させる単位投与量である。

体内に入った薬はどうなるのか？

薬は、効かせたい部位に適正な量が到達して初めて効果を発揮しますが、どちらが違っても副作用が発生するリスクがあります。

したがって、薬を安全かつ効果的に使用するためには、薬がどのように体の中に取り込まれ、どのような経過をたどって最終的な治療効果や副作用を示すのかを知る必要があります。そのためのツールが「薬物動態学」です。薬物動態学は「薬の吸収（Absorption）」、「分布（Distribution）」、「代謝（Metabolism）」、「排泄（Excretion）」という４つの過程から成り立ちます。これを略してADMEと呼びます（図１）。

図1　ADMEの流れ

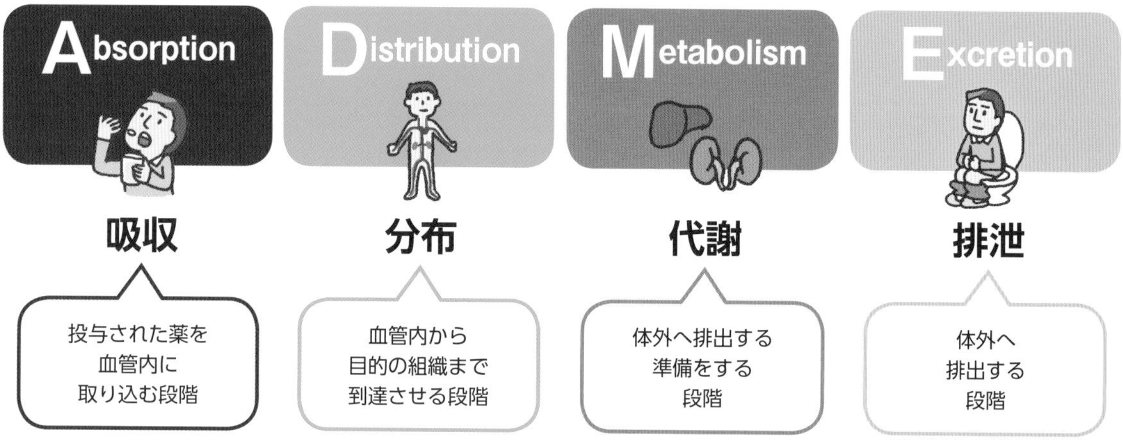

吸収（Absorption）

薬を効率よく効かせるための最も手軽な方法は、薬の血管内投与（主に静脈内投与）です。薬を直接血管内に投与する静脈内投与では、薬の成分は100％体内（血管内）に取り込まれ、すぐに効果を発揮することができます。

一方で、私たちが日常的に使用している内服薬では、薬効成分（薬の効果を発揮する成分）を100％吸収できることはほとんどありません。薬の吸収は様々な要因に影響を受け、時に亢進し、時に減弱します。ここでは、内服薬を体内に取り込む、吸収の過程についてみていきましょう。

» 薬の溶解

薬を服用後、吸収に至る最初のステップは、薬が溶けることから始まります。溶けにくい薬はそれだけで吸収効率が落ち、逆に溶けやすい場合は胃に到達する前に溶けきってしまい、口の中で苦味を感じたり、成分が胃酸によって分解されてしまうこともあります。

図2　吸収効率を高めるための工夫がされた薬

ランソプラゾールOD錠は、内服しやすいように、口腔内で水なしでも溶けるように加工してありますが、薬効成分のランソプラゾールは胃酸で失活（分解）してしまうので、薬効成分の粒子に脂溶性のコーティングを行い、胃の中で薬効成分が失活しないように加工してあります。

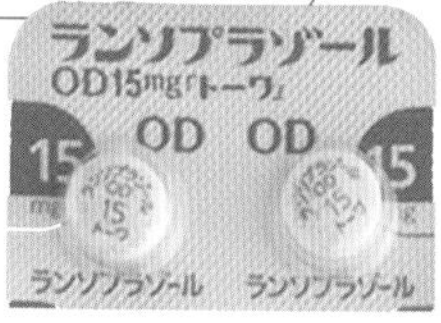

ランソプラゾールOD錠「トーワ」

つまり、内服薬は、吸収する部位にきちんと到達できるように溶解する必要があります。そのため、吸収効率を高めるために様々な工夫が施された薬がつくられています（図2）。

溶解した薬は、主に胃や小腸などの消化管から吸収されます。特に小腸は、粘膜の表面にある絨毛（じゅうもう）という組織によって極めて大きな表面積を持ち、私たちが口から取り入れた飲食物から様々な栄養素を吸収しています（図3）。薬も同じように、絨毛の表面にある微絨毛の細胞膜を通して多くは小腸から吸収されます。

図3　胃粘膜と小腸粘膜の違い

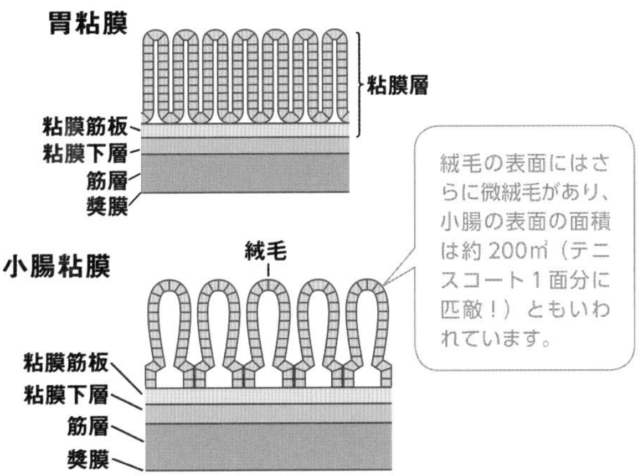

» 薬の取り込み

消化管の上皮細胞からの取り込み（吸収）の多くは、「**受動的拡散**」によって起こります。受動的拡散とは、膜の外側と内側の濃度差によって、濃度の高い方から低い方へ薬が移っていくことを指し、内外の濃度が均一になると、それ以上の吸収は止まります。

図4　受動的拡散と能動輸送

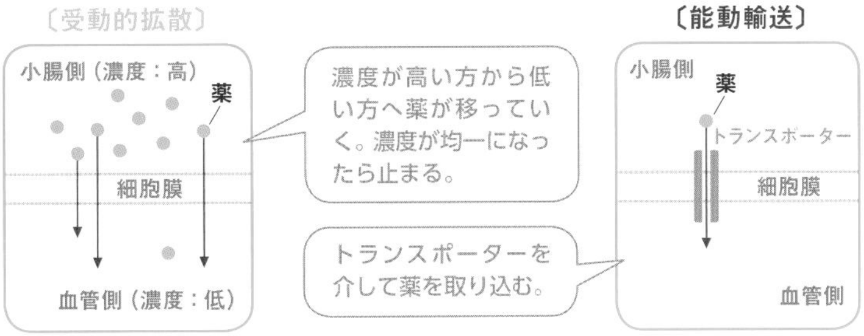

また、一部の薬は細胞の外から中へ物質を取り込む「**トランスポーター**」という輸送担体を介して取り込まれます。こちらは体内のエネルギーを用いて取り込まれるので、受動的拡散に対して「**能動輸送**」と呼ばれます（図4）。

薬によっても、膜の通りやすさ（吸収のされやすさ）は異なります。一般的に、受動的拡散によって吸収される薬は、一定の脂溶性を持つ特徴があります。水に溶けやすい（イオン化しやすい）薬は受動的拡散では吸収されにくくなります。

また、薬によっては、あえて吸収を遅らせて持続的に吸収が起こるように加工することで、効果の持続性を高める場合もあります。このように、吸収過程は「薬の効き目」の速度や効率を左右する過程となります。

薬剤師が教える +αの知識

「この薬、飲んでどれくらいで効いてくるの？」と聞かれたら……

内服薬の多くが小腸で吸収されるため、薬の効き目がいつから出てくるか（効果の速度）は、「どのくらいの時間で小腸に到達するか」に依存します。薬は服用後、胃まではすぐ到達しますから、小腸への到達時間は「胃の中身が小腸に送り出されるまでにかかる時間（胃内容物排出速度）」で決まります。

胃内容物排出速度は、食事の後か前かなど様々な要因で変動します。さらに女性では、エストロゲンという女性ホルモンの働きによっても影響されるなど、個人差が大きいのも特徴です。

したがって、「この薬、飲んだらどれくらいで効きますか？」という質問への正しい答えは、「個人差はありますが、一般的には～時間（分）」です。添付文書などに載っているTmax（最高血中濃度到達時間）の値は、細かな条件を合わせたうえでの一般的な平均値を示しているに過ぎません。

分布（Distribution）

血管内に入った薬は、血液を通じて目的とする組織（作用部位）へ運ばれ、取り込まれます。この過程のことを「分布（Distribution）」と呼びます。

分布のスピードは、細胞膜の透過性（組織への取り込まれやすさ）や目的部位のpHなどに影響されますが、中でも分布の効率を左右するポイントは「**タンパク結合率**」です。多くの薬は血液中の血漿タンパク質（アルブミンなど）と結合して運ばれるため、薬の分布は血漿タンパク質との結合しやすさに影響を受けます。一般に、タンパク結合している薬の成分は細胞膜を透過できず、組織（臓器）に取り込まれるのは「遊離型」と呼ばれるタンパク結合していない成分のみです。そのため、タンパク結合率が低い薬は組織への取り込みがスムーズで、タンパク結合率が高い薬はなかなか取り込まれず、血管内にとどまることになります。

このように、分布の過程で血漿タンパク質は非常に重要な役目を担っています。そのため、肝硬変患者の低アルブミン血症のように、血液中の血漿タンパク質量が落ちている患者では、遊離型の薬効成分が多くなって組織内への吸収が促進され、薬の効き目が強く出てしまうことがあります。また、複数の薬を同時に服用している場合、1つの薬のタンパク結合能力が高すぎるとほかの薬の遊離型成分が多くなり、効き目が強く出たりすることがあります。

図5　タンパク結合と組織への取り込み

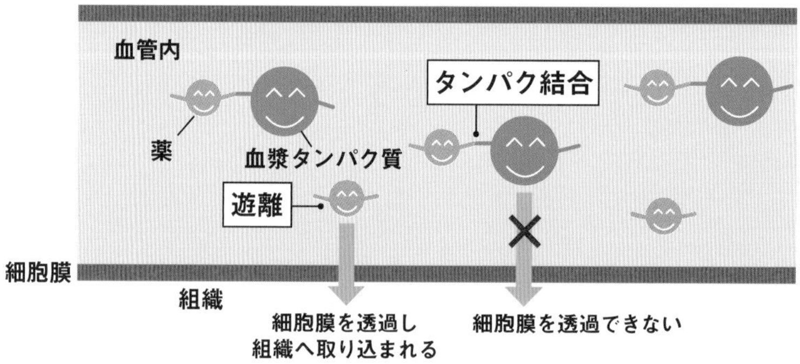

特定の組織（臓器）では、組織内への薬の取り込みにバリア（障壁）を張っていることがあります。これを「**臓器バリア**」と呼び、主に３つの重要な組織（臓器）が臓器バリアを持つものとして知られています。

①血液脳関門（Blood-Blain Barrier：BBB）

血管から脳の間の物質の移動を選択的に制限するバリアです。脳へ移行できるのは、ブドウ糖やアミノ酸などの栄養素と脂溶性の高い薬のみであり、水溶性の高い薬はほとんど脳へ移行することができません。また、脳にはほかにも「血液脳脊髄液関門（Blood-Cerebrospinal Fluid Barrier：BCSFB）」があり、脳を異物から守っています。

②血液胎盤関門（Blood-Placenta Barrier：BPB）

母胎の血液と胎児の血液が混ざらないように胎児を守る胎盤のバリアで、血液脳関門と比べるとバリアとしての強度は高くはありませんが、やはり水溶性の高い薬は通過が悪い傾向にあります。

ただし、この血液胎盤関門のおかげで妊娠中でも胎児に影響を与えず、安全に投与できる薬があるとも考えられます。

③血液精巣関門（Blood-Testis Barrier：BTB）

精上皮基底側にあり、血液脳関門と血液胎盤関門の中間強度のバリアですが、炎症が発生した場合は関門が破たんすることがあります。細菌性精巣炎などを起こしている場合は、通常は移行しない水溶性の抗菌薬も十分に移行します。

薬剤師が教える +αの知識

「分布容積」について

薬のタンパク結合率をよく表す指標に、「分布容積」という言葉があります。「薬を投与した場合にどのくらいの容積の組織に分布されるか」を表し、薬の添付文書にも必ず表記されています。

タンパク結合率の高い薬は組織に分布「しにくい」ので分布容積は小さい値を示し、タンパク結合率が低い薬は組織に分布「しやすい」ため、分布容積は大きくなります。

分布容積が大きく、クリアランスが低い（なかなか代謝・排泄されない）薬は、体内からなかなかなくなりません。抗MRSA薬であるテイコプラニンはこの代表格で、血中濃度半減期（血中濃度が最高血中濃度の1/2になる時間）が約60時間と、非常に長くなっています。

代謝 (Metabolism)

分布によって目的の部位に運ばれた薬は、そこで反応を起こして効果を発揮します。しかし、必要な効果を発揮したあとも薬がずっととどまっていると効果が持続し、場合によっては大きな障害が起こります。そのため、役目を終えた薬は速やかに体外へ排出されなければなりません。

代謝は、役目を終えた薬を体外へ出すための準備をする過程です。一部の水溶性の高い薬は、この代謝過程を経ず、そのままの形で尿や便に排泄されます。しかし、脂溶性の高い薬はそのままだと再び細胞膜から吸収されてしまうことがあるため、代謝によって水溶性を高める必要があります。

代謝は体のいたるところで起こりますが、ほとんどは肝臓で行われます。肝臓では、薬を薬物代謝酵素という酵素による「酸化」や「還元」、あるいは「加水分解」によって薬としての活性を失った（もしくは低下した）代謝物に変えます。その後、第2相反応としてグルクロン酸などに抱合される「抱合体形成」を行い、水に溶けやすくして体外への排出経路に送り出します。

図6 代謝の４つの反応

第1相反応

- **酸化**：物質が酸素と結びつく、もしくは水素が奪われる反応。薬物代謝酵素CYP（チトクロムP450）などにより薬と酸素が結びつく。
- **還元**：物質が酸素を奪われる、もしくは水素と結びつく反応。ニトロ基やアゾ基を有する化合物でみられる。
- **加水分解**：物質が水と反応して生成物に分解する反応。「エステル結合」をしている薬（-COO-の構造を持つ）は、加水分解を受けて不活性化することが多い。

第2相反応

- **抱合（抱合体形成）**：第１相反応で酸化した薬が、体内にある物質（主にグルクロン酸、グルタチオン、硫酸などの水溶性分子）と結びつく反応。

これらの代謝により、薬は水溶性の物質となり尿や便、胆汁に排泄されやすくなる。

» 薬物代謝酵素・CYP（チトクロムP450）

肝臓で酸化・還元反応を起こす薬物代謝酵素をCYP（チトクロムP450）と呼び、多くの仲間（分子種）がいます。CYPは基質特異性（相手を選ぶ特性）が低く、一つの分子種が多くの薬の代謝にかかわります。したがって、薬を併用している場合は代謝過程で薬同士がCYPを奪い合う形で代謝の競合が起こり、場合によっては片方の代謝が遅延し、副作用につながってしまうこともあります。また、特定の薬はある分子種のCYPを誘導する働きを持つことがあり、その場合はそのCYPにより代謝を受ける薬が過剰に代謝され、薬効が低下することもあります。

すなわち、CYPによる代謝過程では多くの競合や誘導が起こるために、薬物相互作用が非常に起こりやすい特徴があります（P.24～「薬の相互作用とは？」参照）。

図7 CYPの競合と誘導

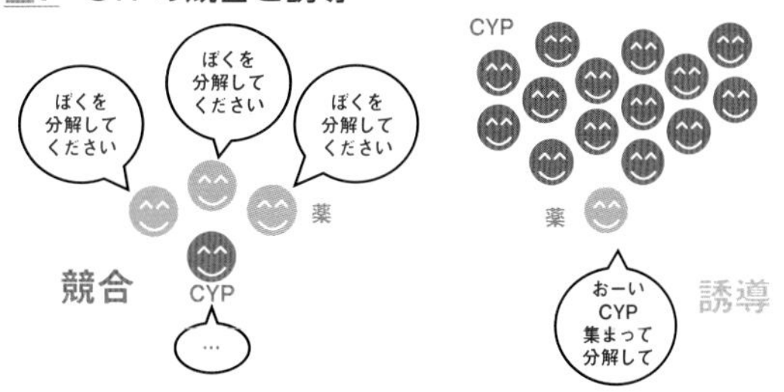

排泄 (Excretion)

代謝によって体外へ出る準備が整うと、薬はいよいよ排泄の過程へ向かいます。

主な排泄経路は、尿や便中への排泄ですが、一部は唾液や胃液、呼気への排泄も見られます。

薬の多くは、未変化体（代謝を受けない状態）、あるいは肝臓での代謝を受け、尿中に排泄されます。尿中排泄は、①糸球体ろ過、②尿細管分泌、③尿細管再吸収の3過程により行われます。なお、腎機能障害がある場合は、この3過程すべてに影響を及ぼすことが知られています。

①糸球体ろ過

腎臓の糸球体では、分子量の低い（小さい）物質がろ過され、尿細管へ移行しますが、血漿タンパク質と結合している薬はろ過されません。したがって、タンパク結合率が高い薬（例：ワルファリン）は、尿中への排泄が滞ることとなります。

②尿細管分泌

近位尿細管では、トランスポーターによる能動輸送によって、血漿中から尿細管内へ薬が排泄されます。能動輸送は本来、体内の酸性物質排泄のために存在していると考えられており、様々な物質が排泄されるため、競合が起こり、薬物相互作用（P.24参照）の原因になることがあります。

③尿細管再吸収

尿細管に入った物質も、脂溶性が高いと血漿側に再吸収されます。脂溶性の高い薬がそのまま尿中に排泄されないのはこのためです。酸性や塩基性の性質を持つ極性のある薬も、イオン化していると再吸収は起こらないので、尿のpHによっても物質の再吸収は左右されます。

薬の排泄は、「薬が吸収されなかった場合」、「代謝を受け胆汁中に排泄された場合」の2経路から起こります。胆汁に排泄される薬は肝臓で抱合体となったものがほとんどですが、胆汁中に排泄されたのち、腸管内で抱合体と切断され再吸収されることがあります。これを「**腸肝循環**」といいます。

まとめ

薬が目的通りに役目を果たすには、ADMEが重要です。また、個人差や全身状態によりADMEがどのように影響されるのか、影響がある場合、どのようなものなのか、薬物動態学を学ぶことで想定ができるようになります。

表1 投与経路一覧

投与経路	吸収部位	効果	副作用
経口投与	胃・小腸・大腸 （主に小腸）	生体内利用能*1が一定ではなく、不完全で初回通過効果*2を受ける可能性がある。	一般的に安全
静脈内投与	吸収過程がない	効果が最も速やかで安定する。 緊急使用時に有効。	一般に副作用のリスクは高い 原則として投与に時間がかかる
皮下投与	皮下	効果は比較的速やかに、安定的に出る。	刺激性物質では疼痛や局所壊死の可能性あり
筋肉内投与	筋肉内	効果は静脈内に次いで速い。	近傍の血流量が多いと、効きすぎる可能性がある
経皮投与	水溶性薬はほぼ皮膚を通過しない	通常、脂溶性の高い基質で放出制御を行う製剤が多く、持続的に効果を発揮する。	貼付面の刺激や炎症など
直腸内投与	直腸	効果発現は速やかであるが、吸収率が一定でなく効果も不安定。初回通過効果の可能性が少ない。	直腸への刺激など
舌下投与	舌下	特定の条件下（非イオン型、脂溶性など）が揃った場合、速やかに吸収される。	苦味などの味覚異常

＊1 生物学的利用能：バイオアベイラビリティともいう。投与された薬のうち、どれだけの量が全身に循環するかを示す指標。
＊2 初回通過効果：内服薬が全身循環の前に肝臓で代謝される過程。

薬はどのように効果を発揮するのか？

薬は、その薬特有のADMEを介して体内を移動します。そして効果を発揮する目的の組織（臓器）に到達すると、「効果を発揮する」過程に入ります。

薬は目的の組織（臓器）に到達した後、多くはそこに存在するタンパク質と相互作用を起こして、生体の働きに影響を与えます。この、目的の組織（臓器）に存在する薬と相互作用を起こすタンパク質を、「**薬物受容体**（**受容体**、receptor）」と呼びます。

図1 薬の働く場所

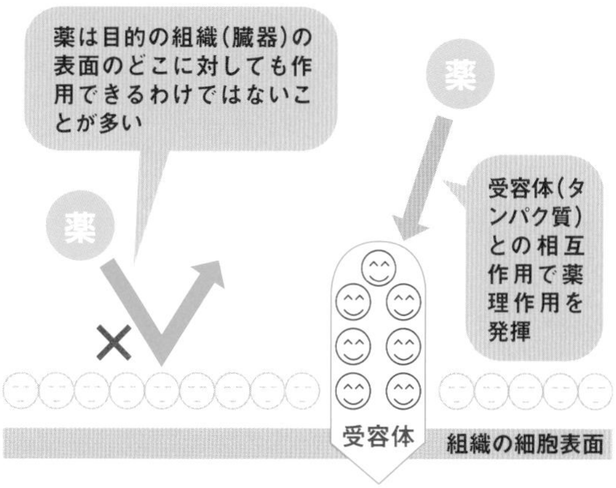
薬は目的の組織（臓器）の表面のどこに対しても作用できるわけではないことが多い
薬
薬
受容体（タンパク質）との相互作用で薬理作用を発揮
受容体
組織の細胞表面

受容体の存在する場所

生体の組織（臓器）表面には、様々な受容体が存在し、それぞれが固有の働きを持っています。受容体は、体中のいたるところに存在する場合もあれば、特定の組織（臓器）にしか存在しないものもあります。一般的に薬は血液を介して運ばれるので、受容体の存在する場所によって効果を発揮する場所が異なります。

» 体中に存在する受容体に働く薬

リドカインという薬があります。アミド型の局所麻酔薬であり、局所麻酔としては最も使用されている薬の1つです。

リドカインは、組織細胞の**ナトリウムチャネル**という受容体と相互作用を起こします。

末梢神経細胞膜には糖タンパクが埋め込まれていて、その一部が、ナトリウムチャネルです。ナトリウムチャネルは、膜の活動電位[*3]の発生と伝播に関連しています。膜の活動電位の発生は、神経細胞の活性化をもたらすので、痛みなどの神経反応のスタート地点に、ナトリウムチャネルが関与していることになります。

リドカインはこのナトリウムチャネルをブロックする働きを持っているため、末梢神経細胞膜の活動電位の発生・伝播を阻害し、痛みの伝導を抑えます。

しかし、ナトリウムチャネルは、末梢神経細胞のみに存在するわけではありません。心筋細胞もナトリウムチャネルの活性化に伴い膜電位が発生・伝播し、活動を行っています。この心筋細胞のナトリウムチャネルに対しても、リドカインは遮断効果があるため、血管内に投与することで、不整脈の症状に対して使用できます。

つまり、リドカインは局所麻酔薬としても、不整脈治療薬としても効果があります。これはリドカインの作用点（ナトリウムチャネル）が体の様々な部分の活動電位の発生に関連しているからです。

＊3　活動電位：刺激により細胞膜に生じる一過性の膜電位の変化。

図2 ナトリウムチャネルとリドカインの関係

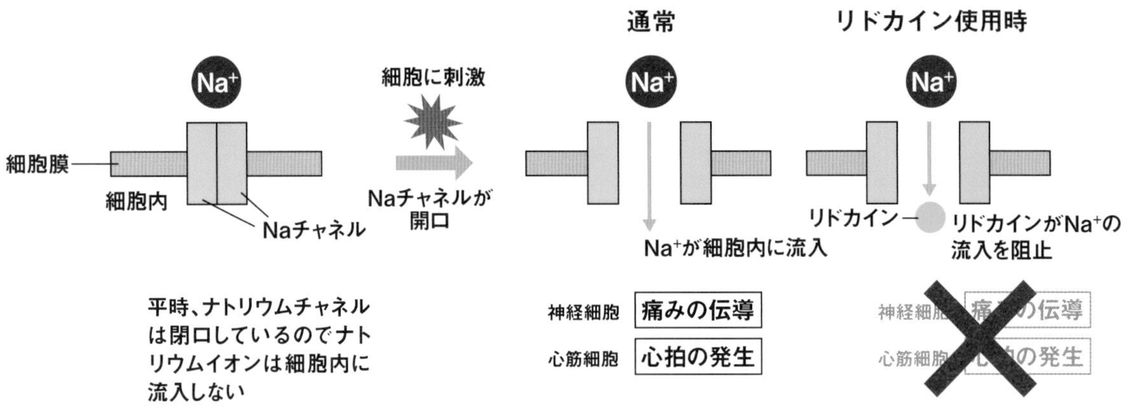

とても便利な一方で、体中に存在する受容体に働く薬に共通の弱点もあります。それは、「目的としない作用」、すなわち副作用が起こる可能性が比較的高いということです。

そのことから、リドカインを局所麻酔薬として使用する場合は、痛みの伝導路の神経をブロックする場所に塗布や貼付、皮下・筋肉内注射することで、心臓まで成分が届かないよう配慮します。反対に、不整脈に使用したい場合は、静脈内注射で心臓へ送られやすいようにします。

このように、体中に存在する受容体に働く薬については、ADMEに配慮して目的の組織（臓器）にのみ作用するような設計が必要です。

表1 リドカイン製剤と用途

局所麻酔薬	 キシロカイン注シリンジ1%	局所に皮下注射・筋肉内注射など
	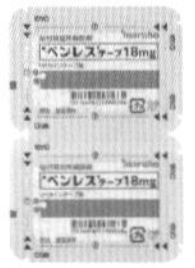 ペンレステープ	局所に貼付
	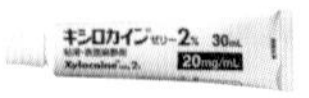 キシロカインゼリー	局所に塗布
抗不整脈薬	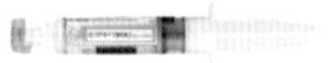 リドカイン静注用2%シリンジ	静脈内注射

» 体の限られた場所にしか存在しない受容体に働く薬

ヒスタミン受容体という受容体はいくつかの仲間に分かれており、そのうちの1つであるヒスタミンH_2受容体は、胃壁細胞、子宮、心臓などに限られて存在しています。

ヒスタミンH_2受容体拮抗薬である**ファモチジン（ガスター）**は、胃壁細胞にあるヒスタミンH_2受容体の活性化を邪魔する、**ヒスタミンH_2受容体拮抗薬（H_2ブロッカー）**といわれます。胃壁細胞による胃酸分泌を抑制するので、胃潰瘍や十二指腸潰瘍、逆流性食道炎などの治療薬として用いられます。

ヒスタミンH_2受容体は心臓にも存在するため、一部不整脈などのリスクはあるものの、全身に存在する受容体を相手にする薬とは異なり、一般的にヒスタミンH_2受容体拮抗薬は安全な薬として認識されています。現在では「OTC医薬品」としても市販されています。

図3 ヒスタミンH_2受容体拮抗薬

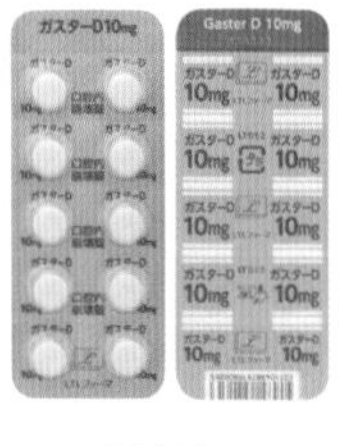

医療用
ガスターD10mg

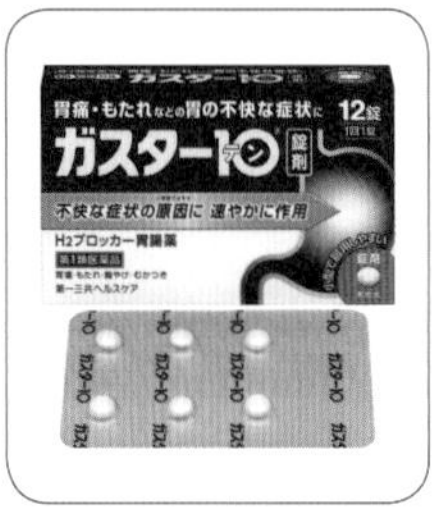

OTC医薬品
ガスター10

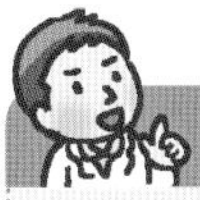

薬剤師が教える +αの知識

目的とは異なる作用の薬を利用した副作用防止法

リドカインの局所注射用麻酔薬には、エピレナミンが混合してある「キシロカイン注E」が発売されており、各種の処置時の麻酔薬として非常によく用いられています。

さて、このエピレナミンは、なぜ混合されているのでしょう？

先ほどふれたように、リドカインは局所麻酔薬として使用する場合、万が一心筋細胞にまで薬が到達してしまうと、不整脈などの「副作用」が出てしまう可能性があります。そこで、エピレナミンの血管収縮作用を利用して、出血量の減少と、血管内への薬物の移行を防ぐことで、処置時の安全性を高めているのです。副作用防止のためにあらかじめ補助薬が混合されているという一例です。

受容体に対する薬の働き

受容体に対しての薬の働き方には2種類あります。「アゴニスト」、「アンタゴニスト」としての働きです。アゴニストとは、受容体と相互作用を起こす薬のことで、受容体が本来の生理活性を活性化する働きのことを指します。一方で、アンタゴニストとは、受容体が本来の生理活性を阻害する・非活性化する働きをする薬です。

» アゴニスト：作動薬として働く薬

パーキンソン病は、脳内のドパミン神経活性が低下することによって出現するため、治療には脳内のドパミン活性を上げるような薬を投与します。

使用する基本の薬は**レボドパ**です。この薬は脳内に分布されるとドパミンになり、生理物質と同じようにドパミン神経を活性化します。

また、パーキンソン病治療薬としては**ドパミンアゴニスト**と呼ばれる、ドパミンではないもののドパミン受容体を活性化する合成アゴニストも用いられます。このグループには、ブロモクリプチン、カベルゴリン、プラミペキソールなどがあります。レボドパもドパミンアゴニストも、脳内のドパミン神経活性を活性化する正の活性を持っています。

アゴニスト

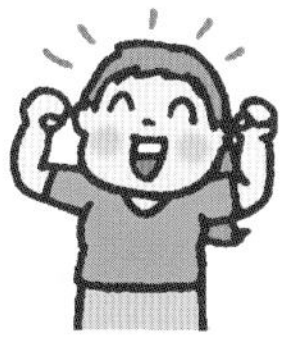

アゴニストは、受容体との相互作用で細胞の生理活性を賦活する（活性を上げる）。

» アンタゴニスト：阻害薬・拮抗薬として働く薬

血管平滑筋細胞の細胞膜には、電位依存性カルシウムチャネルという受容体が存在します。

血管平滑筋細胞では、細胞外からカルシウムイオンがこのチャネルを介して流入することで、血管が収縮します。**カルシウム拮抗薬（カルシウムブロッカー）**と呼ばれる薬は、血管平滑筋細胞のカルシウムチャネルからのカルシウムイオンの流入を阻害し、血管平滑筋の収縮を抑制します。

よって末梢血管抵抗を下げることが可能となり、高血圧症や狭心症の薬として使用されます。

アンタゴニスト

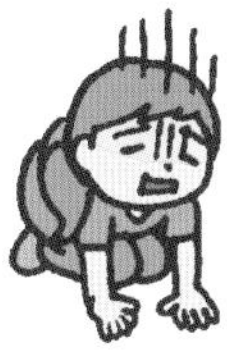

アンタゴニストは、受容体との相互作用で細胞の生理活性を抑制する（活性を下げる）。

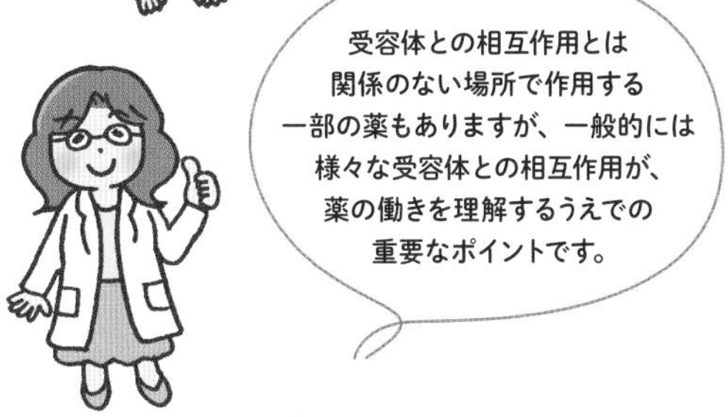
受容体との相互作用とは
関係のない場所で作用する
一部の薬もありますが、一般的には
様々な受容体との相互作用が、
薬の働きを理解するうえでの
重要なポイントです。

薬の副作用とは？

薬の副作用とは

薬には必ず副作用があります。では副作用とは何でしょうか。

副作用とは期待した薬の効果（主作用）以外の望ましくない作用のことをいいます。たとえば、本書で前述したように、多くの薬は体中に存在する受容体に作用するため、目的としない作用、つまり副作用が起こる可能性があります。誰にでも必ず起きるわけではありませんが、薬が何かの部位に作用する以上、副作用が起きる可能性はあり、症状としては軽いものから重いものまで個人差があります。図１に例を示します。

ロキソプロフェンは体中にあるシクロオキシゲナーゼ（COX）という酵素を阻害することにより解熱鎮痛効果を示す、非ステロイド性抗炎症薬（NSAIDs）です。COXには3種類（COX-1、COX-2、COX-3）あり、現在はCOX-1、COX-2の作用が解明されています。発熱、疼痛などに関与するCOX-2のみを選んで阻害することは難しいため、胃粘膜障害や喘息を誘発してしまうことがあります。このように薬を効かせたい部位のみに作用する薬をつくることができれば副作用が出ることはありませんが、そのような薬をつくることは非常に難しいのが現状です。

図1　解熱鎮痛薬の作用機序と副作用のメカニズム

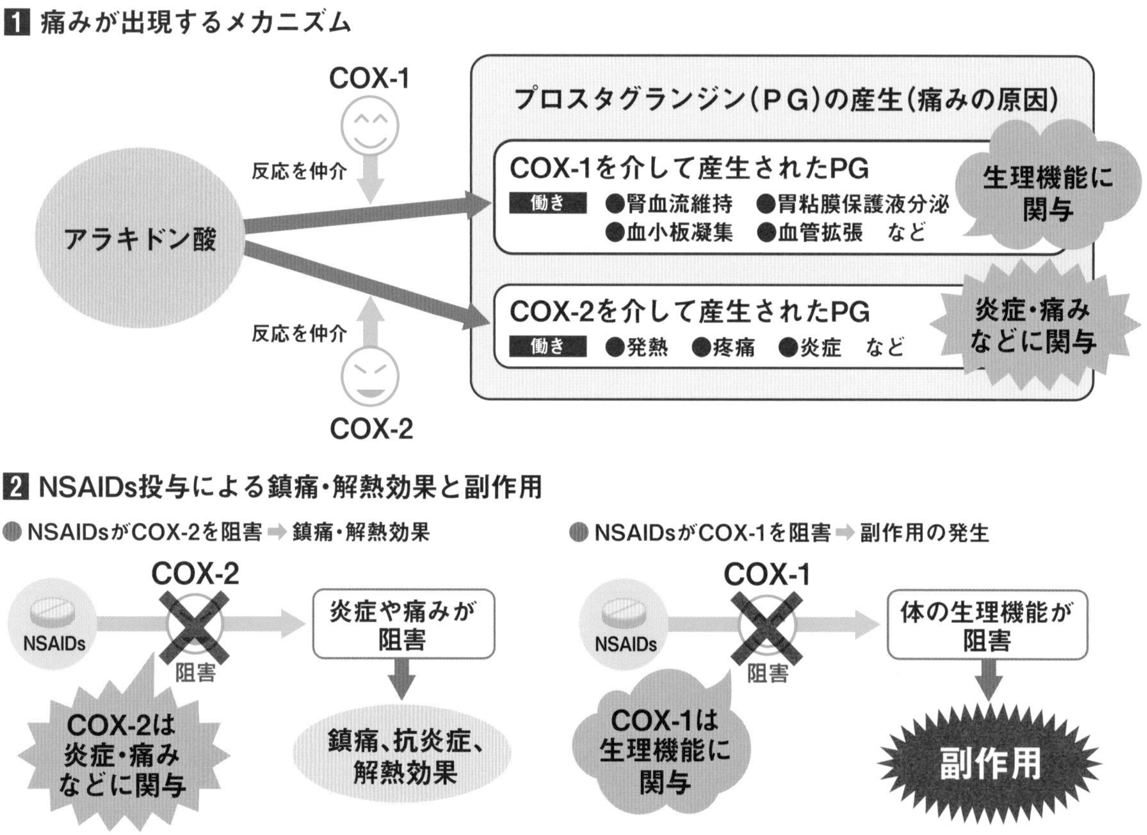

薬の副作用で起こる症状

副作用で起こる症状は実に様々です。ここでは、特によく見られる副作用の自覚症状を紹介します。

消化管障害：内服薬の副作用で多いのが嘔気、下痢、便秘といった消化器症状です。これらは内服した薬が直接消化管にも作用してしまうため起こります。

眠気：抗アレルギー薬、抗不安薬、抗てんかん薬などの中には眠気を引き起こすものもあります。これは薬が脳にも作用するためです。車の運転や危険な作業を行う前には注意が必要です。

皮膚症状：薬に対して皮膚の免疫機能が反応し、かゆみや発疹等の症状が起こることがあります。

その他：全身性の副作用と局所的な副作用があります。そのほかにも様々な症状が発現することがあります。

図2 様々な副作用

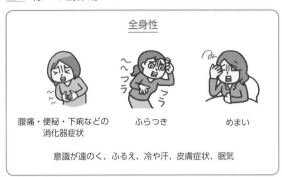

全身性

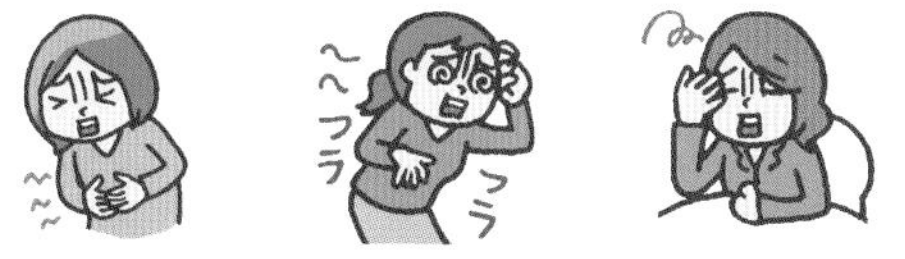

腹痛・便秘・下痢などの消化器症状　ふらつき　めまい

意識が遠のく、ふるえ、冷や汗、皮膚症状、眠気

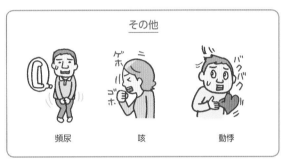

その他

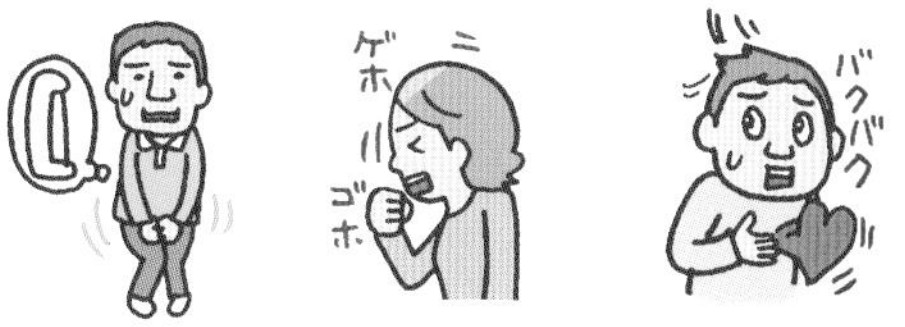

頻尿　咳　動悸

薬の副作用が起こる原因

同じ薬を服用しても、副作用が出る人と出ない人がいます。さらに、患者の状態や使い方を間違えて過量に使用した、ほかの薬との相互作用など、副作用の原因は様々です。ここでは副作用が起きるパターンを紹介します。

» 期待した薬の効果が強く出すぎる

年齢、性別、体質、体調、薬の飲み合わせなどにより、薬の作用が強く現れることがあります。たとえば血糖値を下げる薬の場合、効果が強く出すぎると、ふらつき、冷汗、意識を失うなどの低血糖症状を起こすことがあります（表1）。

表1 効果が強く出るために起こる代表的な副作用

副作用	副作用の自覚症状	薬効	代表的な薬
低血糖	ふらつき・冷や汗・意識消失	血糖降下薬	グリメピリド、メトホルミン ミチグリニド、インスリン　など
低血圧	たちくらみ・めまい・意識消失	血圧降下薬	ニフェジピン、アムロジピン テルミサルタン　など
脱水	めまい・ふらつき・痙攣	利尿薬	フロセミド、スピロノラクトン　など
出血傾向	激しい頭痛（脳出血） 腹痛（消化管出血）	抗血小板薬・ 抗凝固薬	アスピリン、クロピドグレル、ワルファリン、 リバーロキサバン、アピキサバン　など
傾眠傾向	眠気・ふらつき・意識消失	睡眠薬	ブロチゾラム、ゾルピデム　など

» 期待した薬の効果以外の作用が現れる

薬は血液に乗って全身に行き渡るため、目的の部位だけで作用するとは限りません。たとえば抗アレルギー薬の場合、鼻水は止まったが、眠くなることがあるなど、目的とは違う部位で作用してしまうことがあります。

表2 目的とは違う部位に薬が作用することで起こる代表的な副作用

目的としない作用（副作用）	主作用	薬効	代表的な薬
胃の痛み 喘息発作	熱を下げる 痛みを和らげる	解熱鎮痛薬	ロキソプロフェン、ジクロフェナク　など
吐き気、嘔吐、便秘 眠気	強い痛みを和らげる	オピオイド鎮痛薬（麻薬）	モルヒネ、オキシコドン　など
口が渇く、眠気	鼻水を止める 痒みを止める	抗アレルギー薬	クロルフェニラミン、フェキソフェナジン、オロパタジン　など

» 薬の成分に対してアレルギー反応が現れる

体が薬を異物として認識することによって、アレルギー反応を起こすことがあります。

様々な薬で起こる可能性があり、蕁麻疹、発熱、意識消失、呼吸困難、血圧低下、貧血や血小板減少、肝臓や腎臓の障害など症状も様々ですが、ときに命に危険が及ぶほど重症化してしまうことがあります。

アレルギー反応の分類法としては、アレルギー反応をⅠ型からⅣ型までに分類した「**GellとCoombsの分類**」が一般的に使用されています（表3）。この分類は、アレルギー反応に関与する抗体や細胞の違い、湿疹などの皮膚反応出現にかかる時間と性状によって分けられます。

表3 GellとCoombsの分類

	同義語	抗体	皮膚反応	代表疾患
Ⅰ型反応	即時型 アナフィラキシー型	IgE	即時型 15～20分で最大の発赤と膨疹	アナフィラキシーショック アレルギー性鼻炎、結膜炎 気管支喘息 蕁麻疹
Ⅱ型反応	細胞障害型 細胞融解型	IgG IgM	―	特発性血小板減少性紫斑病 薬剤性溶血性貧血 顆粒球減少症、血小板減少症
Ⅲ型反応	免疫複合体型 Arthus型	IgG IgM	遅延型 3～8時間で最大の紅斑と浮腫	全身性エリテマトーデス（SLE） 糸球体腎炎 過敏性肺炎 アレルギー性皮膚炎
Ⅳ型反応	遅延型 細胞性免疫型	感作T細胞	遅延型 24～72時間で最大の紅斑と硬結	Stevens-Johnson症候群（SJS） 中毒性表皮壊死症（TEN） 過敏性肺炎

アレルギー反応による副作用の中で、特に注意しなければならない代表的疾患としては、即時型に分類されるアナフィラキシーショック、遅延型に分類されるStevens-Johnson症候群（SJS）、中毒性表皮壊死症（TEN）があげられます。

アナフィラキシーショック：アレルギー物質が体内に入ることにより、複数臓器にアレルギー症状が引き起こされ、全身性の強いアレルギー反応のためにショック状態になり、生命に危機を与える過敏反応のことです。

Stevens-Johnson症候群（SJS）：高熱や全身倦怠感などの症状とともに唇、口腔内、眼などの粘膜を含む全身に紅斑（赤い斑点）や水疱（水ぶくれ）を起こします。

中毒性表皮壊死症（TEN）：症状としてはSJSと同様ですが、皮膚病変の範囲が広く、重症度が高くなります。

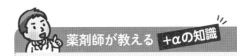

薬剤師が教える +αの知識

副作用による皮疹が起こりやすい薬

副作用による皮疹が起こりやすい薬としては、ペニシリン系やセフェム系などの抗菌薬、解熱鎮痛薬や総合感冒薬、抗けいれん薬などの神経作用薬、高血圧、不整脈、糖尿病治療薬、造影剤などがあげられます。

また、主成分にアレルギーを起こさなくても、錠剤や散剤をつくるうえで欠かせない添加物によってアレルギー反応を起こす場合もあります。

薬の副作用を未然に防ぐ方法

副作用を未然に防ぐ方法としてあげられることは、患者に薬を投与する前に、今までの副作用歴の聞き取りをしっかりと行うことです。特に薬のアレルギーなどを把握することで、副作用を未然に防ぐことができるので、薬の投与でいつ、どのような症状があったのかをできる限り正確に聞き取りましょう。

また、最近ではお薬手帳に詳細を記載している場合もあるので、手帳などの記録物の情報も活用しましょう。

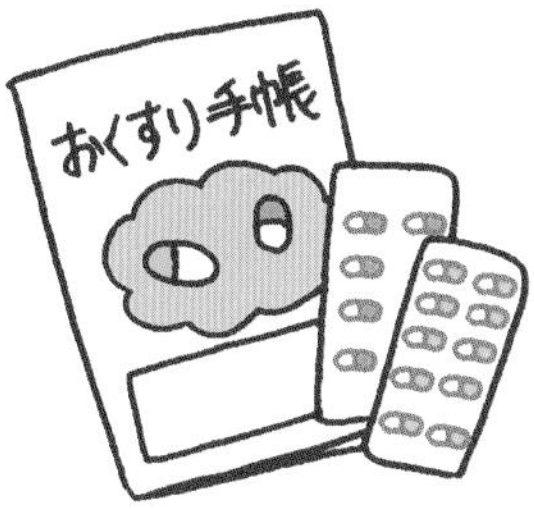

情報を収集することの重要性

» 医薬品・医療機器等安全情報報告制度

副作用には、既知の副作用のほかにも、知られていないものがたくさんあります。治験（薬の開発段階での臨床試験）では、特定の患者（腎機能が悪い人、妊婦など）は除外されているため、市販後に報告される副作用も多くあります。

また、医療従事者には副作用を発見した際に薬の審査機関である独立行政法人医薬品医療機器総合機構（PMDA）に報告する義務があります。報告が集積されることにより、添付文書（薬の説明書）の改訂や安全性情報が発出され、副作用の拡大を防ぐことができます。

薬剤師が教える +αの知識

医薬品副作用被害救済制度

薬を適正に使用したにもかかわらず、その副作用により入院治療が必要になるほど重篤な健康被害が生じた場合に、医療費や年金などの給付を行う公的な制度があります。これを「医薬品副作用被害救済制度」といいます。申請には所定の書類を患者がPMDAに提出する必要があります。医師が処方する医療用医薬品だけでなく、患者自身が薬局で購入したOTC医薬品も対象ですが、厚生労働大臣の指定する抗がん薬など、一部の医薬品は本制度の救済給付の対象になりません。

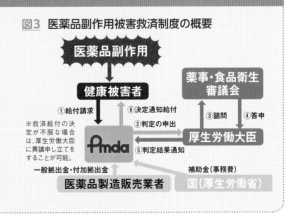

図3 医薬品副作用被害救済制度の概要

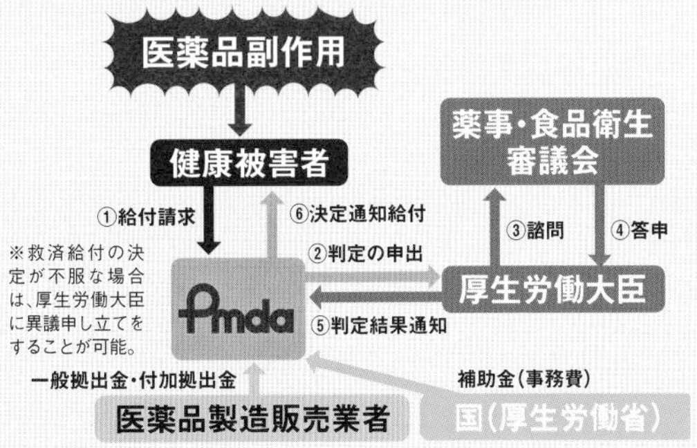

薬の相互作用とは？

薬の相互作用はなぜ起こるのか？

複数の薬を一緒に使用すると、薬の効果が減弱または増強することがあります。これを「**薬物相互作用**」といいます。

医療の現場で注意すべき相互作用は、主に薬の効果が減弱する場合や、増強により副作用が発現する可能性が高まり、有害作用の発生につながる場合です。現在のような超高齢社会では複数科を受診する患者さんが多いため、飲み合わせの悪い薬がないか確認する必要があります。

相互作用はメカニズムから大きく２つに分類されます。1つは薬のADMEで起こる相互作用で、「薬物動態学的相互作用」といいます。2つ目は、薬の効果が重なる、または打ち消し合うことにより起こる相互作用で、これを「薬力学的相互作用」といいます。

薬の相互作用は、薬物動態学的相互作用が全体の半数以上を占め、その中でも薬物代謝酵素が関連する代謝過程での薬物相互作用が大半を占めています。ここでは、頻度の高い薬物動態学的相互作用について解説していきます。

図1　薬が投与されてから薬効・副作用を発現するまでの過程

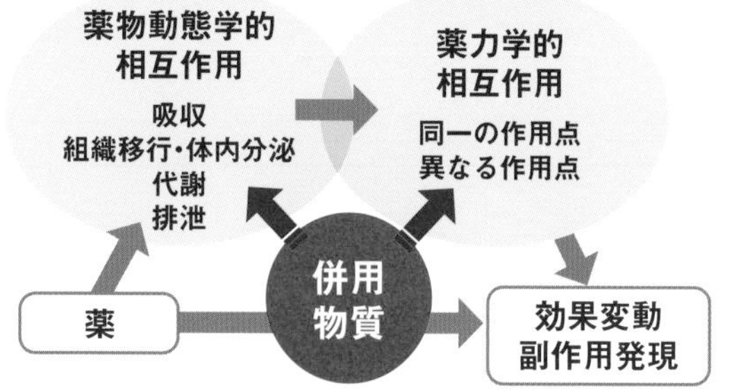

薬の投与から効果を発揮するまでの過程は、薬物動態（吸収・分布・代謝・排泄）と、目的の臓器に分布してから効果を発揮するまでの薬力学に大きく分かれる。薬を併用すると相互作用を起こす可能性がある。

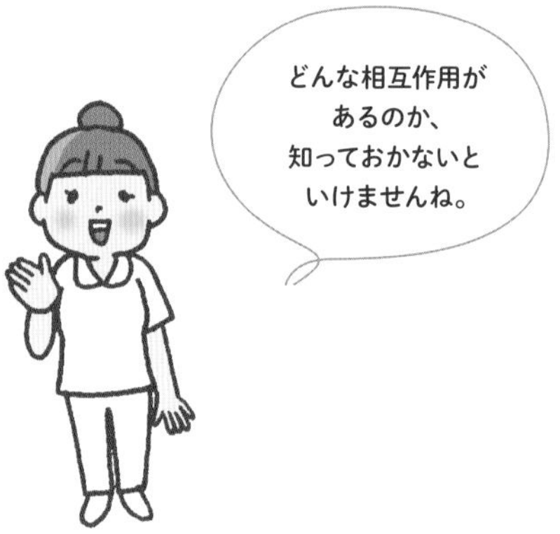

吸収、分布、代謝および排泄の過程で起こる相互作用

» 吸収過程で起こる相互作用

薬そのものや薬が溶解する胃内のpHなどの作用により、相互作用が起こります。

①消化管内で金属との難溶性の化合物を形成することで、吸収が低下する相互作用

レボフロキサシンやシプロフロキサシンなどに代表されるニューキノロン系抗菌薬や、ミノサイクリンといったテトラサイクリン系の抗菌薬では、吸収過程でアルミニウム、マグネシウムなどの金属イオンが一緒に存在すると難溶性の化合物であるキレート*1を形成するため、薬の吸収が低下します。

図2　レボフロキサシンの血中濃度の変化

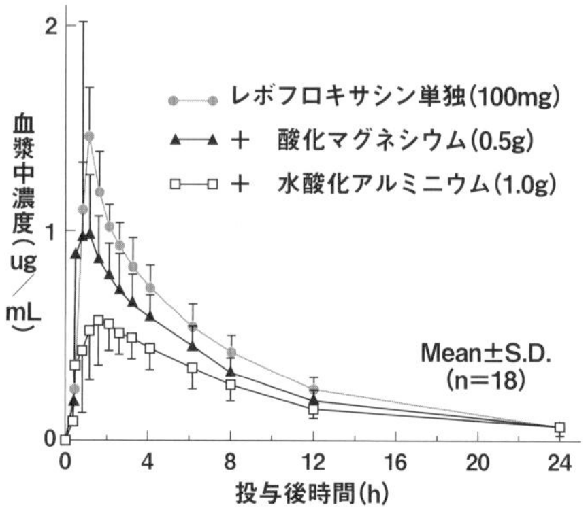

*1　キレート：中心の金属イオンを挟むような形で、イオンや分子が配位結合しているキレート化合物のことを指すが、広く多座配位子の場合にも用いられる。「キレート」とは、ギリシャ語で「カニのはさみ」の意味。

また、図2は**レボフロキサシン**を金属含有製剤と同時に内服した場合のレボフロキサシンの血中濃度の変化を示しています。金属含有製剤と併用した場合、吸収が下がり薬の効果が落ちることがわかります。金属含有製剤と相互作用を有する代表的な例を表1に示します。

表1 金属含有製剤と相互作用を有する代表的な薬

代表的な薬（薬効）	併用薬	相互作用
レボフロキサシン、シプロフロキサシン（ニューキノロン系抗菌薬）	カルシウム、マグネシウムやアルミニウムなどの2価もしくは3価の金属カチオン	難溶性のキレートを形成することで薬物の消化管からの吸収が低下する
ミノサイクリン（テトラサイクリン系抗菌薬）		
アレンドロン酸、リセドロン酸（ビスホスホネート製剤）		
セフジニル（抗菌薬）	鉄剤	難溶性のキレートを形成することで薬物の消化管からの吸収が低下する

②胃内のpH変化により薬物の吸収が低下する相互作用

消化性潰瘍治療薬であるプロトンポンプ阻害薬（PPI）やH_2受容体拮抗薬は、胃酸の分泌を低下させ、胃内のpHを上昇させます。塩基性薬物であるイトラコナゾール（抗真菌薬）やゲフィチニブ（抗がん薬）は酸性下で溶けやすい薬となっているため、併用薬により胃酸が抑えられている状態では吸収量に大きく差が出てきてしまいます。胃酸分泌量が低下した高齢者や食後などの胃内のpHが上昇している場合も、同様に注意が必要です。

» 分布過程で起こる相互作用

血中で薬と結合する血漿タンパク質への作用や取り込みに関係するトランスポーターへの影響により、相互作用が起こります。

①血漿タンパク質の結合力により起こる相互作用（血漿タンパク結合置換）

血液中の薬は、血漿タンパクであるアルブミンなどと結合している「結合型」と、結合していない「遊離型」が存在します（P.14参照）。血漿タンパクとの結合力は薬によって異なり、結合力の弱い薬と強い薬を併用すると、結合力の弱い薬は遊離型が増加し、薬の効果が増強されることになります。つまり、99%のタンパク結合率が相互作用により97%になるだけで、遊離型は1%から3%になり、効果が3倍になるのです。

タンパク結合率が高い薬物の代表として、血液凝固阻害薬の**ワルファリン**があります。図3にワルファリンと**クロフィブラート**（高脂血症治療薬）の相互作用が起こる例を示します。

図3 ワルファリンとクロフィブラートの相互作用

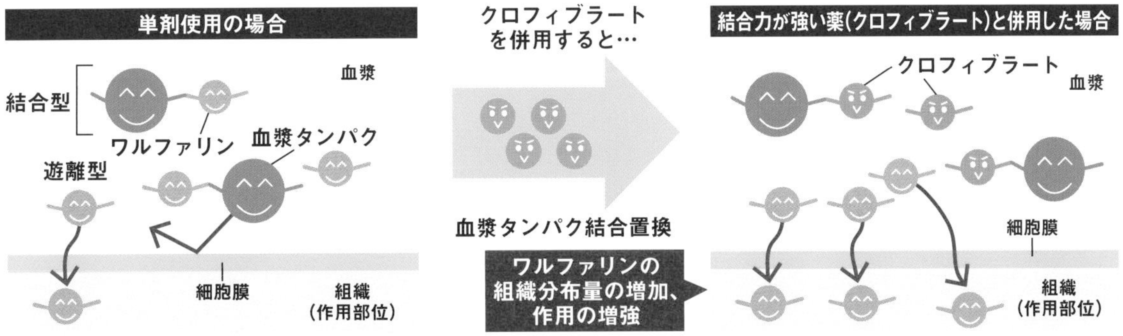

②肝細胞への取り込みが阻害されることにより起こる相互作用

肝細胞には多くのトランスポーターが発現しており、様々な役割を担っています。その中で、薬が肝臓に分布していく際に通る**OATP**（Organic Anion Transporting Polypeptide）というトランスポーターがあります。このトランスポーターが阻害されると薬が肝細胞に取り込まれず、うまく代謝ができなくなり、薬の血中濃度が上昇して副作用が起こりやすくなります。たとえば、免疫抑制薬の**シクロスポリン**がOATPを阻害することにより、**ロスバスタチン**（高脂血症治療薬）の血中濃度が上昇し、CK値上昇や横紋筋融解症のリスクが高くなります。

図4　分布過程で起こる相互作用

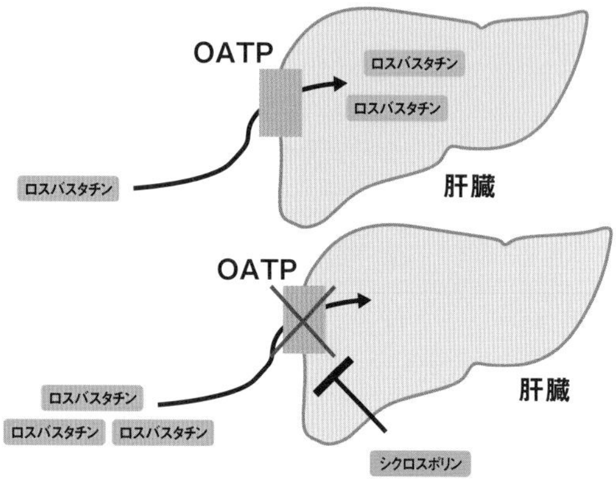

薬が代謝過程に進めず体内に残り、血中濃度が上昇する。

» 代謝作用で起こる相互作用

薬を代謝する薬物代謝酵素（代謝酵素）の働きを亢進したり、阻害することで相互作用が起こります。

①薬の代謝酵素が阻害されて起こる相互作用

体に入った薬は、肝臓の酵素による代謝を受けて不活性化されます。その中心的な役割を担うのは、肝臓や小腸粘膜に存在する**CYP（チトクロムP450）**という酵素です。ADMEの過程で起こる相互作用中で最も頻度が高いものは代謝過程による相互作用であり、その多くはCYPの阻害もしくは誘導による酵素活性の変化によるものです。

代謝酵素の阻害の例としては、CYPの分子種であるCYP3A4の阻害作用を持つ**イトラコナゾール**(抗真菌薬)とCYP3A4で代謝を受ける**スボレキサント**(睡眠薬)の併用があります。両者を併用すると、スボレキサントの代謝が抑制されて作用や副作用が増強する可能性があります。そのほかにも、代表的な代謝酵素の阻害よる相互作用を表2に示します。

図5　代謝過程で起こる相互作用

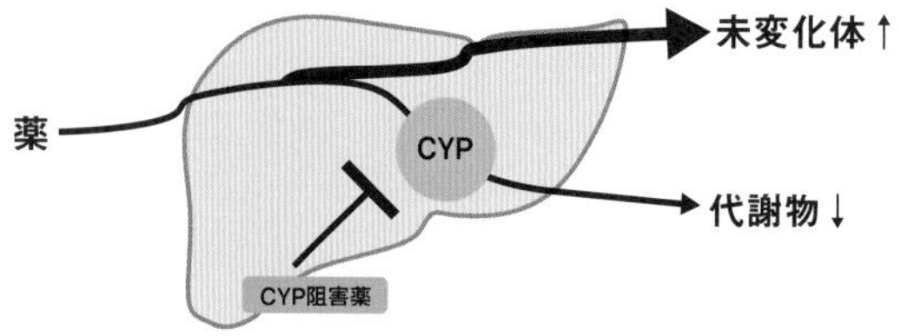

薬の代謝がされにくく、未変化体の体内濃度が高まり薬効が増強する。

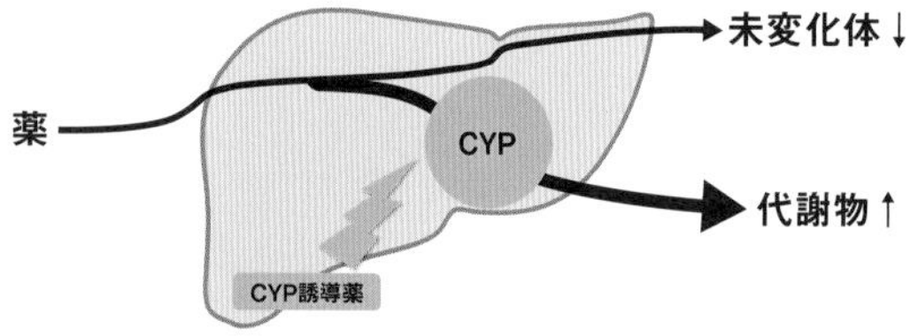

CYP450の酵素が増加して代謝が促進し、未変化体の体内濃度が低くなり、薬効が減弱する。

表2　代謝酵素の阻害による薬物相互作用

薬（薬効）	併用薬（薬効）	相互作用
チザニジン （筋緊張緩和薬）	シプロフロキサシン （抗菌薬）	併用薬が薬の代謝酵素であるCYP1A2を阻害することで血中濃度が上昇する
スボレキサント(睡眠薬) シンバスタチン （高脂血症治療薬）	イトラコナゾール （抗真菌薬）	併用薬が薬の代謝酵素であるCYP3A4を阻害することで血中濃度が上昇する
オメプラゾール（PPI）	ワルファリン（抗凝固薬） クロピドグレル硫酸塩 （抗血小板薬）	併用薬が薬の代謝酵素であるCYP2C19を阻害することで血中濃度が上昇する

②薬の代謝酵素が誘導されて起こる相互作用

　阻害と反対に、代謝酵素が誘導されて起こる相互作用もあります。たとえば、**カルバマゼピン**（抗てんかん薬）が代謝酵素であるCYP3A4を誘導することで、**ボリコナゾール**（抗真菌薬）を併用した際に代謝が促進され、薬の効果が低下します。代表的な代謝酵素の誘導による相互作用を表3に示します。

》排泄過程における相互作用

　体に不要な物質を体外に排泄する尿細管の働きに影響を及ぼすことで、相互作用が起こります。

　尿細管上皮細胞には、排泄に関与する様々なトランスポーターの存在が知られています。尿細管への分泌に関与するトランスポーターとして有機アニオントランスポーター（OAT）、有機カチオントランスポーター（OCT）やP糖タンパク質（P-gp）などがわかってきています。

相互作用の代表的なものは頭に入れておきましょう。

表3　代謝酵素の誘導による薬物相互作用

薬（薬効）	併用薬（薬効）	相互作用
ボリコナゾール （抗真菌薬）	カルバマゼピン （抗てんかん薬）	併用薬が薬物の代謝酵素であるCYP3A4を誘導することで薬物の血中濃度が低下する
シクロスポリン （免疫抑制薬） タクロリムス （免疫抑制薬）	ボセンタン （肺高血圧治療薬）	併用薬が薬物の代謝酵素であるCYP3A4を誘導することで薬物の血中濃度が低下する
バルプロ酸 （抗てんかん薬）	メロペネム （カルバペネム系抗菌薬）	併用薬が代謝過程に関与する酵素を誘導することで薬物の血中濃度が低下する

図6　排泄過程で起こる相互作用

近位尿細管
OAT
排泄
薬
近位尿細管
OAT
排泄

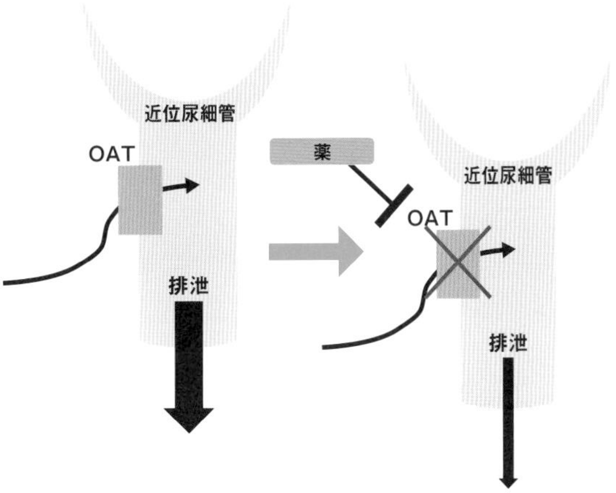

尿細管への分泌量が低下し、尿中への排泄が減ることで血中濃度が上昇する。

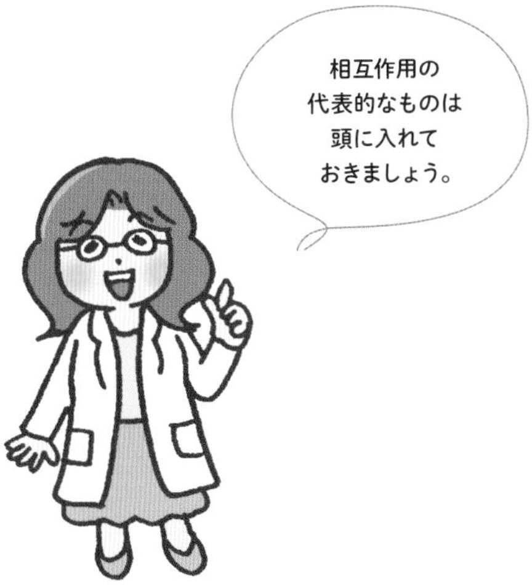

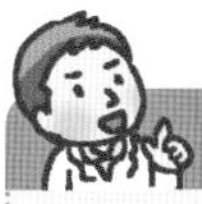

薬剤師が教える ＋αの知識

相互作用を逆手にとった梅毒の治療

　通常、薬物動態学的相互作用では血中濃度の低下で効果が減弱したり、逆に血中濃度の上昇で効果が強くなり副作用のリスクが増加してしまいます。このように悪いイメージのある薬物相互作用ですが、この現象を逆手にとって、薬物の治療効果を高める目的で併用する場合があります。

　梅毒の治療では通常ペニシリン系抗菌薬を使用しますが、これらの抗菌薬の特徴として半減期が短いことがあげられます。そこで排泄過程を阻害するプロベネシドを併用することで、抗菌薬の血中濃度が保たれ治療効果が高まります。この併用は添付文書上にも、効能・効果の適応として記載されています。

薬と食品、サプリメントの相互作用とは？

薬と食品、サプリメントで相互作用は起こるか？

相互作用は、薬同士によるものだけではありません。実は、食品やサプリメントとも相互作用を起こすことがあり、薬の効果が増強して副作用が発現したり、あるいは効果が減弱することがあります。これらの相互作用は、薬と薬の相互作用と同様に作用機序の違いから大きく２つに分けられます。1つはADME（吸収・分布・代謝・排泄）で起こる薬物動態学的相互作用で、もう1つは食品やサプリメントの成分が、薬の効き方に協力するかまたは拮抗することで起こる薬力学的相互作用です。ここでは、薬と食品、サプリメントの相互作用の考え方について解説します。

吸収、分布、代謝および排泄の過程で起こる相互作用

» 吸収作用で起こる相互作用

たとえば、ニューキノロン系抗菌薬を牛乳と一緒にとると、牛乳に含まれるカルシウムと難溶性のキレートを形成し、消化管からの薬の吸収を減少させてしまいます。

抗菌薬だけでなく、骨粗鬆症治療薬である**ビスホスホネート製剤**（**アレンドロン酸**など）も、牛乳で内服すると同様に難溶性のキレートを形成します。骨を強くするためにと牛乳で内服すると、薬の効果が下がり、むしろ逆効果になってしまうのです。そのため、これらの薬は必ず水で内服するように指導する必要があります。

また、ビスホスホネート製剤は相互作用が多いため、空腹時に内服するよう指導することも重要です。同様に起こりえる相互作用を表1に示します。

表1　吸収過程で起こる食品・サプリメントとの相互作用の例

食品・サプリメント	一般名（薬効）	相互作用
ミネラル（Mg，Al，Fe，Ca等）	レボフロサシン（ニューキノロン系抗菌薬） ミノサイクリン（テトラサイクリン系抗菌薬） アレンドロン酸（ビスホスホネート製剤）	ミネラルとこれらの薬が難溶性のキレートを作り吸収が低下する
鉄剤	ランソプラゾール（プロトンポンプ阻害薬） ファモチジン（H_2受容体拮抗薬）	これらの薬によって胃内のpHが上昇し鉄が吸収されにくくなる
カルシウム	アルファカルシドール（活性型ビタミンD_3製剤）	活性型ビタミンD_3は腸管でのカルシウムの吸収を促進するため高カルシウム血症が引き起こされる可能性がある
アミノ酸、プロテイン	レボドパ（パーキンソン病治療薬）	両者の吸収にはアミノ酸トランスポーターが関与するため同時に大量摂取すると、競合し薬の吸収が阻害される

相互作用のイメージ

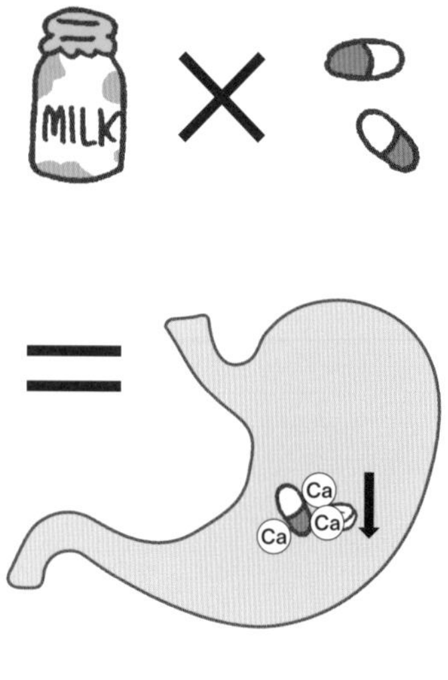

» 代謝過程で起こる相互作用

グレープフルーツと**カルシウム（Ca）拮抗薬**（P.44参照）を併用すると、小腸粘膜上のCYP3A4の活性を、グレープフルーツの苦味成分であるフラノクマリン誘導体が不可逆的かつ強力に阻害します。よって薬の血中濃度が上昇し、効果増強により低血圧を起こすリスクがあります。同様に起こりえる相互作用を表2に示します。

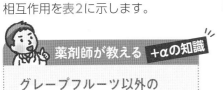

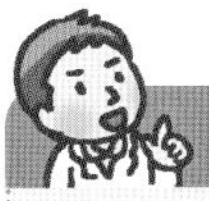

薬剤師が教える ＋αの知識

グレープフルーツ以外の柑橘類は食べてもいいのか？

グレープフルーツ以外に、カルシウム拮抗薬と併用してはいけない果物があります。一般的なミカンは大丈夫ですが、ポンカンやはっさくは影響があるといわれています。「グレープフルーツはダメです」と伝えると、柑橘類はすべてダメだと思ってしまう患者もいるので、正確な情報を伝えましょう。

グレープフルーツとカルシウム拮抗薬の相互作用

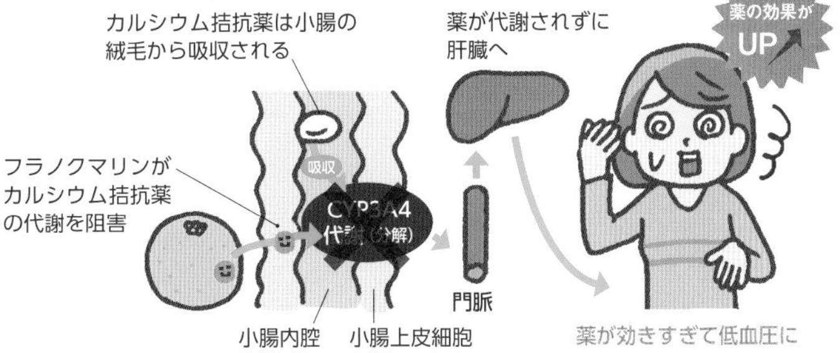
カルシウム拮抗薬は小腸の絨毛から吸収される
薬が代謝されずに肝臓へ
薬の効果がUP
フラノクマリンがカルシウム拮抗薬の代謝を阻害
吸収
CYP3A4代謝（分解）
門脈
小腸内腔
小腸上皮細胞
薬が効きすぎて低血圧に

表2 代謝過程で起こる相互作用の例

食品・サプリメント	薬（薬効）	相互作用
グレープフルーツ、文旦など	ニフェジピン（カルシウム拮抗薬） アトルバスタチン（高脂血症治療薬） シクロスポリン（免疫抑制薬） イマチニブ（抗がん薬）	果物にCYP3A4を阻害する成分が含まれているため薬の代謝が低下し作用が増強し副作用が起こりやすくなる
セント・ジョーンズ・ワート（SJW＝セイヨウオトギリソウ）	カルバマゼピン（抗てんかん薬） ワルファリン（抗凝固薬） シクロスポリン（免疫抑制薬） アミオダロン（抗不整脈薬） テオフィリン（気管支拡張薬）	SJWが、薬物代謝酵素（CYP3A4、CYP2C9、CYP1A2等）やトランスポーターであるP糖タンパク質（P-gp）を誘導することにより薬物の代謝・排泄が促進され薬剤の血中濃度が減少する可能性がある
カフェイン	フルボキサミン（抗うつ薬） シプロフロキサシン（ニューキノロン系抗菌薬）	薬がCYP1A2の働きを抑えるため、同じ酵素で代謝されるカフェインの血中濃度が上昇する可能性がある

効果が重なるまたは打ち消し合うことで起こる相互作用

ワルファリンは、血液凝固反応（デスカルボキシプロトロンビン→プロトロンビン）に必要なビタミンKの働きを阻害することで抗凝固作用を示します。そのため、ビタミンKを多く含む食品（納豆、クロレラ、青汁など）を摂取すると効力が減弱してしまいます。同様に起こりえる相互作用の例を表3に示します。

表3 効果が重なるまたは打ち消し合うことで起こる相互作用の例

食品・サプリメント	一般名（薬効）	相互作用
ビタミンKを多く含む食品・サプリメント	ワルファリン（抗凝固薬）	左記およびP.66参照
カリウムを多く含む食品・サプリメント	エナラプリル（ACE阻害薬） カンデサルタン（ARB） スピロノラクトン（カリウム保持性利尿薬）	これらの薬は体内にカリウムをため込む作用を持つためカリウムを多く含む食品などをとり過ぎると高カリウム血症を引き起こす
葉酸	メトトレキサート（抗リウマチ薬）	メトトレキサートは葉酸の代謝を阻害することによって効果を発揮するため大量の葉酸の存在により効果が減弱する恐れがある
ニンニク、EPA・DHA など	ワルファリン（抗凝固薬） アスピリン（抗血小板薬）	血液を固まりにくくする作用が増強し出血しやすくなる

薬の血中濃度を測定するのはなぜか？

薬の血中濃度とは？

薬の効果や副作用を確認するには、組織・臓器内の薬の量を測定する方法が適しています。しかし、実際の臨床では組織・臓器内の薬の量は測定できません。そのため、血液中の薬の量（薬物血中濃度）を測定します。

薬はある一定の濃度に達して、初めて薬効が出現します。これを「**有効域**」といいます。薬効が発現する有効域まで達しないのが「**無効域**」、有効域以上に濃度が上がりすぎて有害事象が起こりやすい濃度を「**中毒域**」といい、これらは薬により異なります（図1）。

測定された薬物血中濃度と効果・副作用との関係性が明らかになれば、薬物血中濃度に基づいて薬の量を決めることができ、それにより薬の効果を発揮し副作用を抑えた治療を行うことができます。

図1　薬の血中濃度の考え方

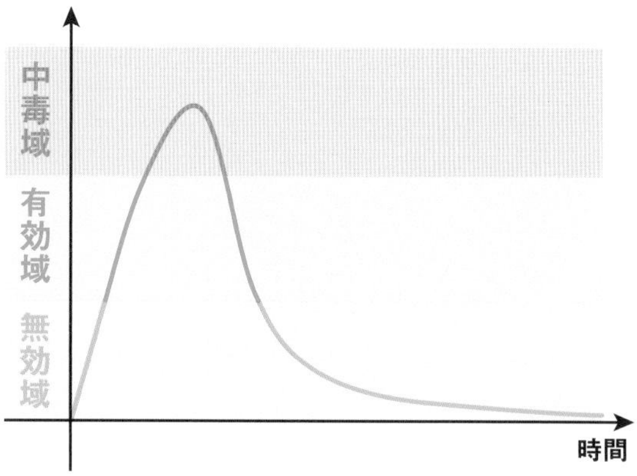

TDM（治療薬物濃度モニタリング）とは？

TDMとは、治療薬物濃度モニタリング（Therapeutic Drug Monitoring）の略で、個々の患者に薬の投与設計（投与量・投与回数・投与間隔）を行い、効果や副作用をモニタリングしながら適正な薬物療法を行うことを意味します。特に効果が現れる薬物血中濃度と副作用が現れる薬物血中濃度が近い薬は、投与量や投与間隔の管理が難しく、採血によりTDMを実施することが有効です。TDMを行う代表的な薬には、バンコマイシン（抗菌薬）、シクロスポリン（免疫抑制薬）などがあります。

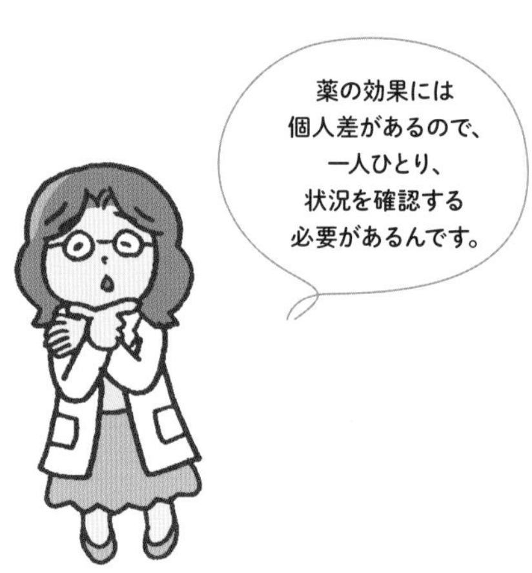

薬の効果には
個人差があるので、
一人ひとり、
状況を確認する
必要があるんです。

薬物血中濃度測定のポイント

» 定常状態について

定常状態とは、薬を繰り返し投与することで体内に薬が入る量と出る量が同じとなり、薬物血中濃度が一定の範囲内で増減を繰り返す状態をいいます（図2）。薬によっては薬物血中濃度を早期に有効域とするために、維持投与量より多い投与量で開始する場合があります。

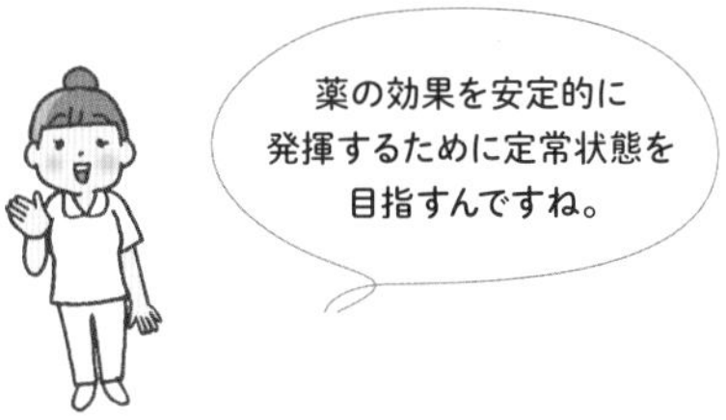

薬の効果を安定的に
発揮するために定常状態を
目指すんですね。

図2 定常状態の薬物血中濃度の推移

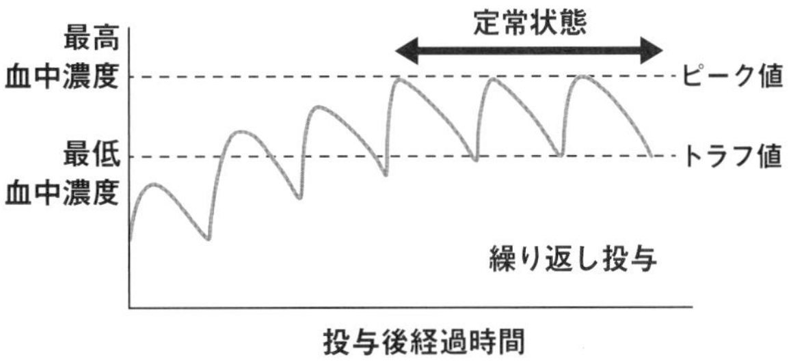

» ピーク値、トラフ値について

定常状態における最高血中濃度をピーク値、最低血中濃度をトラフ値といいます。薬物血中濃度は、ピーク値、トラフ値のどちらかを測定します。

TDMを行う代表的な薬

TDMは、すべての薬で実施される訳ではありません。有効性や安全性の観点から、採血をしてTDMを実施する代表的な薬を表1に示します。

表1 TDMを行う代表的な薬

薬効	一般名
ジギタリス製剤（強心薬）	ジゴキシン
気管支拡張薬	テオフィリン
抗てんかん薬	フェニトイン、フェノバルビタール
抗菌薬	バンコマイシン
免疫抑制薬	シクロスポリン

薬物血中濃度測定のQ&A

Q1 指示された採血時間どおりに採血できませんでした。1時間ほどずれても大丈夫でしょうか？

A1 時間に指定がある場合は、正確な時間で採血する必要があります。特にピーク値は、投与後の時間から採血時間がずれると投与設計に大きく影響することがあります。採血時間どおりに採血できなかった場合は、必ず医師・薬剤師に報告しましょう。

Q2 ピーク値は副作用を確認し、トラフ値は治療の効果を確認しているのでしょうか？

A2 必ずしもそうとはいえません。アミノグリコシド系抗生物質はピーク値で治療の有効性を確認し、トラフ値で安全性を確認していますし、MRSA感染症治療薬のバンコマイシンは、トラフ値で治療の有効性を確認するとともに安全性の指標にもなります。薬物血中濃度測定の目的を把握しておくことも大切です。

名称類似・外観類似に注意すべき薬とは？

名称類似とは

一般的に、病院では1,000～2,000種類もの薬を採用しており、大病院などではそれ以上となることもあります。したがって、薬の名称が似ているものも複数存在するので、取り違えを防ぐために注意が必要です。

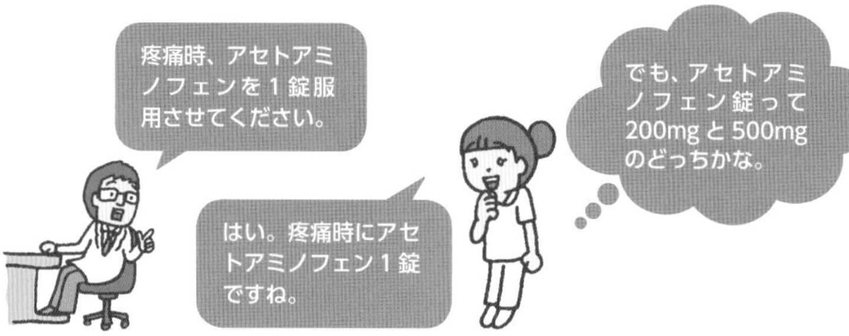
疼痛時、アセトアミノフェンを1錠服用させてください。
はい。疼痛時にアセトアミノフェン1錠ですね。
でも、アセトアミノフェン錠って200mgと500mgのどっちかな。

» 同一ブランド名称でも、含量や用法などが異なることがある

同一の主成分を含有する薬は、商品名も同じであることが多いものの、含量（規格）が複数存在する場合や用法・用途が異なることがあります。取り違えると重大な医療事故につながり危険なため、薬の名称は必ず「フルネーム」で確認します。

薬の投与量は症状に応じて異なるほか、体重や体表面積、腎機能の状態などによって増減し、同じ主成分であっても複数の規格が存在することがあります。販売名に「R（Retard・徐放性）」や「L、またはLA（Long Acting・持効性）」などの文字が含まれるものは、投与間隔（服用回数）が異なります。一般的には、作用時間が短い薬を長時間効果が持続するように改良した薬が該当します。

短時間作用型の薬を投与すべきところに長時間作用型の薬を投与した場合、効果発現時間が遅く期待した効果が得られなかったり、効果が長引いて有害事象が発生する危険性があります。

また、外用薬では主成分が同じでも、適用する部位が異なる薬も存在します。たとえば、抗菌薬のベストロンには、点耳・鼻用と点眼用の2つの製品が存在します。感覚器によって適用する濃度が異なることがあるので、気をつけましょう。

表1　投与時に注意すべき主な薬

	注意すべきポイント	例
規格違い	1錠（1本）あたりの成分量が異なる	・アムロジピン錠（2.5mg)、同（5mg)、同（10mg) ・バンコマイシン塩酸塩点滴静注用（0.5g)、同（1g)
用法違い	投与間隔が異なる	・オキシコドン錠（6時間ごと、または疼痛時レスキュー用） ・オキシコドン徐放錠（12時間ごと、レスキュー用には使用しない）
用途違い	適用する部位が異なる	・ベストロン耳鼻科用1%（点耳、鼻用） ・ベストロン点眼用0.5%（点眼専用）

» 同効薬では、主成分の一般名が似ている

薬の一般名が類似していることによる薬の取り違えは、商品名が原則として一般名と同じであるジェネリック医薬品の普及とともに増えています。同効薬においては一般名が類似していることが多いことから、同じ診療科の入院患者を受け入れる病棟では間違いやすく、特に注意が必要です。同効薬同士を間違えたときのリスクはそれほど高く

はありませんが、「インシデント事例」などを活用して同じ間違いを起こさないようにすることが大切です。

» 薬効・作用機序が異なるのに、名称が似ている

名称類似の中でも最も注意すべきなのは、まったく関連性がないのに商品名が似ている薬です。同一成分でも同効薬でもない薬同士ですから、間違えたときのリスクは非常に高いのが特徴です。特に間違いやすい事例は、商品名の先頭3文字が同じ場合で、医師の処方入力エラーを誘発しています。このため、独立行政法人医薬品医療機器総合機構（PMDA）ホームページでは、実際に発生した取り違え事例に基づき医薬品メーカーが医療機関向けに、取り違え等に関する情報を発信しています。

表2 一般名処方による取り違え一覧

商品名	薬効
一硝酸イソソルビド錠 硝酸イソソルビド徐放錠	狭心症治療薬
セフカペンピボキシル錠 セフジトレンピボキシル錠	経口セフェム系抗菌薬
フルバスタチン錠 プラバスタチンNa錠	高脂血症治療薬

PMDA医療安全情報NO.51,2017年9月号より引用

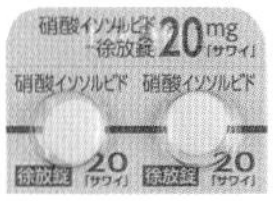

硝酸イソソルビド徐放錠 20mg「サワイ」

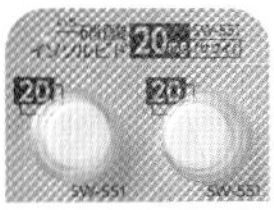

一硝酸イソソルビド錠 20mg「サワイ」

表3 医薬品メーカーより名称類似による注意喚起が行われている例

商品名	薬効	商品名	薬効
ザイティガ錠	前立腺癌治療薬	ザルティア錠	排尿障害改善薬
アスベリン錠	鎮咳薬	アスペノンカプセル	不整脈治療薬
エクセグラン錠	抗てんかん薬	エクセラーゼ錠	消化酵素製剤
マイスリー錠	催眠薬	マイスタン錠	抗てんかん薬
ノルバデックス錠	乳がん治療薬	ノルバスク錠	高血圧治療薬

外観類似とは

通常、病院内で使用する薬は医師が処方し、薬剤部門で調剤されて病棟や外来に届けられます。しかし、病棟や手術室、各科外来にはすぐに薬が投与できるよう、注射薬を中心に定数配置されていることがあります。その場合、医師や看護師が直接薬を持ち出すことになりますが、色調や外観が似ている薬同士は取り違えによる事故が発生しやすいので注意が必要です。バーコード認証やダブルチェックにより薬の名称を確認しましょう。

なお、配置薬を使用することは、薬剤師による処方内容のチェック機構が働かず、医療安全上望ましくありません。特にインスリンや高濃度カリウム製剤などのハイリスク薬は、定数配置しないことが望ましいとされています。

» 間違いやすい薬：輸液・補液類

維持液やリンゲル液、生食などは、病態によって様々な投与量、投与速度で投与されます。同一メーカーの製品は、名称だけでなく外観も似ていることが多いので、注意が必要です。定数配置を行う場合は、よく使用する製品だけに絞り込むなどの対策も必要となります。

» 間違いやすい薬：プレフィルドシリンジ

手術室などでは、投与準備の迅速性や簡便性に加えて調製過誤や誤投与、異物混入等のリスク低減が期待できることから、あらかじめシリンジに薬が充填されている「プレフィルドシリンジ」が重宝されています。しかし、同じ用量の薬同士は外装やシリンジの形状が似ているので、取り違えのリスクが高くなります。特に循環作動薬などの誤投与は、生命の危機にもかかわり大変危険です。包装から取り出したら表面の販売名を必ず確認してから、シリンジポンプにセットしましょう。

ジェネリック医薬品とは？

「ジェネリック」「後発品」ってなに？

ジェネリック医薬品は、特許期間を満了した新薬と同じ有効成分を用いてつくられた、品質、効き目、安全性が同等で低価格な薬です。新薬を「**先発医薬品（先発品）**」というのに対して、「**後発医薬品（後発品）**」とも呼ばれています。わが国では諸外国に比べて普及が遅れていましたが、医療費の抑制のために政府主導による使用促進策が功を奏し、現在では一般的に使用されるようになりました。

図1　ジェネリック医薬品の国別シェア（数量）

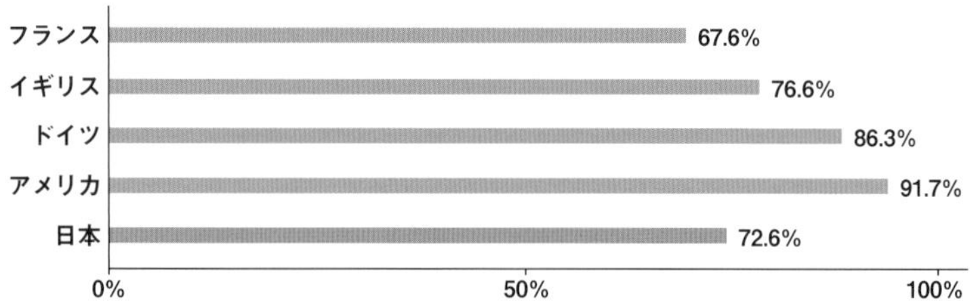

出典：厚生労働省「平成28年度ロードマップ検証検討事業報告書」よりデータ引用，2015年10月〜2016年9月（日本は2018年9月）

ジェネリックと呼ばれる理由

「ジェネリック（generic）」とは、英語で「一般的な」という意味をもつ言葉です。ジェネリック医薬品の普及率が高い欧米では、医師が薬を処方する際に商品名でなく一般名（generic name）を記載するケースが多く、後発医薬品を「ジェネリック医薬品（generics）」と呼んでいます。それが世界共通の呼称となり、わが国でも「ジェネリック医薬品」と呼ぶようになったのです。

» 先発品とジェネリック医薬品の違い

先発品とジェネリック医薬品は、同一の有効成分を同一量含有しているので、薬としての効果や安全性は同等です。しかし、いくつか異なる点もあるので、ポイントをおさえておきましょう。

❶ 薬の名称（商品名）

先発品の商品名は独自のブランド名がつけられていて、その由来は疾患に関することなど様々です。医師が処方するのに連想しやすいようなものが多く、10文字以上となるような製品はほとんどありません。

これに対し、ジェネリック医薬品の名称については2005年9月以降、新たに承認申請するジェネリック医薬品の販売名は、「有効成分の一般的名称 ＋ 剤形 ＋ 含量 ＋ 会社名」とするよう統一されています（例：アムロジピン OD錠 2.5mg「○○」）。このように、先発品と比べて長くなる傾向があるため、最後までよく見て確認するように気をつけましょう。

❷ 薬価

薬の価格は「薬価」という公定価格[*1]で定められています。新薬の開発には9〜17年という長い年月と、数百億円以上ともいわれる費用がかかるため、高い薬価がつけられています。これに対してジェネリック医薬品は、すでに効果がわかっている主成分を薬にしているので開発にかかる期間は3〜5年、コストも1億円程度となり、価格を大幅に抑えることができます。

低価格というだけで粗悪なものではないかという疑問がわきますが、価格を低く維持できるのは膨大な開発費が必要ないからなのです。

ジェネリック医薬品の薬価

初収載ジェネリック医薬品の薬価 ＝ 先発品の薬価×5割（10社を超える場合4割）。以降、診療報酬改定とともに変動しますが、おおむね先発品の2〜5割となっています。

＊1　公定価格：政府が物価の統制のために指定した最高販売価格のこと。

❸ 添加物

ほとんどすべての薬には、有効成分のほかに安定剤、保存剤、矯味剤*2などの添加物が加えられています。添加物は「その投与量において薬理作用を示さず、無害でなければならない」と日本薬局方に規定されていますが、患者の体質によってはアレルギー反応などの副作用を引き起こすこともあります。

ジェネリック医薬品は先発品と同一の有効成分を含有しますが、先発品の製造方法に特許が残っている場合などでは、添加物が異なることがあります。しかし、添加物が異なっても有効性や安全性に違いが出ないように、承認審査においては厳しい基準が定められているので問題ありません。また、添加物を独自に変更することで使いやすく改良したジェネリック医薬品も多数あり、アドヒアランス*3の向上や業務負担軽減にもつながります。

» ジェネリック医薬品の効果や副作用

薬の効果や副作用は、有効成分の血中濃度に従って発現します。先発品とジェネリック医薬品が治療学的に同等であることを証明するために、健常な成人に先発品とジェネリック医薬品を投与して、両者の血中濃度を比較する「生物学的同等性試験」を実施しています（図2）。生物学的同等性試験の許容域内であれば、治療効果は安全域をもって同等であると考えられています。

内服薬では、有効成分が吸収されたあとの血中濃度が、先発品とジェネリック医薬品で同様の挙動を示しているかを確認する必要があります。一方、有効成分が溶解している注射薬で血管内に投与するものについては、血中濃度の推移を変化させる要因がないため、生物学的同等性試験は不要です。したがって、含量試験や浸透圧・pHなどの試験や製剤の安定性試験によって品質が認められれば、先発品と同等であるとされています。

» ジェネリック医薬品の有効成分「原薬」

国内で販売されているジェネリック医薬品の原薬は、日本を含め世界中の原薬メーカーから調達されています。原薬をそのまま使用することもあれば、その原薬から別の化合物を合成することもありますが、その工程の一部または全部を海外の製造所で行っている割合は57%と報告されています。

先発医薬品でも特許満了後の長期収載品では58.6%となっており、ジェネリック医薬品だけが多いというわけではありません。

図2　生物学的同等性試験に使用するパラメータ

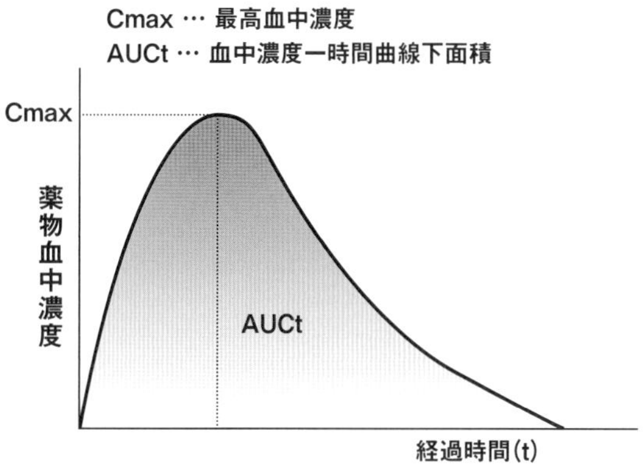

病院でのジェネリック医薬品の扱いについて

一般病床を有する病院においては、患者の病名や治療内容に応じて分類し、分類ごとに1日あたりの入院費用を定めた医療費の計算方式である診断群分類（Diagnosis Procedure Combination：DPC）包括評価の対象となっている施設が多く、200床以上の病院では9割以上がDPC制度を導入しています。DPC対象病棟においては入院医療費が包括支払方式となるため、ほとんどの薬は出来高算定することができません。したがって、同じ治療をするのに高価な先発品を使っても安価なジェネリック医薬品を使っても、病院の収入は同じになります。また、ジェネリック医薬品の使用割合に応じて、後発医薬品使用体制加算(37〜47点)を算定することが可能なため、入院診療においてもジェネリック医薬品を積極的に使用する医療機関が増えています。

＊2　矯味剤：苦い薬物を飲みやすくするために添加するもの。
＊3　アドヒアランス：患者が積極的に治療方針の決定に参加し、その決定に従って治療を受けること。

添付文書を読むコツとは？

添付文書とは

添付文書は正式には「医薬品添付文書」といい、薬を安全かつ効果的に使用するための情報が記載された "薬の取り扱い説明書" です。製薬会社が作成し、薬の包装ごとに添付・封入されています。患者の安全を確保し、薬の適正使用を図るうえで、最も基本的で重要な公的文書です。そのため、記載項目や順番も決められています。

添付文書は、医療従事者向けの医療用医薬品に限らず、薬局などで購入する一般用医薬品の箱の中にも必ず添付されています。文字が多く、読みにくいと感じる方も多いかもしれませんが、「この薬はどういう効果があるのか」、「医師の指示は正しいのか」など、薬を使ううえで必要な情報を添付文書から調べることができます。ここでは添付文書からわかることについて解説します。

添付文書を読み取るコツ① 最新の添付文書を入手しよう

添付文書は、発売後に集積された情報をもとに随時更新され、多くは1～2年に1回くらいの頻度で改訂されています。添付文書を読む際にはまず、「改訂年月」で最新のものであることを確認することが重要です（図1）。

薬には、必ず最新の添付文書が添付されているとは限りません。「医薬品医療機器情報提供ホームページ（https://www.pmda.go.jp/）」では、商品名、一般名から検索することで最新の添付文書を入手することができます。

図1 改定年月と改訂箇所の見方

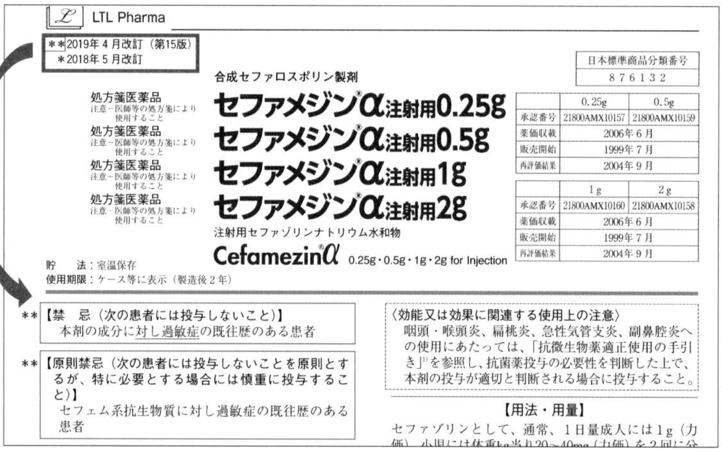

LTL Pharma

＊＊2019年４月改訂（第15版）
＊2018年５月改訂

合成セファロスポリン製剤

処方箋医薬品 注意－医師等の処方箋により使用すること

セファメジン®α注射用0.25g
セファメジン®α注射用0.5g
セファメジン®α注射用1g
セファメジン®α注射用2g

注射用セファゾリンナトリウム水和物

Cefamezin®α 0.25g・0.5g・1g・2g for Injection

日本標準商品分類番号
876132

	0.25g	0.5g
承認番号	21800AMX10157	21800AMX10159
薬価収載	2006年６月	
販売開始	1999年７月	
再評価結果	2004年９月	

	1g	2g
承認番号	21800AMX10160	21800AMX10158
薬価収載	2006年６月	
販売開始	1999年７月	
再評価結果	2004年９月	

貯　法：室温保存
使用期限：ケース等に表示（製造後２年）

＊＊【禁　忌（次の患者には投与しないこと）】
本剤の成分に対し過敏症の既往歴のある患者

＊＊【原則禁忌（次の患者には投与しないことを原則とするが、特に必要とする場合には慎重に投与すること）】
セフェム系抗生物質に対し過敏症の既往歴のある患者

〈効能又は効果に関連する使用上の注意〉
咽頭・喉頭炎、扁桃炎、急性気管支炎、副鼻腔炎への使用にあたっては、「抗微生物薬適正使用の手引き」[1]を参照し、抗菌薬投与の必要性を判断した上で、本剤の投与が適切と判断される場合に投与すること。

【用法・用量】
セファゾリンとして、通常、１日量成人には１g（力

セファメジンα注射用　LTLファーマ株式会社　2019年4月改訂（第15版）より一部引用

※改訂年月は、添付文書の表紙の左上に作成、または改訂の年月と版数が記載されている。
※「＊」や「※」のマークがついている項が、改訂箇所。

添付文書を読み取るコツ② この薬を患者に投与してよいの？

インフルエンザ治療薬「タミフルカプセル75mg（以下：タミフル）」の添付文書を例に確認してみましょう（図2）。

» 効能・効果の確認

「効能・効果」の項には、厚生労働省の承認を受けた効能・効果が記載されています。タミフルの場合は「A型又はB型インフルエンザウイルス感染症及びその予防」です。使用にあたり、重大な副作用や医療事故を防止するうえで必要な情報は、「効能・効果に関連する使用上の注意」として記載されています。

» 警告・禁忌（原則禁忌）の確認

❶ 警告

冒頭の赤枠で囲ってある部分です。致死的またはきわめて重篤な副作用が発現する場合や、副作用により重大な事故につながる可能性があるなど、特に注意が必要な場合に記載されます。ここには使用する際の条件や、実施すべき検査の種類や頻度も記載されているので、使用の際にはそれらの項目が守られているか確認します。添付文書の右上縁に赤字の帯が印刷されていたら、「警告」の記載がある印です。

❷ 禁忌

「禁忌」には、使用すべきではない患者の状態（症状、原疾患、合併症、既往歴、家族歴など）や併用薬剤が記載されています。「原則禁忌」は、ほかに治療法がなく治療上の必要性に応じて使用せざるをえない場合に使用を認めていましたが、2019年4月からは順次廃止となります。

図2 タミフルカプセル75mgの添付文書

右上の縁に赤い表示があれば、必ず赤字で記載された「警告」があります。

2019年10月改訂（第1版）

貯　法：室温保存
有効期間：10年

日本標準商品分類番号
87625

承認番号	21200AMY00238
販売開始	2001年2月

抗インフルエンザウイルス剤
オセルタミビルリン酸塩カプセル
処方箋医薬品注）
タミフル®カプセル75
TAMIFLU® Capsules

CHUGAI
ロシュ グループ

注）注意－医

警告

1．警告
1.1 本剤の使用にあたっては、本剤の必要性を慎重に検討すること。［5.1-5.4参照］
1.2 インフルエンザウイルス感染症の予防の基本はワクチンによる予防であり、本剤の予防使用はワクチンによる予防に置き換わるものではない。

2．禁忌（次の患者には投与しないこと）
2.1 本剤の成分に対し過敏症の既往歴のある者

禁忌

3．組成・性状
3.1 組成

販売名	タ
有効成分	1カプセル中 オセルタミビルリン酸塩98.5mg （オセルタミビルとして75mg）
添加剤	内容物：部分アルファー化デンプン、ポビドン、クロスカルメロースナトリウム、タルク、フマル酸ステアリルナトリウム カプセル：ゼラチン、黒酸化鉄、酸化チタン、三二酸化鉄、黄色三二酸化鉄、ラウリル硫酸ナトリウム

3.2 製剤の性状

販売名	タミフルカプセル75
剤形	硬カプセル
色調	キャップ：淡黄色 ボディ：明るい灰色
外形	タミフル 75
長径	m
号数	
質量	

効能・効果

4．効能又は効果
A型又はB型インフルエンザウイルス感染症及びその予防

5．効能又は効果に関連する注意

効能・効果に関連する使用上の注意

〈治療〉
5.1 A型又はB型インフルエンザウ　みが対象となるが、抗ウイルス薬の　ザウイルス感染症の全ての患者に　え、患者の状態を十分観察した上　検討すること。特に、幼児及び高齢者に比べて、その他の年代ではインフルエンザによる死亡率が低いことを考慮すること。［1.1参照］
〈予防〉
5.2 原則として、インフルエンザウイルス感染症を発症している患者の同居家族又は共同生活者である下記の者を対象とする。［1.1、7.4参照］
・高齢者（65歳以上）
・慢性呼吸器疾患又は慢性心疾患患者

用法・用量

6．用法及び用量
〈治療〉
通常、成人及び体重37.5kg以上の小児にはオセルタミビルとして1回75mgを1日2回、5日間経口投与する。
〈予防〉
成人
通常、オセルタミビルとして1回75mgを1日1回、7～10日間経口投与する。
体重37.5kg以上の小児
通常、オセルタミビルとして1回75mgを1日1回、10日間経口投与する。

7．用法及び用量に関連する注意
〈治療〉
7.1 インフルエンザ様症状の発現から2日以内に投与を開始すること。症状発現から48時間経過後に投与を開始した患者における有効性を裏付けるデータは得られていない。
〈予防〉
7.2 インフルエンザウイルス感染症患者に接触後2日以内に投与を開始すること。接触後48時間経過後に投与を開始した場合における有効性を裏付けるデータは得られていない。
7.3 インフルエンザウイルス感染症に対する予防効果は、本剤を連続して服用している期間のみ持続する。
〈効能共通〉
7.4 成人の腎機能障害患者では、血漿中濃度が増加するので、腎機能の低下に応じて、次のような投与法を目安とすること（外国人における成績による）。［8.2、9.2.1、16.6.2参照］

クレアチニンクリアランス（mL/分）	投与法	
	治療	予防
Ccr＞30	1回75mg 1日2回	1回75mg 1日1回
10＜Ccr≦30	1回75mg 1日1回	1回75mg 隔日
Ccr≦10	推奨用量は確立していない	

Ccr：クレアチニンクリアランス

8．重要な基本的注意
8.1 抗インフルエンザウイルス薬の服用の有無又は種類にかかわらず、インフルエンザ罹患時には、異常行動を発現した例が報告されている。異常行動による転落等の万が一の事故を防止するための予防的な対応として、①異常行動の発現のおそれがあること、②自宅において療養を行う場合、少なくとも発熱から2日間、保護者等は転落等の事故に対する防止対策を講じること、について患者・家族に対し説明を行うこと。なお、転落等の事故に至るおそれのある重度の異常行動については、就学以降の小児・未成年者の男性で報告が多いこと、発熱から2日間以内に発現することが多いこと、が知られている。［11.1.7参照］
8.2 本剤は腎排泄型の薬剤であり、腎機能が低下している場合には血漿中濃度が高くなるおそれがあるので、本剤の投与に際しては、クレアチニンクリアランス値に応じた用法及び用量に関連する注意に基づいて、状態を観察しながら慎重に投与すること。［7.4、9.2.1、16.6.2参照］
8.3 出血があらわれることがあるので、患者及びその家族に対して、

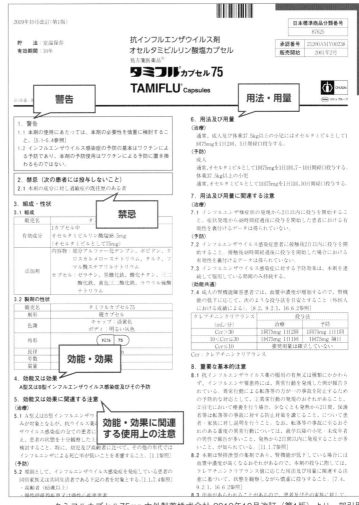

タミフルカプセル75mg 中外製薬株式会社 2019年10月改訂（第1版）より一部引用

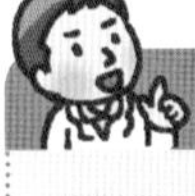

薬剤師が教える +αの知識

緊急安全性情報（イエローレター）・安全性速報（ブルーレター）ってなに？

重要で緊急性を有する副作用等の情報がある場合、製薬会社は「緊急安全性情報」を作成し、医療機関に配布することが義務づけられています。緊急安全性情報は黄色い紙に赤字で縁取りされているため、「イエローレター」とも呼ばれます。

緊急安全性情報ほどではないものの、一般的な使用上の注意の改訂よりも素早く安全対策の措置をとる場合、同様に「安全性速報」が医療機関に配布されます。こちらは用紙が青いことから「ブルーレター」と呼ばれます。これらの情報はすぐに添付文書の警告欄に記載されます。

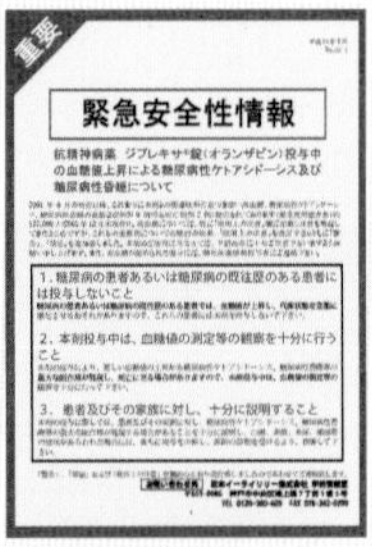

緊急安全性情報の例（ジプレキサ）

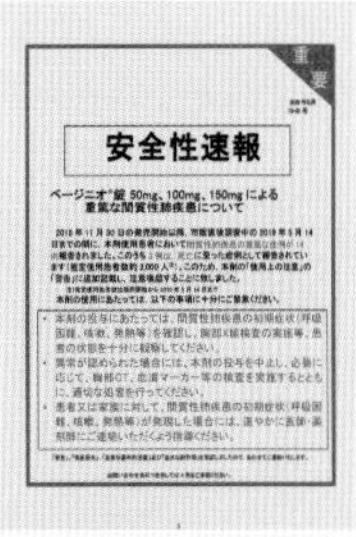

安全性速報の例（ベージニオ）

» 用法・用量の確認

薬を使用する量と回数が記載されています。タミフルをインフルエンザの治療で使用する場合は「成人及び体重37.5kg以上の小児には1回75mg（1カプセル）を1日2回、5日間経口投与」です。医師の指示が1日3回になっている場合は、確認が必要です。

使用にあたって重大な副作用や医療事故を防止するために必要な情報は、「用法・用量に関連する使用上の注意」として記載されています。腎機能の悪い患者に、タミフルが通常の用法・用量で処方されていた場合は確認が必要です。

注射薬の場合、投与経路（筋肉内、静注内）や投与時間も記載されているので、必ず確認しましょう。

添付文書を読み取るコツ③　どのように準備・投与すればよいの？

» 用法・用量、適用上の注意をチェック

「用法・用量」、「適用上の注意」には、注射薬の溶解、希釈方法が記載されています。また、点滴ルートの素材やフィルターについて指定されているものもありますので、与薬準備の際は参考にしてください（点滴ルート、フィルターについてはP.216参照）。

» 組成・性状をチェック

「組成・性状」には、薬に含まれている成分や薬を識別するために必要な情報が具体的に記載されています（表1、図3）。注射薬の場合、「pH」や「浸透圧比」は、混合する際や準備する際に参考となる情報です。注射薬を混ぜて使うときにはpHをチェックし、酸性とアルカリ性のものが一緒になることを避けます。なぜなら、pHの変化により、混濁、沈殿したり、薬の効果が低下する場合があるためです。

表1　組成・性状に記載されていること

組成	有効成分の名称とその含有量、添加物など
性状	色・味・におい、剤形、形状、pH、浸透圧比、識別コードなど

図3　ドルミカム注射液10mgの添付文書

【組成・性状】

1. 組成

有効成分（1管2mL中）	添加物
ミダゾラム 10mg	等張化剤、pH調整剤

2. 製剤の性状

剤形	色・形状	pH	浸透圧比※
注射剤（無色アンプ）	無色透明の液	2.8~3.8	約1

※生理食塩液に対する比

ドルミカム注射液10mg　丸石製薬株式会社
2019年7月改訂（第2版）より一部引用

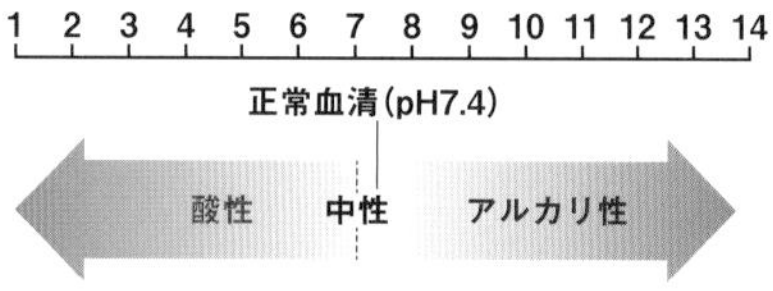

酸性とアルカリ性の混合は避けましょう。

添付文書を読み取るコツ④　患者の状態を観察するときに役立つのは？

» 薬物動態をチェック

どのくらいで効果が発揮されるのか、あるいは体内から消失するまでにかかる時間などの「薬物動態」には、前述した吸収・分布・代謝・排泄の4つの過程（ADME）や血中濃度などが記載されています。

たとえば、**最高血中濃度到達時間（Tmax）**は薬の効果や副作用の目安になりますし、**血中濃度半減期（$T_{1/2}$）**は、薬の効果が切れる時間の目安になります。$T_{1/2}$が短い薬の場合、内服薬では1日に何回も服用しなくてはならず、注射薬では持続静注が必要になります。

» 副作用をチェック

薬には、副作用があることは前述したとおりです。添付文書の「副作用」の項には、副作用の発

生状況が記載されています。この中でも「重大な副作用」は、特に注意を要する副作用です。副作用の発現機序、発現までの時間、防止方法、処置方法、初期症状などが記載されていることもあります。重大な副作用以外は、「その他の副作用」に発現部位と頻度別に表で記載されています。

» 重要な基本的注意をチェック

「重要な基本的注意」は、薬による重大な副作用や事故を防止するうえで注意すべき情報です。効能・効果、用法・用量、投与期間、投与すべき患者の選択、検査の実施などに関する情報が具体的に記載されており、薬を適正に使用するために非常に重要な項目です。

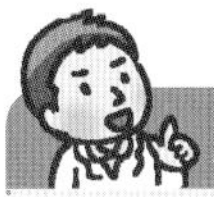

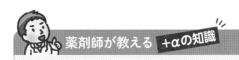

薬剤師が教える +αの知識

注意が必要な添加物について

薬は効果を示す有効成分と、効果を高めたり品質を安定するために使用する添加物で構成されます。添加物としてカゼイン、ゼラチン、大豆レシチン、卵黄レシチンなどを使用しているものもあるので、卵やゼラチン、牛乳、大豆、アルコールなどにアレルギーを持つ患者に対して使用する場合は、添加物を確認する必要があります（表2）。

表2 注意が必要な添加物の例

添加物名	注意を要する患者
カゼイン、脱脂粉乳	牛乳アレルギーの患者
ゼラチン	ゼラチンアレルギーの患者
大豆レシチン	大豆アレルギーの患者
卵黄レシチン	卵アレルギーの患者
トウモロコシデンプン	トウモロコシアレルギーの患者
ベンジルアルコール	新生児

そのほかに添付文書からわかること

ここまでは看護師が与薬業務を行うプロセスの中で、確認すべき事項を中心に解説しました。そのほかにも、添付文書には様々な情報が記載されていますので一部を紹介します。

» 相互作用

薬の相互作用については前述のとおりですが、添付文書にも記載されています。その影響の程度により「併用禁忌（併用しないこと）」と「併用注意（併用に注意すること）」に分かれています。

» 「高齢者への投与」、「妊婦、産婦、授乳婦等への投与」、「小児等への投与」

2019年4月より、順次「特定の背景を有する患者に関する注意」に記載されることになっています。高齢者は65歳以上が目安、小児は15歳未満と定義されています。妊婦・授乳婦への薬の使い方については、P.173から詳細を述べますが、妊婦の場合は禁忌または有益性投与、授乳は中断するよう記載されています。

» 規制区分・貯法

図4にはP.8「薬（医薬品）とは？」で述べた薬の規制区分、貯法と管理温度について記載されています。同じ成分でも、薬の規制区分は含有量により異なることがあります。

添付文書は文字が多く、「こんなに読み切れない！」と感じた方もいるかもしれません。しかし、コツさえわかれば、薬を投与する際の注意点がわかります。また、添付文書を補足する薬の情報として、製薬会社はインタビューフォームという冊子も作成しています。添付文書と同様に医薬品医療機器情報提供ホームページで公開されているので、より詳しく調べたい方は参考にしてください。

図4 カロナール錠の添付文書

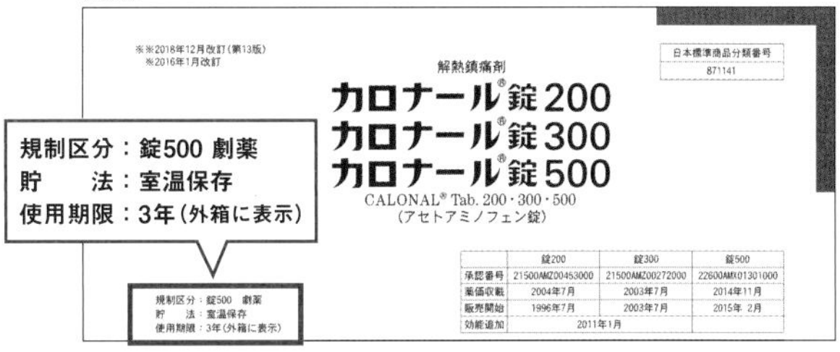

※※2018年12月改訂（第13版）
※2016年1月改訂

解熱鎮痛剤
カロナール®錠200
カロナール®錠300
カロナール®錠500
CALONAL® Tab. 200・300・500
（アセトアミノフェン錠）

日本標準商品分類番号
871141

	錠200	錠300	錠500
承認番号	21500AMZ00453000	21500AMZ00272000	22600AMX01301000
薬価収載	2004年7月	2003年7月	2014年11月
販売開始	1996年7月	2003年7月	2015年 2月
効能追加	2011年1月		

規制区分：錠500　劇薬
貯　　法：室温保存
使用期限：3年（外箱に表示）

※500mgのみ劇薬に指定されています。

カロナール錠 あゆみ製薬株式会社 2018年12月改定（第13版）より一部引用

Step2

知っておきたい基本の薬

先輩看護師からのアドバイス②

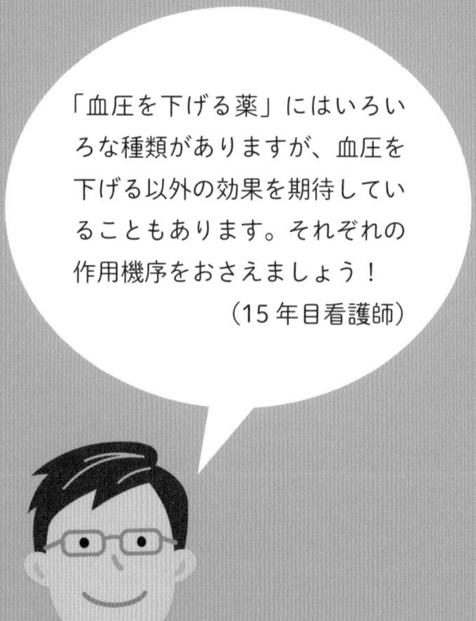
「血圧を下げる薬」にはいろいろな種類がありますが、血圧を下げる以外の効果を期待していることもあります。それぞれの作用機序をおさえましょう！
（15 年目看護師）

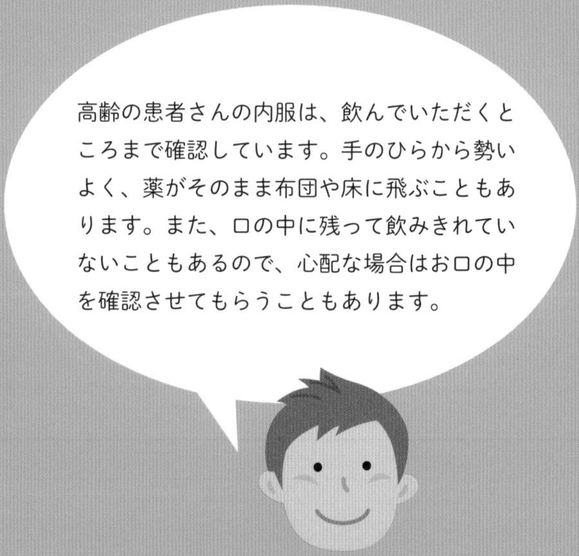
高齢の患者さんの内服は、飲んでいただくところまで確認しています。手のひらから勢いよく、薬がそのまま布団や床に飛ぶこともあります。また、口の中に残って飲みきれていないこともあるので、心配な場合はお口の中を確認させてもらうこともあります。

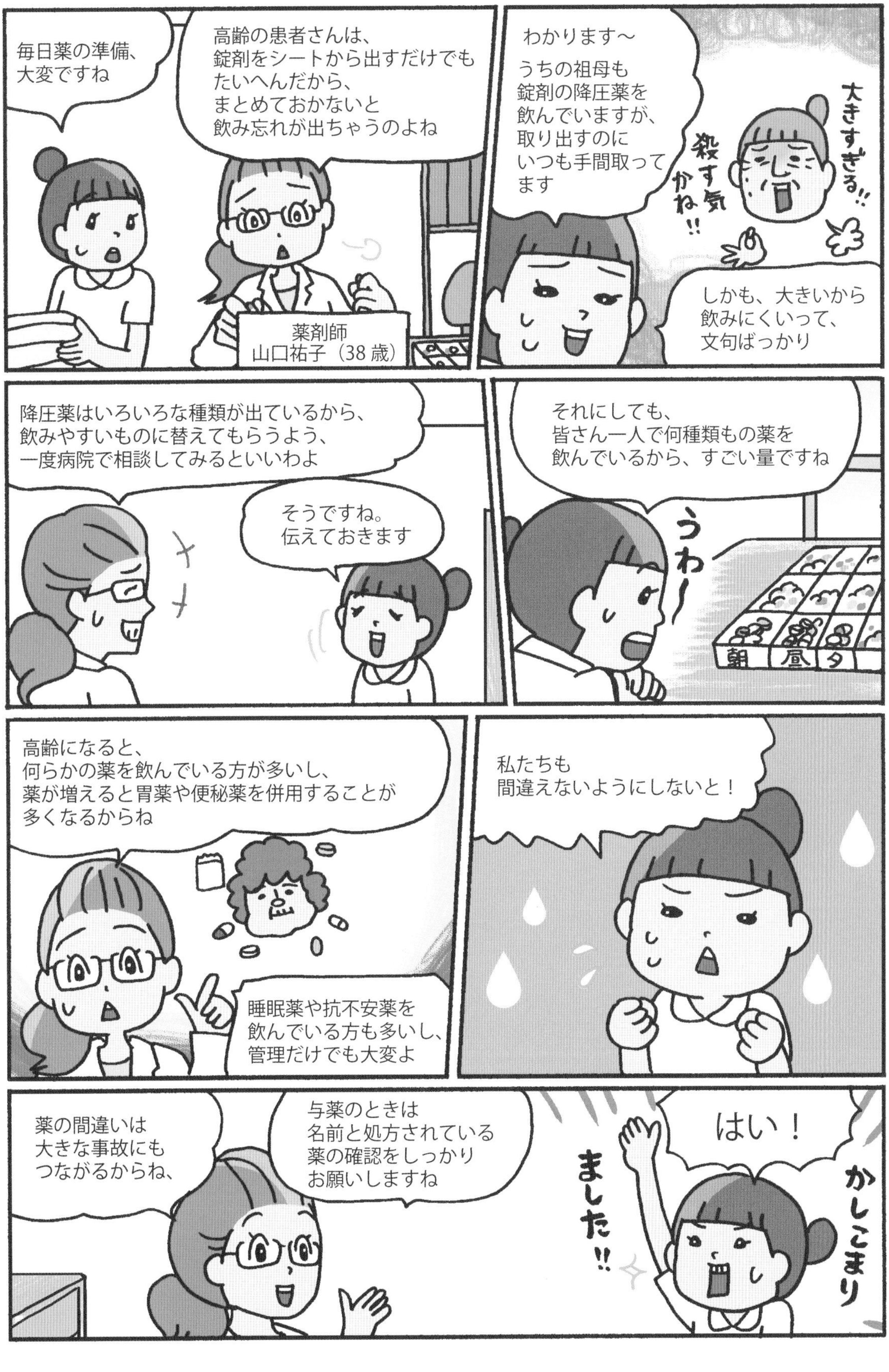
毎日薬の準備、大変ですね
高齢の患者さんは、錠剤をシートから出すだけでもたいへんだから、まとめておかないと飲み忘れが出ちゃうのよね
薬剤師 山口祐子（38歳）
わかります～ うちの祖母も錠剤の降圧薬を飲んでいますが、取り出すのにいつも手間取ってます
大きすぎる!!
殺す気かね!!
しかも、大きいから飲みにくいって、文句ばっかり
降圧薬はいろいろな種類が出ているから、飲みやすいものに替えてもらうよう、一度病院で相談してみるといいわよ
そうですね。伝えておきます
それにしても、皆さん一人で何種類もの薬を飲んでいるから、すごい量ですね
うわ～
朝
昼
夕
高齢になると、何らかの薬を飲んでいる方が多いし、薬が増えると胃薬や便秘薬を併用することが多くなるからね
睡眠薬や抗不安薬を飲んでいる方も多いし、管理だけでも大変よ
私たちも間違えないようにしないと！
薬の間違いは大きな事故にもつながるからね、
与薬のときは名前と処方されている薬の確認をしっかりお願いしますね
はい！
かしこまりました!!

高血圧治療薬

高血圧はどのような疾患か？

血圧とは、心臓から全身に送り出された血液が血管の壁を押す圧力で、心臓の収縮と拡張により発生します。血圧は心臓から押し出される血液量（**心拍出量**）と、血管が収縮して血流が妨げられる血管抵抗（**末梢血管抵抗**）により決定します（図1）。心駆出時*[1]の最も高い血圧を**収縮期血圧**、心拡張時*[2]の最も低い血圧を**拡張期血圧**といいます。

診察室血圧*[3]が収縮期血圧と拡張期血圧のどちらか一方、あるいは両方が140/90mmHg以上であれば、高血圧と診断されます（表1）。降圧目標は年齢や合併症の有無により異なりますが、2019年に改訂された日本高血圧学会の「高血圧治療ガイドライン2019（JSH2019）」では、降圧目標が引き下げられ、血圧管理の重要性が強調されています（表2）。

図1 血圧のしくみ

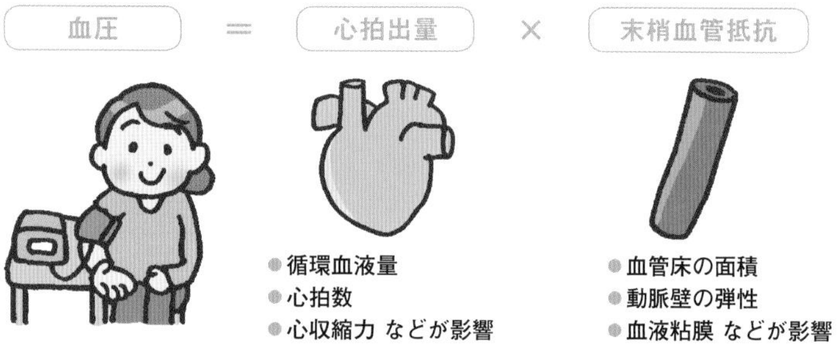

表1 成人における高血圧の分類

分類	収縮期血圧（mmHg）		拡張期血圧（mmHg）
正常血圧	＜120	かつ	＜80
正常高値血圧	120～129	かつ	＜80
高値血圧	130～139	かつ／または	80～89
Ⅰ度高血圧	140～159	かつ／または	90～99
Ⅱ度高血圧	160～179	かつ／または	100～109
Ⅱ度高血圧	≧180	かつ／または	≧110
（孤立性）収縮期高血圧	≧140	かつ	＜90

※上記は診察室血圧。家庭血圧の基準は、診察室血圧からそれぞれ5mmHgを差し引いた値となります。
※出典：日本高血圧学会「高血圧治療ガイドライン2019」

表2 降圧目標

	収縮期血圧／拡張期血圧（mmHg）
75歳未満の成人 脳血管障害患者(両側頸動脈狭窄や脳主幹動脈閉塞なし) 冠動脈疾患患者 慢性腎臓病患者（蛋白尿陽性） 糖尿病患者 抗血栓薬服用中	＜130/80
75歳以上の高齢者 脳血管障害患者（両側頸動脈狭窄や脳主幹動脈閉塞あり、または未評価） CKD患者（蛋白尿陰性）	＜140/90

※上記は診察室血圧。家庭血圧の降圧目標は、診察室血圧からそれぞれ5mmHgを差し引いた値となります。
※出典：日本高血圧学会「高血圧治療ガイドライン2019」

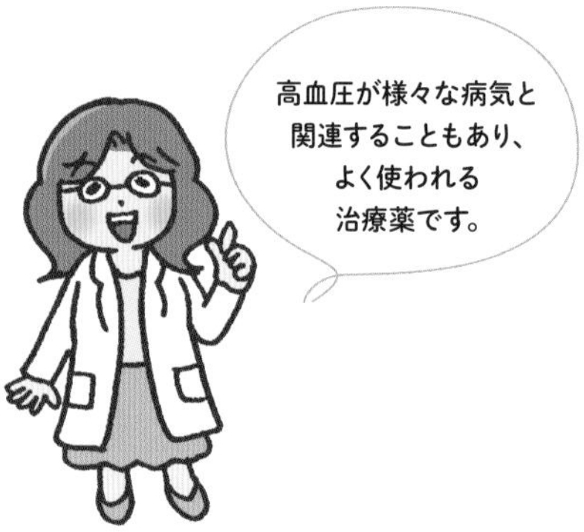

高血圧が様々な病気と関連することもあり、よく使われる治療薬です。

＊1 心駆出時：心臓が収縮して血液を送り出すとき。　＊2 心拡張時：心臓が血液を溜め込んで拡張しているとき。
＊3 診察室血圧：診察室で測った血圧。緊張などのため、平常時より高くなる場合がある。

なぜ適正な血圧コントロールが重要なのか?

高血圧は動脈硬化の進行や心負荷の増大を招くことで、脳卒中（脳梗塞、脳出血、くも膜下出血など）、心臓病（冠動脈疾患、心肥大、心不全など）、腎臓病（腎硬化症）を引き起こし、患者の生命予後にも影響します。日本における高血圧の有病率は約4,300万人と推定され、適正に血圧のコントロールが出来ているのは約1,200万人といわれています。そのため、高血圧の治療は血圧を下げることだけでなく、患者の脳血管疾患等での死亡を防ぐこと（予後改善）も目的です。

図2 代表的な高血圧の合併症

脳卒中

脳の血管がつまったり破れて出血したりすることで、脳に血液が届かなくなり、脳がダメージを受けます。

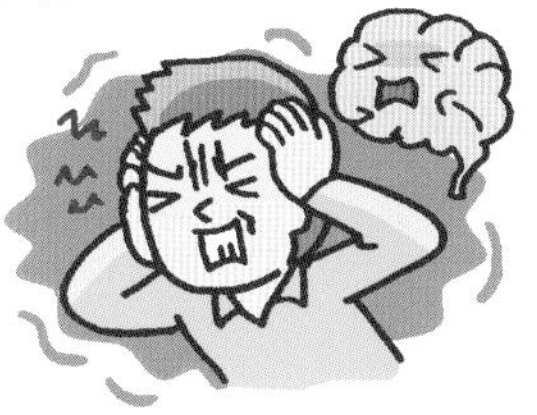

心筋梗塞

冠動脈がつまることで、心臓に血液が届かなくなり、心臓がダメージを受けます。

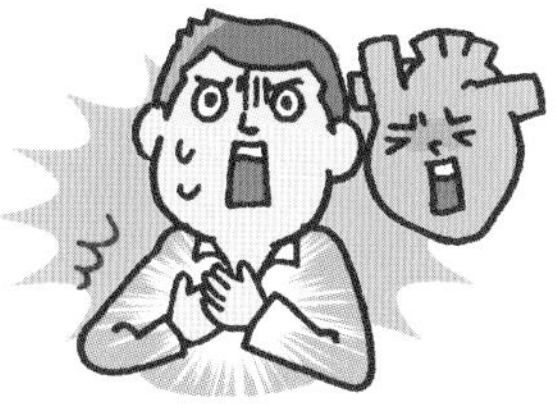

慢性腎臓病

何らかの腎障害（血尿、蛋白尿、腎機能異常など）が、3ヵ月以上続いている状態です。

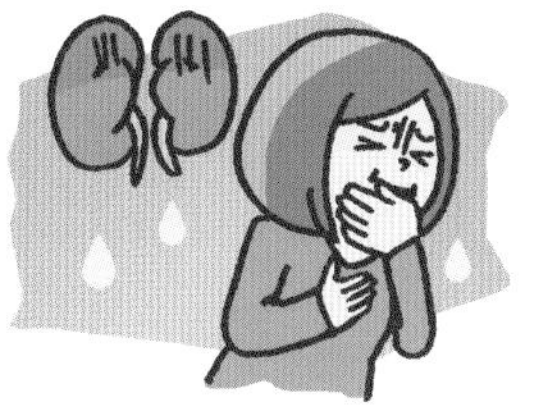

高血圧の治療

高血圧は、原因が明らかでない**本態性高血圧**と、原因が明らかな**二次性高血圧**に分けられます。日本人の高血圧の約90％が本態性高血圧で、遺伝や食塩の過剰摂取、肥満など要因は様々です。二次性高血圧の中で頻度が高いものに、腎実質性高血圧、原発性アルドステロン症、腎血管性高血圧、睡眠時無呼吸症候群などがあげられます。

高血圧の治療は、初診時の血圧レベルにより異なりますが、二次性高血圧を除外し、高血圧以外の脳心血管病の有無、臓器障害･脳心血管病の有無を検索し、生活習慣の修正を指導の上、薬物療法を検討します。

表3 生活習慣の修正

1.食塩制限	6g/日未満
2.食事パターン	野菜･果物の積極的摂取※ 飽和脂肪酸、コレステロールの摂取を控える 多価不飽和脂肪酸、低脂肪乳製品の積極的摂取
3.適正体重	BMI＝体重［kg］÷（身長［m］×身長［m］）が25未満
4.運動療法	軽強度の有酸素運動毎日30分、 または180分/週以上
5.節酒	エタノールとして男性20～30mL/日以下、 女性10～20mL/日以下に制限
6.禁煙	—

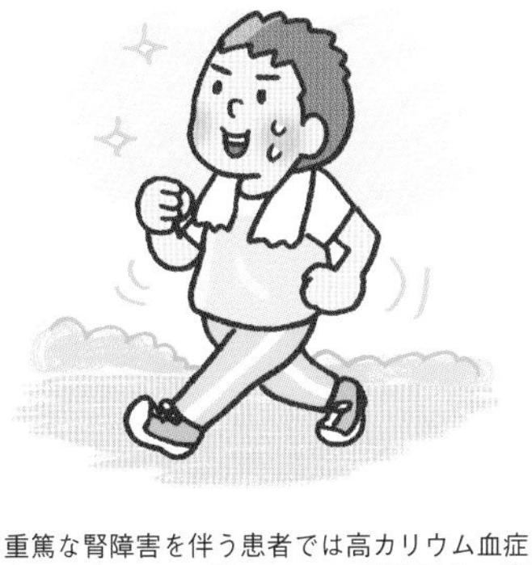

※重篤な腎障害を伴う患者では高カリウム血症をきたすリスクがあるので、野菜･果物の積極的摂取は推奨されません。また、糖分の多い果物の過剰な摂取は、肥満者や糖尿病などのエネルギー制限が必要な患者では勧められません。

※出典：日本高血圧学会「高血圧治療ガイドライン2019」

高血圧治療薬の種類

高血圧治療薬（**降圧薬**）は、大きく分けると、血管を広げるものと血流量を減らすものとがあります。さらに作用部位や機序により、10種類に分類することができます（表4）。

ここでは、第1選択薬として使用される**カルシウム拮抗薬**、**アンギオテンシンⅡ受容体拮抗薬**（ARB）、**アンギオテンシン変換酵素阻害薬**（ACE阻害薬）、**利尿薬**について解説します。

表4　高血圧治療薬（降圧薬）の種類と作用機序

作用	種類	作用機序	作用部位
血管を広げる	❶カルシウム（Ca）拮抗薬	血管の平滑筋収縮に必要なカルシウムが細胞内に流入するのを阻害する	血管 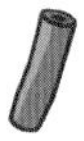
	❷アンギオテンシンⅡ受容体拮抗薬（ARB）	血管にあるアンギオテンシンⅡ（AⅡ）受容体に結合し、血圧上昇作用のあるアンギオテンシンがAⅡ受容体に結合するのを拮抗する	
	❸アンギオテンシン変換酵素阻害薬（ACE阻害薬）	アンギオテンシンⅠをアンギオテンシンⅡに変える酵素（ACE）の働きを阻害する	
	❹直接レニン阻害薬	腎臓のレニン活性部位に直接結合する	腎臓 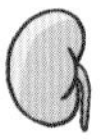
	❺α_1遮断薬	交感神経末端のα_1受容体を選択的に遮断して、血管を拡張させる	心臓 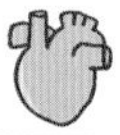
	❻その他　ヒドララジン	直接、血管平滑筋に作用して血管を拡張させる	血管 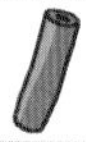
血流量を減少させる	❼利尿薬	腎尿細管でのNa、水の再吸収を抑制して、循環血液量を減少させる	腎臓 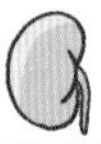
	❽β遮断薬	心臓におけるβ受容体遮断作用により、心拍数と心収縮力を減少させる。α_1遮断作用を併せもつ$\alpha\beta$遮断薬もある	心臓 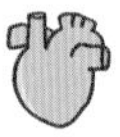
	❾ミネラルコルチコイド受容体拮抗薬	腎臓のアルドステロン受容体を阻害し、Na再吸収を抑制して利尿効果を示す	腎臓 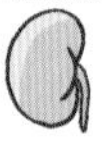
	❿中枢性交感神経抑制薬	視床下部の血管運動中枢を抑制することで、血圧を低下させる	脳 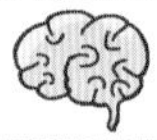

血管を広げて血圧を下げる薬

» カルシウム（Ca）拮抗薬

Ca拮抗薬は、血管平滑筋にあるCaチャネル[*1]に結合し、Caイオンの細胞内への流入を抑えることで、平滑筋を弛緩させて血管を広げ、末梢血管抵抗を下げて血圧降下作用を示します（図3）。降圧効果が強く、内服薬と注射薬が市販されており、臨床で広く使用されています。

Ca拮抗薬は主にジヒドロピリジン系と非ジヒドロピリジン系があり、主に前者が用いられます。初期治療から臓器障害合併症症例、高齢者でも使用され、特に脳血管障害慢性期、左室肥大、狭心症への使用が推奨されています。内服薬の場合は長時間作用が持続するため、多くの場合1日1回内服します。

表5　主な内服Ca拮抗薬

ジヒドロピリジン系
- アムロジピンベシル酸塩（アムロジン錠、ノルバスク錠）
- ニフェジピン（アダラートカプセル、アダラートCR錠、アダラートL錠）
- シルジニピン（アテレック錠）
- アゼルニジピン（カルブロック錠）
- ベニジピン塩酸塩（コニール錠）

非ジヒドロピリジン系
- ジルチアゼム（ヘルベッサー錠、ヘルベッサーRカプセル）

※カッコ内は主な商品名

＊1　Caチャネル：カルシウム受容体

図3 Ca拮抗薬の作用機序

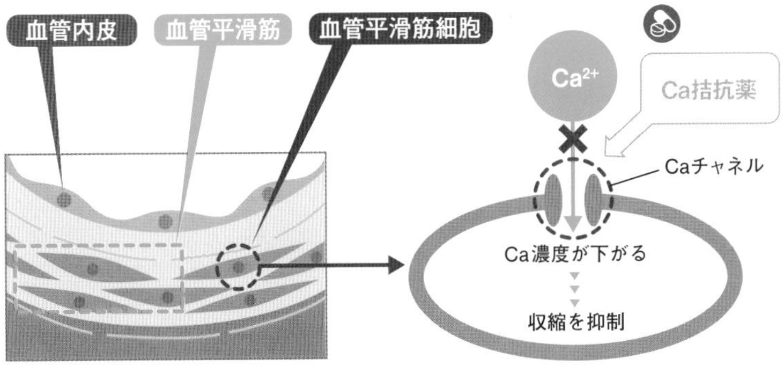

血管平滑筋へのカルシウムイオン（Ca^{2+}）の流入を阻害することにより、血管平滑筋を弛緩（収縮を抑制）させ、末梢血管抵抗を減少させます。

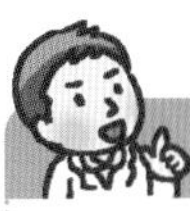

薬剤師が教える +αの知識

Ca拮抗薬を飲んでいるとき なぜグレープフルーツに注意するの？

Ca拮抗薬は、主に小腸や肝臓のCYP3A4という代謝酵素で代謝され、血液中に移行して効果を示します。グレープフルーツに含まれる成分（フラノクマリン類）は小腸でCYP3A4の代謝を阻害するため、血中のCa拮抗薬の濃度が上昇。効きすぎてしまい、血圧が下がりすぎてしまうことがあるので注意が必要です。

» アンギオテンシンⅡ受容体拮抗薬（ARB）

アンギオテンシンⅡ受容体拮抗薬（ARB）は、強力な血圧上昇の原因となるアンギオテンシンⅡがアンギオテンシンⅡ受容体に結合するのを防ぐことにより、降圧効果を示します。日本ではCa拮抗薬に次いで使用されている降圧薬で、単独もしくはCa拮抗薬、利尿薬と併用されます。

臓器保護作用も認められており、心、腎、脳の臓器合併症や糖尿病などを有する症例に推奨されています。妊婦や授乳婦への使用は禁忌です。また、手術中の血圧低下、腎機能低下を引き起こす可能性があるので、「手術前24時間は投与しないことが望ましい」と添付文書に記載されています。

表6 主なアンギオテンシンⅡ受容体拮抗薬

- ロサルタンカリウン（ニューロタン錠）
- カンデサルタンシレキセチル（ブロプレス錠）
- バルサルタン（ディオバン錠）
- テルミサルタン（ミカルディス錠）
- オルメサルタン メドキソミル（オルメテック錠）
- イルベサルタン（アバプロ錠、イルベタン錠）
- アジルサルタン（アジルバ錠）

※カッコ内は主な商品名

» アンギオテンシン変換酵素阻害薬（ACE阻害薬）

強力に血圧を上昇させるレニン・アンギオテンシン（RA）系の働きを抑制するとともに、降圧系のブラジキニン*2などの作用を増強させます。単独もしくはCa拮抗薬、利尿薬と併用されますが、ARBとは作用機序が類似しているため併用しません。

ARBと同様、心、腎、脳の臓器合併症や糖尿病などを有する症例に推奨されています。妊婦や授乳婦への使用は禁忌です。

表7 主なアンギオテンシン変換酵素阻害薬

- エナラプリルマレイン酸塩（レニベース錠）
- イミダプリル塩酸塩（タナトリル錠）
- テモカプリル（エースコール錠）
- カプトプリル（カプトリル錠）

※カッコ内は主な商品名

＊2 ブラジキニン：血管拡張、血圧降下などの作用をもち、炎症や痛みの発生にも関わる。P.46図4参照。

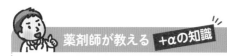

薬剤師が教える +αの知識

なぜACE阻害薬は空咳の副作用があるの？

レニン・アンギオテンシン（RA）系とは、身体の中にある「血圧を調節するホルモン系のシステム」です。血圧や血液量が低下すると腎臓でそれを感知して、レニンと呼ばれる酵素を分泌します。その結果、強力な血管収縮作用とともに血圧を上げるホルモンであるアルドステロンの分泌を促進するアンギオテンシンⅡが増加し、血圧が上昇します。

ACE阻害薬は、アンギオテンシンⅠをアンギオテンシンⅡに変換する酵素を阻害すると同時に、血圧を下げる作用を持つブラジキニンの分解を抑制します。これによって起こるブラジキニン蓄積が、空咳の原因です。

日本人やアジア人には、欧米人に比べて多い副作用といわれています。

図4 レニン・アンギオテンシン系の作用機序

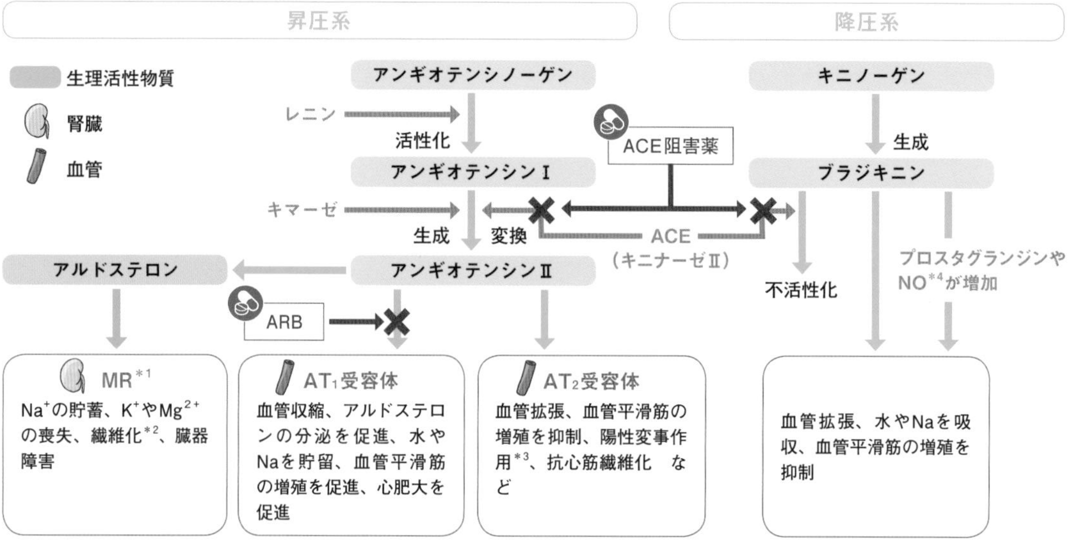

血流量を減少させて血圧を下げる薬

» 利尿薬

利尿薬は、腎臓のネフロンの尿細管や集合管に作用し、体内のNaと水分の排泄（利尿）を促進し、体液量（血液量）を減らすことによって血圧降下作用を示します。利尿薬は作用機序や目的により7種類に分類することができ、内服薬、注射薬があります（表9・図5）。

高血圧治療に使用されるのは、主に**サイアザイド系利尿薬、ループ利尿薬**です。利尿薬は減塩が困難な高血圧や、浮腫を有するなど体液過剰を合併した高血圧あるいは治療抵抗性高血圧に対して有用で、心不全予防効果もあるといわれています。サイアザイド系利尿薬は低カリウム血症や低マグネシウム血症などの電解質異常、耐糖能低下、高尿酸血症などの代謝に影響があるため、少量を使用するほか、腎機能低下時は効果が期待できないため使用しません。ループ利尿薬では、低カルシウム血症や低マグネシウム血症に注意が必要です。

表8 高血圧に使用する主な利尿薬

サイアザイド系利尿薬
- トリメクロチアジド（フルイトラン錠）
- ヒドロクロロチアジド（ヒドロクロロチアジド錠）

ループ利尿薬
- フロセミド（ラシックス錠）

※カッコ内は主な商品名

＊1 MR：ミネラルコルチコイド受容体。
＊2 繊維化：内臓などの結合組織とよばれる部分が異常に増殖し、硬化する現象。
＊3 陽性変事作用：心拍数を上げる作用。
＊4 NO：一酸化窒素。

表9 利尿薬の種類と作用機序

種類	作用機序	主な適応疾患	薬（代表的な商品名）
❶ループ利尿薬	ヘンレ係蹄上行脚でNa^+とK^+の再吸収を抑制する	高血圧、心不全、ネフローゼ症候群　など	フロセミド（ラシックス）、トラセミド（ルプラック）
❷サイアザイド系利尿薬	遠位尿細管に作用して、Na^+、Cl^-の再吸収を抑制する	高血圧、心不全、ネフローゼ症候群	トリクロメチアジド（フルイトラン）、ヒドロクロロチアジド（ヒドロクロロチアジド）
❸カリウム保持性利尿薬	集合管に作用し、Na再吸収の阻害と同時にKの排泄を低下させる	ネフローゼ症候群、肝機能低下における浮腫軽減　など	スピロノラクド（アルダクトンA）、カンレノ酸カリウム（ソルダクトン）、エプレレノン（セララ）
❹バソプレシン受容体拮抗薬	集合管のバソプレシン受容体を阻害し、水の再吸収を阻害する	心不全、肝機能低下における浮腫軽減	トルバプタン（サムスカ）
❺炭酸脱水素酵素阻害薬	近位尿細管でNa再吸収を阻害する。利尿作用はあるが、一般的に利尿薬としては使用されない	緑内障、呼吸性アシドーシス、メニエール症候群	アセタゾラミド（ダイアモックス）
❻浸透圧性利尿薬	糸球体でろ過されても再吸収されず、尿細管内の浸透圧が増加し、利尿作用を示す	頭蓋内圧亢進・浮腫の治療	イソソルビド（イソバイド）、ソルビトール（マンニトール）、濃厚グリセリン（グリセオール）
❼心房性ナトリウム利尿ペプチド（ANP）	集合管にあるANP受容体に結合して、Naと水の再吸収を抑制する	心不全	カルペリチド（ハンプ）

図5 利尿薬の作用機序

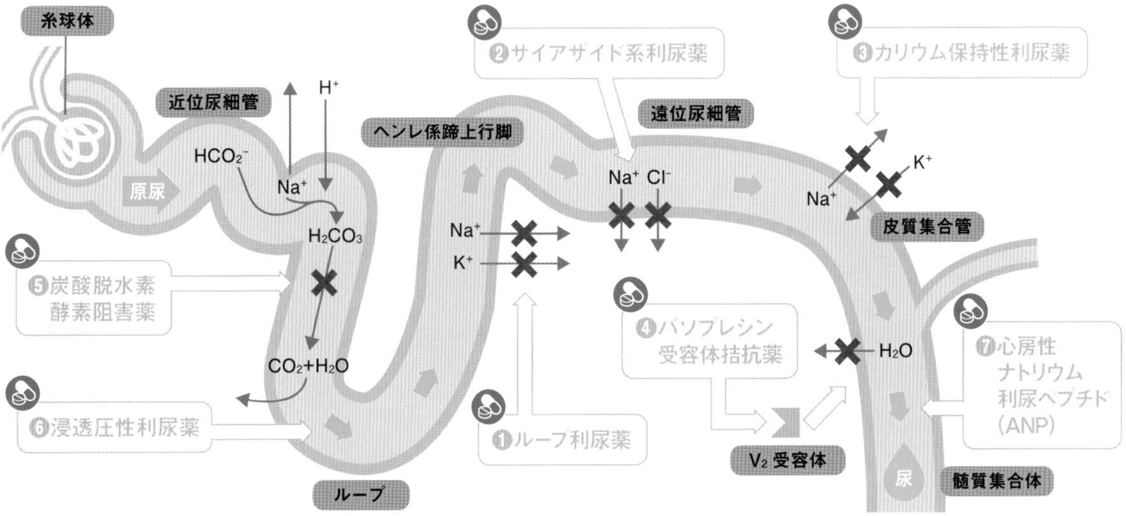

観察・ケアのポイント

降圧効果が高いCa拮抗薬や降圧薬を複数内服している場合は、血圧低下によるめまいやふらつき、立ちくらみ、頭痛、転倒に注意が必要です。また、利尿薬を併用している場合には、電解質のチェックもポイントとなります。特にカリウム保持性利尿薬を併用している場合は、高カリウム血症に注意が必要です。利尿薬の服用により、通勤時や夜間の頻尿で不要な不安やQOL低下につながる場合、患者の生活にあった用法の工夫について、医師や薬剤師に相談していきましょう。

高血圧の治療には血圧を下げることだけでなく、心血管疾患、腎疾患を防ぐ目的もあります。継続して内服するよう、患者さんを支援することも重要です。

〈参考〉日本高血圧学会「高血圧治療ガイドライン2019」

昇圧薬

血圧低下と昇圧薬

» 昇圧薬が必要な理由

血圧は、循環動態を表す指標の1つです。血圧が低いということは、心臓のポンプ機能が何らかの原因で低下している、もしくは出血などにより血管内の血液量が不足し、全身に十分な酸素や栄養が送れない状態になっていることを表します。このような状態が続くと臓器は深刻なダメージを受けるため、治療が必要になります。

» 血圧を上げるためには？

血圧は、心拍出量[*1]と末梢血管の抵抗により決定します。そのため、血圧を上げるためには心臓のポンプ機能を強くする、もしくは末梢の血管を収縮させることが必要になります。

図1　血圧上昇のしくみ

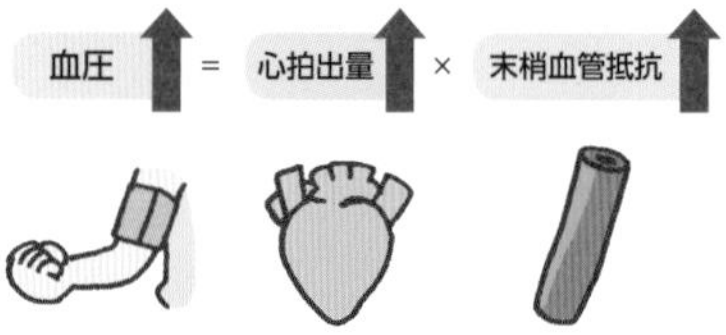

» 血圧を上げる薬

主にカテコールアミン（副腎の髄質から分泌されるホルモン）受容体に作用する薬が使用されます。カテコールアミン受容体にはいくつかの種類（α_1、β_1、β_2など）があり、血圧を上げるために使用しても結合部位によって生理作用が変わってきます。

表1　主な昇圧薬とその保険適用

一般名（代表的な商品名）	適応症
アドレナリン（ボスミン） 略語：Ad	・下記疾患に基づく気管支痙攣の緩解 気管支喘息、百日咳 ・各種疾患もしくは状態に伴う急性低血圧又はショック時の補助治療 ・心停止の補助治療 ・局所麻酔薬の作用延長 ・手術時の局所出血の予防と治療 ・虹彩毛様体炎時における虹彩癒着の防止
ドーパミン（イノバン） 略語：DOA	・急性循環不全（心原性ショック、出血性ショック） ・下記のような急性循環不全状態に使用する ①無尿、乏尿や利尿剤で利尿が得られない場合 ②脈拍数の増加した状態 ③他の強心・昇圧剤により副作用が認められたり、好ましい反応が得られない状態
ドブタミン （ドブトレックス） 略語：DOB	・急性循環不全における心収縮力増強
ノルアドレナリン （ノルアドリナリン）	・各種疾患もしくは状態に伴う急性低血圧又はショック時の補助治療（心筋梗塞によるショック、敗血症によるショック、アナフィラキシー性ショック、循環血液量低下を伴う急性低血圧ないしショック、全身麻酔時の急性低血圧など）
エフェドリン	・下記疾患に伴う咳嗽 気管支喘息、喘息性（様）気管支炎、感冒、急性気管支炎、慢性気管支炎、肺結核、上気道炎（咽喉頭炎、鼻カタル） ・鼻粘膜の充血・腫脹 ・麻酔時の血圧降下
フェニレフリン （ネオシネジン）	・各種疾患もしくは状態に伴う急性低血圧又はショック時の補助治療 ・発作性上室頻拍 ・局所麻酔時の作用延長
バソプレシン （ピトレシン） ※日本では昇圧薬としての保険適用は取得されていない	・下垂体性尿崩症 ・下垂体性又は腎性尿崩症の鑑別診断 ・腸内ガスの除去 ・食道静脈瘤出血の緊急処置

図2　主なカテコールアミン受容体の種類とその生理作用

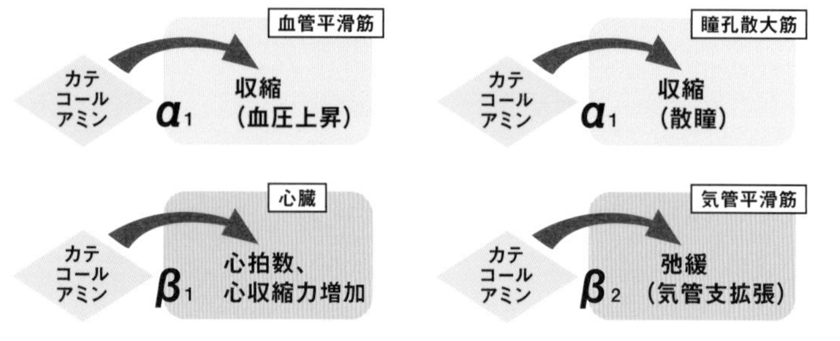

＊1　心拍出量：心臓によって単位時間当たりに送り出される血液量。

シーン別 薬の使い方の実際とモニタリングポイント

» 心肺蘇生時（アドレナリン）

最強の強心薬、**アドレナリン**が用いられます。

〈用法〉
1mgを3～5分間隔で繰り返し静脈内投与。
〈モニタリングポイント〉
①正しい薬剤かチェック→ノルアドレナリンとの混同に注意。
②心電図をチェック→波形によって開始するタイミングが異なる。

» 敗血性ショック（ノルアドレナリン）

敗血症性ショックでは、炎症サイトカインの産生により血管透過性が亢進します。それに続いて血管が拡張し血圧低下が起こるため、主に血管収縮作用のある**ノルアドレナリン**が使用されます。また、**バソプレシン**が使用されることもあります（保険適用外）。

〈用法〉
生理食塩水等で希釈した溶液を0.05γから開始し、持続点滴静注。
〈モニタリングポイント〉
①正しい薬かチェック→アドレナリンとの混同に注意。
②投与経路をチェック→可能な限り中心静脈から投与し、末梢静脈から投与する場合は静脈炎に注意する。
③単独ルートかチェック→側管からほかの点滴を急速静注すると、ルート内のノルアドレナリンが押されて循環動態に変動をきたす恐れがあり、注意が必要。
④薬を交換するときは慎重にバイタルをチェック→重症患者では、交換時の短時間の中断でもバイタルの変動をきたす恐れがあるため、「ダブルチェンジ」*2で薬を交換することもある。
⑤心電図をチェック→心停止、心室頻拍、心室細動が現れることがある。

» 敗血性ショック（バソプレシン）

十分な輸液とノルアドレナリン投与によっても昇圧効果が不十分な敗血症性ショックに対して、**バソプレシン**が追加で用いられます。

〈用法〉
生理食塩水等で希釈し、0.03 単位/min を持続点滴静注。
〈モニタリングポイント〉
腎機能、尿の性状、CKをチェック→筋肉痛、脱力感、CK（CPK）の上昇、血中及び尿中ミオグロビン上昇を特徴とし、急激な腎機能悪化を伴う横紋筋融解症が現れることがある。

» アナフィラキシーショック（アドレナリン）

アナフィラキシーではヒスタミン遊離による血管拡張や粘膜浮腫が出現し、血圧低下や呼吸困難などを引き起こします。そのため強力な血管収縮作用とβ_2受容体刺激による気管支拡張作用を持つ**アドレナリン**が用いられます。

〈用法〉
0.3mg（小児では体重kg当たり0.01mg）を筋注。
〈モニタリングポイント〉
①投与経路をチェック→静脈内投与ではなく、筋肉内注射。
②心電図をチェック→不整脈や頻脈出現に注意。
③神経症状をチェック→頭痛やめまいに注意。

» 心不全（ドブタミン）

心不全では心臓の収縮力が低下するとともに、末梢の血管が収縮しています。そのため、心筋の収縮力を増大させ、末梢の血管を拡張させる作用もある**ドブタミン**が使用されます。

〈用法〉
ドブタミンを1～20γの間で持続点滴静注。
〈モニタリングポイント〉
敗血性ショック（ノルアドレナリン）の②～⑤に同じ。

» 手術時の血圧低下（フェニレフリン）

エフェドリンは麻酔時の血圧降下に保険適用があります。また**フェニレフリン**はα_1受容体のみに作用するため、心悸亢進の副作用が起こりにくく、心疾患のある患者や高齢者に対して使用しやすい薬とされています。

〈用法〉
フェニレフリンのアンプル1mgを生理食塩水等で約10㎖になるように希釈し、1～2㎖ずつ静脈内投与。
〈モニタリングポイント〉
心電図をチェック→既往に心室頻拍があると症状出現の恐れがある。

*2 ダブルチェンジ：シリンジポンプ2台を使用し、片方の流速を下げつつ、もう片方の流速を上げる方法。

利尿薬

尿ができるまでと利尿薬の種類

尿は、腎臓で血液から老廃物や毒素をろ過されてつくられます。輸入細動脈を経て糸球体に入った血液は、ろ過されて原尿になります。ろ過されなかった血液は、輸出細動脈から出ていきます。原尿は1日150ℓほど産生されますが、尿細管で再吸収と再分泌を受け、最終的に尿として排泄されるのは1日1.5ℓ程度になります（図1）。

利尿薬とは尿の排泄を促す薬のことです。利尿薬の作用機序、種類はP.46～47を参考にしてください。本項では利尿薬の使い方とモニタリングポイントについて紹介します。

図1　尿ができるまで

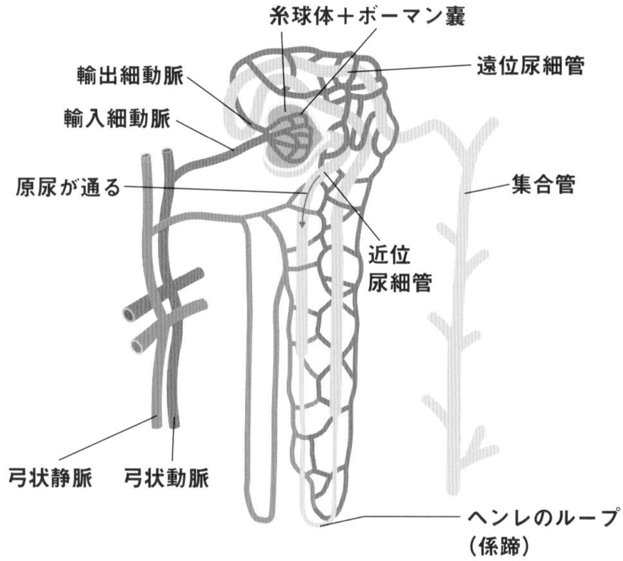

シーン別　薬の使い方の実際とモニタリングポイント

一般的に、利尿薬では尿量・体重・電解質のモニタリングを行います。また、利尿に伴い血圧低下や脱水をきたすこともあるため、バイタルや腎機能の確認も重要になります。

» 腎不全

フロセミド（ラシックス）

〈用法〉
フロセミド注(100mg/10mℓ)　1時間あたり1mℓで持続点滴静注。
〈モニタリングポイント〉
①血清カリウム値：利尿に伴い低カリウム血症を引き起こすことがあり、しびれや脱力感が現れることがある。
②高尿酸血症：尿酸値の上昇を引き起こすことがある。
③聴覚：難聴を引き起こすことがある。

» 心不全

カルペリチド（ハンプ）

〈用法〉
ハンプ注0.1γを持続点滴し、0.2γまで増量可能。患者の状態により0.0125γの少量から開始。
〈モニタリングポイント〉
①溶解液：添付文書上、注射用水5㎖で溶解してから生食や５％ブドウ糖液で希釈することとされているが、５％ブドウ糖液での直接溶解も可能。
②血圧：血管拡張作用があるため、血圧低下を引き起こすことがある。

トルバプタン（サムスカ）

〈用法〉
サムスカ錠7.5mg　1日1回朝食後　1回1錠。
〈モニタリングポイント〉
①血清ナトリウム値：水分のみを排泄するため、高ナトリウム血症を引き起こすことがある。特に高齢者は注意し、口渇等などの症状がないかモニタリングする必要がある。
②肝機能：肝機能障害を引き起こすことがある。倦怠感やASTなどのトランスアミナーゼ[*1]をチェックする。

» 肝不全による腹水貯留

スピロノラクトン（アルダクトン）

肝硬変などの肝不全ではアンモニアの分解ができず、肝性脳症[*2]を引き起こすことがあります。また、低カリウム血症があるとアンモニアの生成が促進されて症状の増悪を招くため、肝不全に合併した腹水には通常、**カリウム保持性利尿薬**が第1選択として用いられます。

カリウム保持性利尿薬で効果が不十分な場合は、**フロセミド**や**トルバプタン**が併用されます。また腹水貯留時は、水分を血管内に引き寄せる目的で**25%アルブミン製剤**を使用することもあります。

〈用法〉
アルダクトン錠25mg　1日1回　朝食後　1回2錠。
〈モニタリングポイント〉
①血清カリウム値：高カリウム血症を引き起こすことがある。高カリウム血症は不整脈などの重篤な症状を引き起こすため注意が必要。
②胸の張り（男性）：スピロノラクトンは男性ホルモン受容体にも拮抗的に作用するため、女性化乳房を引き起こすことがある。同効薬のエプレレノンはこの副作用が発現しない。

» くも膜下出血による頭蓋内圧亢進

濃厚グリセリン液（グリセオール）

〈用法〉
グリセオール200mL　1日3回
1回200㎖　1時間かけて点滴静注。
〈モニタリングポイント〉
①血清ナトリウム値：200mLあたり1.8gの食塩が添加されているため、高Na血症を引き起こすことがある。
②血糖値：糖尿病患者では血糖の上昇を引き起こす可能性があり、注意が必要。

» 緑内障

アセタゾラミド（ダイアモックス）

房水の産生を抑制する作用があるため、緑内障の治療に用いられます。

〈用法〉
ダイアモックス錠250mg
1日2回　朝夕食後　1回2錠。
〈モニタリングポイント〉
知覚異常：手足等にしびれを引き起こす。

図2　緑内障のメカニズム

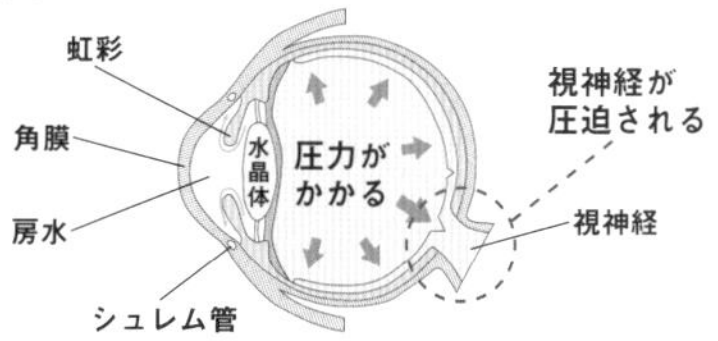
虹彩
角膜
房水
シュレム管
水晶体
圧力がかかる
視神経が圧迫される
視神経

» ほかの薬の副作用

サイアザイド系利尿薬

薬剤性光線過敏症を引き起こすことがあります。光線過敏症とは日光にあたった皮膚が炎症を起こす病気です。サイアザイド系の配合薬もありますので、注意が必要です。

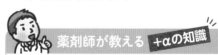

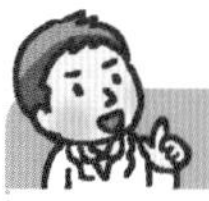

薬剤師が教える +αの知識

25%と5%、2つのアルブミン製剤の違い

25%製剤50㎖と５%製剤250㎖は、どちらも12.5gのアルブミンを含有し、それは成人の1日のアルブミン産生量に相当します。25%アルブミン50㎖は循環血漿量の250㎖に相当し、血管外の水分を血管内に引き寄せる力があるため、浮腫や腹水の改善目的で使用されます。

一方で、５%製剤は等張アルブミンとも呼ばれ、濃度が血漿中のアルブミンと等しいために循環血漿容量を増やす目的で使用されます。

*1　トランスアミナーゼ：肝臓でアミノ酸の代謝に関わる働きをする、AST(GOT)、ALT(GPT)、γ-GTP 酵素のこと。
*2　肝性脳症：肝臓で除去されるはずの有害物質が血液中に蓄積して脳に達し、脳機能が低下して意識障害を起こす疾患。

不整脈治療薬

心臓の働きと心電図

心臓は１日約10万回、拍動を繰り返して全身に血液を送り出すポンプの働きをしています。拍動とは、電気的な興奮によって心臓の筋肉（心筋）が収縮し、興奮がさめると拡張する、収縮と拡張を繰り返すことです。心臓は、刺激伝導系（特殊心筋）と固有心筋から構成されています。電気的興奮は、右心房にある洞結節から自動的に発生し、右心房から左心房に伝わって心房全体が興奮して収縮が起こります。さらに、心房の興奮は房室結節からヒス束を介して心室に伝わり心室の興奮を起こしますが、そのときには心房の興奮はさめる過程に入っています。これを「刺激伝導系」と呼びます（図1）。

心臓の筋肉の電気的な変化の波を心電計という機器を使って記録したものが心電図です。心電図のＰ波は心房の興奮、QRS波は心室の興奮、Ｔ波は心室の興奮の消退を表します（図2）。

図1　心臓の収縮の流れ

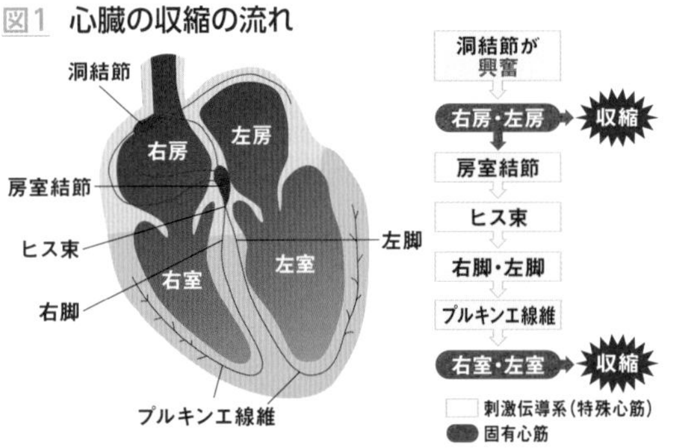

図2　心電図の興奮と心電図波形

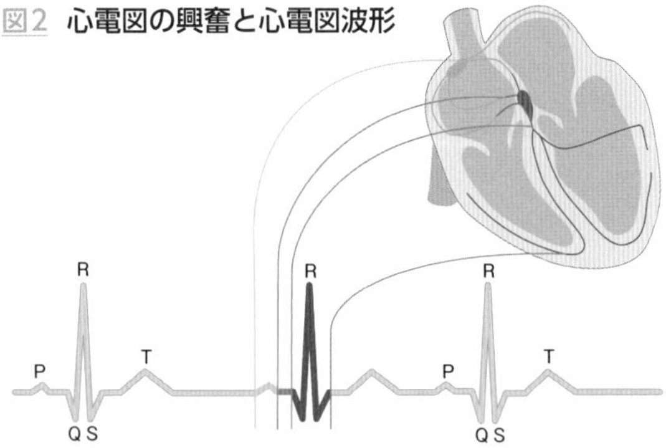

不整脈とは

心臓は規則的なリズムで1分間におよそ50〜100回拍動することで、肺から送られてきた血液を全身へ送り、体に必要な酸素や栄養素を運んだあと、二酸化炭素や老廃物を回収しています。不整脈とは、脈が正常より速くなる（100回/分以上）、あるいは正常より遅くなる（50回/分以下）もので、前者を「頻脈性不整脈」、後者を「徐脈性不整脈」といいます。なお、「不整脈」は病気の名前ではなく、あくまで病態の総称です。表1に不整脈の分類を示します。

表1　不整脈の分類

	上室性（心房性）	心室性
頻脈性不整脈 （>100回／分） 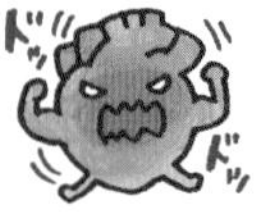 	・洞頻脈 ・心房期外収縮（APC） ・心房頻拍（AT） ・発作性上室頻拍（PSVT） ・心房粗動（AFL） ・心房細動（AF）※	・心室期外収縮（VPC） ・心室頻拍（VT） ・心室細動（VF）
徐脈性不整脈 （<50回／分） 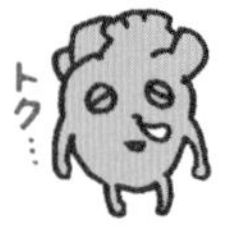 	・房室ブロック ─ 1度房室ブロック 　　2度房室ブロック ─ Wenckebach（ウェンケバッハ）型 / Mobitz（モビッツ）Ⅱ型 　　3度房室ブロック ・洞不全症候群 ─ Ⅰ群　洞徐脈 　　Ⅱ群　洞房ブロックor洞停止 　　Ⅲ群　徐脈頻脈症候群	

※徐脈性もある

不整脈の治療

不整脈の種類や症状の有無、程度によって異なりますが、心臓のポンプ機能や症状の改善、突然死の予防を目的に治療を行います。治療は、薬による「薬物療法」と「非薬物療法」の2つに大きく分けられ、これらの治療法が単独で行われる場合もあれば、併用されることもあります。

また、近年は根治を目的とした治療として、カテーテルアブレーション*1も行われています。

» 薬物療法

頻脈性不整脈に対しては、主に不整脈治療薬（以下、抗不整脈薬）で治療を行います。徐脈についてはペースメーカーが第1選択ですが、症状が軽い場合には薬物療法が行われることもあります。薬も内服薬、注射薬、貼付薬といろいろな剤形があります。

» 非薬物療法

ペースメーカーや植込み型除細動器（ICD）などの医療機器を体内に植込むデバイス治療、主に頻脈の治療で用いられるカテーテルアブレーション、外科的心臓手術などがあります。

抗不整脈薬の作用機序

抗不整脈薬は、イオンチャネル（細胞膜にあってイオンを通過させ、心臓の電気現象をつくり出すタンパク質）と、イオン電流（イオンチャネルをイオンが通ることにより発生する）を標的とします。心筋細胞の興奮を表す電気活動を、「**活動電位**」と呼びます。心臓で主に活動電位の形成にかかわるイオン電流には、内向き電流のナトリウムイオン（Na^+）電流・カルシウムイオン（Ca^{2+}）電流と外向き電流のカリウムイオン（K^+）電流があります。

図3 イオンチャネル

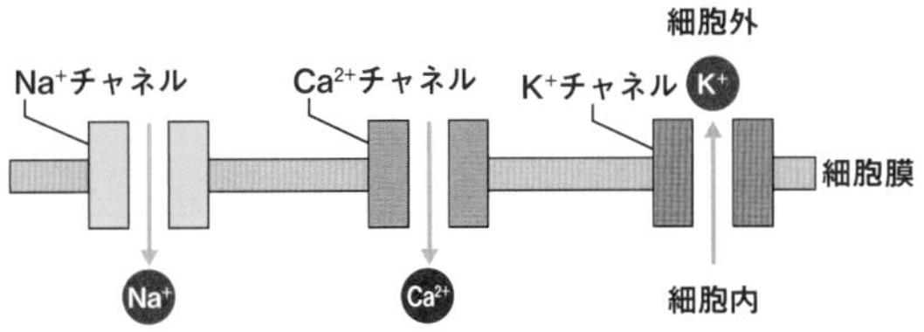

固有心筋は、電気的刺激の発生に伴って心筋細胞内外のイオン濃度が変化し、収縮・弛緩を繰り返します。固有心筋はNa^+流入により脱分極（細胞内がプラス）して収縮します。また、K^+流出によって再分極（細胞内がマイナス）して、Kチャネルを遮断することで不応期*2が延長します。そのため、固有心筋の異常による不整脈に対しては、Naチャネル遮断薬およびKチャネル遮断薬が有効となります。

洞結節、房室結節は、Ca^{2+}流入により脱分極し、その電気的刺激が固有心筋に伝わることで心収縮が起こります。また、洞結節の自動能*3および房室結節での興奮伝導は、交感神経刺激によって亢進（心拍数上昇）、副交感神経刺激によって抑制（心拍数低下）します。そのため、洞結節・房室結節が関与する不整脈にはCaチャネル遮断薬や交感神経を抑制するβ遮断薬、副交感神経感受性亢進作用のあるジギタリス製剤が有効です。

＊1　カテーテルアブレーション：カテーテルという細い電線を静脈から心臓内まで進め、カテーテル先端からの電流によって心臓の一部を焼灼し、心筋の興奮を抑える治療法。
＊2　不応期：心臓の電気信号に反応しない時間。
＊3　自動能：電気刺激が自動的に発生すること。

抗不整脈薬の種類

一般に頻脈性不整脈の治療には、抗不整脈薬を使用します。内服薬、注射薬、貼付薬があり、緊急時は注射薬、症状の長期コントロールには内服薬や貼付薬が用いられます。徐脈性不整脈には、絶対適応があればペースメーカーによる治療が望ましいため、薬物療法はペースメーカーによる治療ができない場合やペースメーカー植込みまでの一時的な使用に限られます。

抗不整脈薬の分類には、Vaughan Williams（ヴォーン・ウィリアムズ）分類が標準として使用されていますが、中には分類されていない抗不整脈薬も存在します（表2）。

表2 抗不整脈薬の種類

	薬の種類	作用機序
頻脈性不整脈	Naチャネル遮断薬（Vaughan Williams分類Ⅰ群）	Na^+チャネルを遮断し、興奮伝導を抑制する
	β遮断薬（Vaughan Williams分類Ⅱ群）	交感神経の刺激による作用を抑制し、自動能を抑制する
	Kチャネル遮断薬（Vaughan Williams分類Ⅲ群）	K^+チャネルを遮断することで不応期を延長する
	Caチャネル遮断薬（Vaughan Williams分類Ⅳ群）	Ca^{2+}チャネルを遮断し、興奮伝導を抑制する
	ジギタリス製剤	副交感神経の感受性を亢進させ、自動能を抑制する
	アデノシン三リン酸※	体内でアデノシンに変換され、アデノシン受容体に作用し興奮伝導を抑制する
徐脈性不整脈	交感神経作動薬	$β_1$受容体を刺激して自動能を亢進する
	アトロピン	ムスカリン受容体を阻害することで副交感神経の刺激による自動能抑制作用を抑制する

※日本の添付文書では、不整脈の効能・効果は承認されていない

» ナトリウム（Na）チャネル遮断薬（Vaughan Williams分類Ⅰ群）

Na遮断薬は、固有心筋の活動電位の立ち上がりに関与するNaチャネルを遮断することで、異常な興奮伝導を抑制し抗不整脈作用を発揮します（図4）。その一方、心臓の収縮力自体も低下させてしまうため、重篤なうっ血性心不全が既往にある患者には禁忌になります。また、活動電位持続時間に対する作用によってⅠa群、Ⅰb群、Ⅰc群の３つに分けられます（表3）。

図4 Naチャネル遮断薬の作用機序

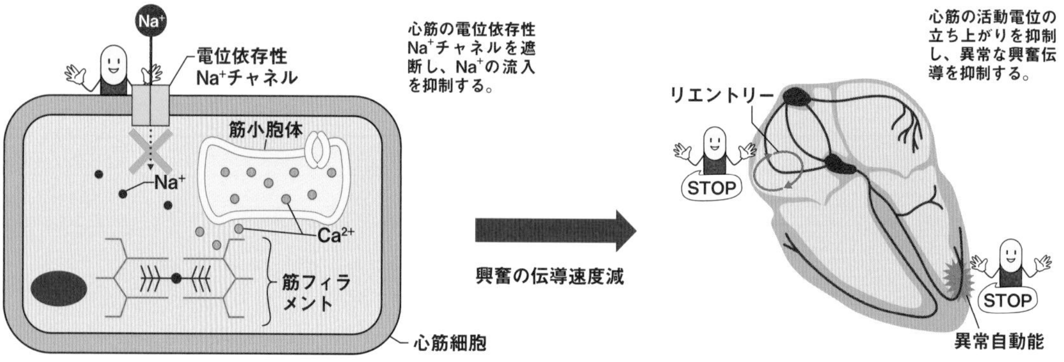

» β遮断薬（Vaughan Williams分類Ⅱ群）

アドレナリンβ1受容体を遮断することで、交感神経の緊張に伴い放出されたノルアドレナリンによる心拍数増加を抑制します。このため、甲状腺機能亢進、ストレスなどの原因で起こる洞頻脈はβ遮断薬のよい適応となります。また、房室結節の伝導性を低下させるため、心房細動の治療においてレートコントロール（心拍数調節）に使用されます。

β遮断薬には、β1受容体へ選択性の高い薬（β1選択性薬）と選択性が低い薬（β1非選択性薬）がありますが、後者は気管支喘息を増悪させるため、気管支喘息の既往がある患者には禁忌です（表4）。

表3 主なNaチャネル遮断薬

分類	特徴	一般名（代表的な商品名）
Ⅰa群	活動電位持続時間延長	・プロカインアミド（アミサリン注） ・ジソピラミド（リスモダン） ・シベンゾリン（シベノール錠・静注）
Ⅰb群	活動電位持続時間短縮	・リドカイン（キシロカイン注） ・メキシレチン（メキシチールカプセル） ・アプリンジン（アスペノンカプセル・静注用）
Ⅰc群	活動電位持続時間不変	・フレカイニド（タンボコール錠・静注） ・ピルシカイニド（サンリズムカプセル・注射液）

表4 主なβ遮断薬

β1選択性薬
- ビソプロロール（メインテート錠、ビソノテープ）
- アテノロール（テノーミン錠）

β1非選択性薬
- カルベジロール（アーチスト錠）
- プロプラノロール（インデラル錠・注射液）

※カッコ内は主な商品名

» カリウム（K）チャネル遮断薬（Vaughan Williams分類Ⅲ群）

Kチャネルを遮断することで活動電位持続時間が延長し、不応期を延長させることで異常な興奮伝導を抑制して抗不整脈作用を発揮します（図5）。心室細動や心室頻拍といった致死性不整脈に使用されます。また、アミオダロンに関しては心臓の収縮力に対する影響が少ないため、Naチャネル遮断薬が使用できない、心機能が低下した心房細動も適応となります。副作用としてトルサード・ド・ポアント（Torsades de Pointes）*4といった致死性の不整脈が起こる可能性があるので、使用には注意を要します。

図5 Kチャネル遮断薬の作用機序

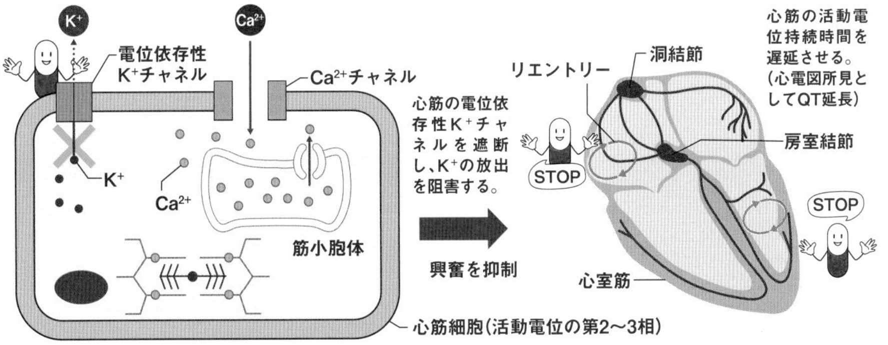

表5 主なKチャネル遮断薬

- アミオダロン（アンカロン錠・注）
- ソタロール（ソタコール錠）
- ニフェカラント（シンビット静注用）

※カッコ内は主な商品名

＊4 トルサード・ド・ポアント：心電図上で特徴的な多形性心室頻拍を示す不整脈の一種で、突然死の原因と成り得る。Torsades de Pointes とは「棘波の捻れ」を意味するフランス語。

» カルシウム（Ca）チャネル遮断薬（Vaughan Williams分類Ⅳ群）

Ca^{2+}チャネルを遮断することで、洞結節の自動能および房室結節での伝導を抑制し、不応期を延長するため、レートコントロールに用いられます。一方で、Ca^{2+}チャネルを遮断することで心筋の収縮力が低下するため、重篤なうっ血性心不全が既往にある患者には禁忌となります。

表6 主なCaチャネル遮断薬

- ベラパミル（ワソラン錠・注）
- ジルチアゼム（ヘルベッサー錠・Rカプセル）

※カッコ内は主な商品名

» ジギタリス製剤

副交感神経の感受性を亢進させ、房室伝導を抑制することで心拍数を減少させます。また、Na^+/K^+ポンプを活性化し、心臓の収縮力を高めます。このため、心機能が低下した患者のレートコントロールに用いられます。一方、β遮断薬とは異なり、運動時の心拍数上昇抑制効果は少ないです。また、ジギタリス中毒に注意が必要です。

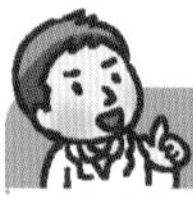

薬剤師が教える +αの知識

ジギタリス中毒ってなに？

血中のジギタリス濃度の上昇（1.5ng/mL以上）による不整脈や悪心・嘔吐といった消化器症状、頭痛などの神経症状、視覚異常のことです。これを予防するため、薬の血中濃度を測定し、投与量を調節しながら治療します。なお、低カリウム血症ではジギタリス中毒が起こりやすくなるため注意が必要です。

表7 主なジギタリス製剤

- ジゴキシン（ジゴシン錠・注）
- メチルジゴキシン（ラニラピッド錠）

※カッコ内は主な商品名

» アデノシン三リン酸

体内でアデノシンへ変換され、アデノシン受容体に結合することで洞結節の自動能と房室結節の伝導を抑制します。作用時間は数秒〜数十秒と短く、ゆっくり投与しても抗不整脈作用はありません。発作性上室頻拍の停止のために使用されますが、一過性の急激な徐脈による悪心・嘔吐、ほてり、顔面紅潮、胸部苦悶感、頭痛などの副作用が高頻度で出現するため、投与前には患者への説明が必要です。

なお、アデノシン三リン酸の添付文書では不整脈の効能・効果が承認されていません。

» 交感神経作動薬

β_1受容体を刺激して心拍数を増加させます。緊急時やペースメーカー植込みまでの橋渡しとして主に持続点滴で用いられます。心臓の酸素需要が増加するため、狭心症や心筋梗塞といった虚血性心疾患のある患者には慎重に投与します。

» アトロピン

ムスカリン受容体を阻害することで副交感神経による刺激を抑制し、心拍数を増加させます。迷走神経緊張による徐脈に対して効果が期待できるため、臨床においては迷走神経反射に対する使用が散見されます。

観察・ケアのポイント

抗不整脈薬は不整脈を治療すると同時に、副作用として不整脈を起こすリスクがあります。開始後は副作用による動悸やめまいといった身体症状の確認、モニター心電図を装着していれば異常な波形が記録されていないかチェックしましょう。

また、一部のCaチャネル遮断薬やβ遮断薬は血圧降下作用も併せ持つため、血圧低下によるめまいやふらつき、転倒に注意が必要です。さらに、Ⅰa群薬に関しては口喝・排尿障害・便秘、低血糖、Kチャネル遮断薬のアミオダロンに関しては甲状腺機能障害、肺障害、肝機能障害などに注意します。

催不整脈作用以外の副作用は抗不整脈薬によって異なるため、薬物療法開始時には、使用する薬に応じたモニタリング項目の設定が重要です。

心筋梗塞・狭心症・心不全治療薬

心筋梗塞・狭心症・心不全とは

心臓は、血液を全身に送り出すポンプの働きをしており、全身に酸素や栄養を運ぶ役目を担っています。そのため、心臓の筋肉（心筋）に酸素と栄養を供給する血管（冠動脈）に異常があると、様々な問題が起こります。

たとえば、冠動脈が動脈硬化で狭くなったり、血管が痙攣を起こしたりすることで血液が十分に行き届かず、胸痛などの症状が現われることを「**狭心症**」といいます。また、冠動脈の閉塞、または狭窄によってその血流域の心筋が壊死に陥った状態を「**心筋梗塞**」といいます（図1）。

図1　狭心症と心筋梗塞

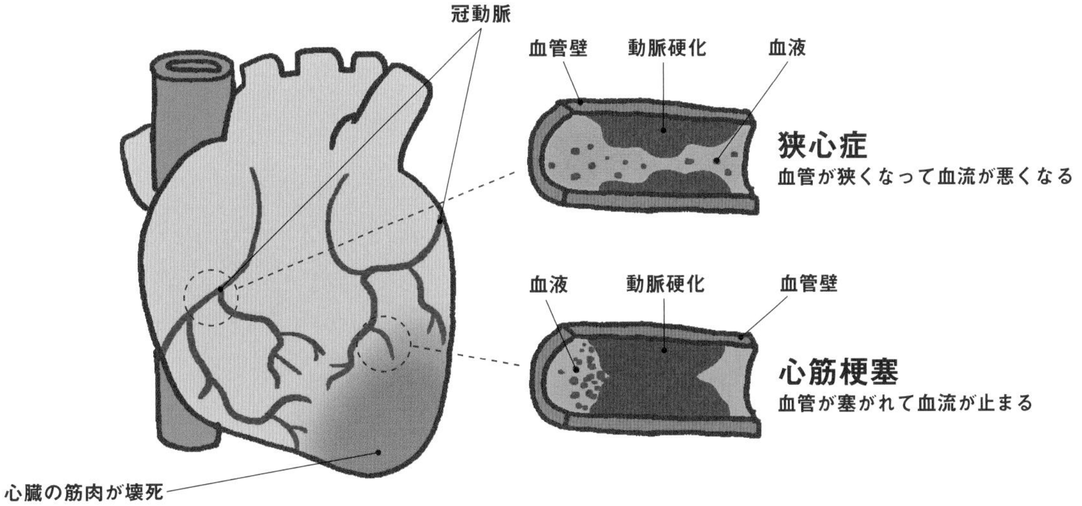

これらはいずれも心臓に血液が十分に行き渡っていない「虚血状態」によって生じるため、総称して「**虚血性心疾患**」と呼ばれます。

心不全は、心機能の低下に起因する循環不全と定義され、心臓が全身に酸素や栄養を運ぶ本来の役目を十分に果たせなくなった状態を指します。心不全は虚血性心疾患のほかにも高血圧や不整脈など、様々な疾患や原因が複合的に重なって発症します。心不全には、部位や機能などにより、表1のような分類があります。

表1　心不全の分類

1. 部位：左心不全・右心不全
2. 機能：収縮不全、拡張不全
3. 症状の安定：急性心不全、慢性心不全

基本的な治療

» 虚血性心疾患

虚血性心疾患の原因となる冠動脈の病変に対しては、表2に示す3つの基本の治療方法を組み合わせて、治療を継続していく必要があります。

さらに、高血圧や高コレステロール血症、糖尿病など、動脈硬化の原因となる生活習慣病予防や内科的治療を同時に継続していくことが大切です。

表2 虚血性心疾患の治療

1. 薬物療法
2. カテーテル治療：冠動脈の細くなった部分に、風船や金属の筒（ステント）を入れて膨らませる方法
3. 冠動脈バイパス手術：細くなった冠動脈部分を飛び越えて、血液供給が不足している冠動脈に新しく血液の通り道（バイパス）をつくる方法

» 心不全

心不全の治療は、①血行動態の改善、②症状の緩和、③長期予後の改善を目的とした薬物療法が主体となります（図2）。

原因となる疾患や合併症の治療をあわせて行い、重症例では心室再同期療法や外科手術、心臓移植なども考慮されます。長期的には、生活上の一般管理（塩分・水分制限、禁煙など）や運動療法も重要になります。

図2 心不全の治療

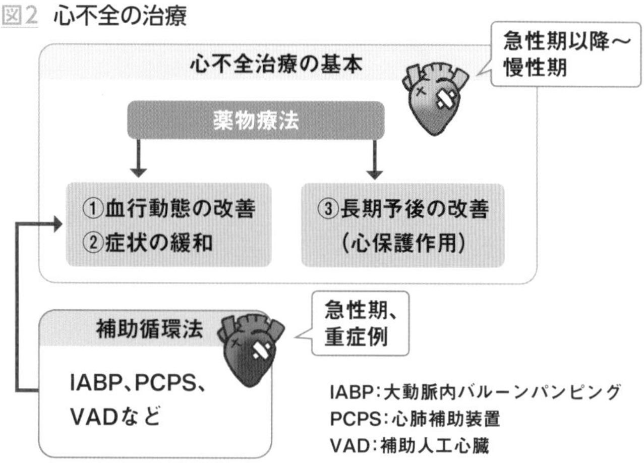
心不全治療の基本
急性期以降～
慢性期
薬物療法
①血行動態の改善
②症状の緩和
③長期予後の改善
（心保護作用）
補助循環法
急性期、
重症例
IABP、PCPS、
VADなど
IABP：大動脈内バルーンパンピング
PCPS：心肺補助装置
VAD：補助人工心臓

虚血性心疾患、心不全の薬物療法と使用される薬

» 虚血性心疾患の薬物療法

急性期では、病変部への酸素供給量を増やすことを最優先に**冠拡張薬**が用いられ、また早期から血栓形成に関与しているため、**抗血小板薬**を使用します。慢性期では再発の防止が主軸となり、心筋の仕事量を減らし心筋への酸素消費を減少させる**β遮断薬**や**Ca拮抗薬**のほか、**抗血小板薬**が引き続き使用されます（図3）。

図3 虚血性心疾患の治療薬

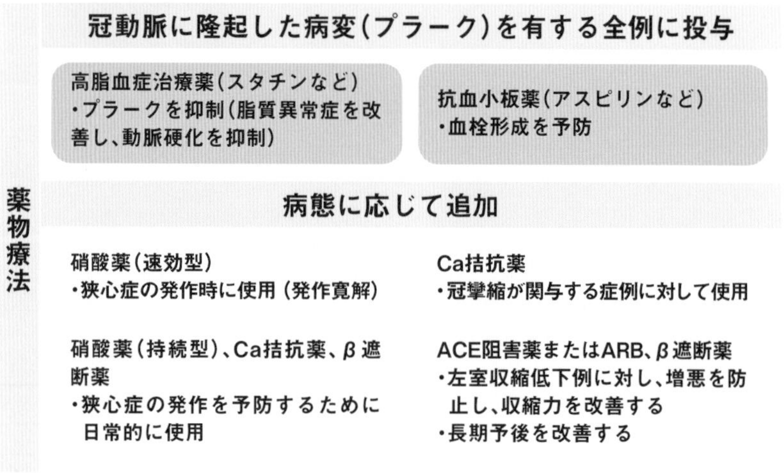
薬物療法
冠動脈に隆起した病変（プラーク）を有する全例に投与
高脂血症治療薬（スタチンなど）
・プラークを抑制（脂質異常症を改善し、動脈硬化を抑制）
抗血小板薬（アスピリンなど）
・血栓形成を予防
病態に応じて追加
硝酸薬（速効型）
・狭心症の発作時に使用（発作寛解）
Ca拮抗薬
・冠攣縮が関与する症例に対して使用
硝酸薬（持続型）、Ca拮抗薬、β遮断薬
・狭心症の発作を予防するために日常的に使用
ACE阻害薬またはARB、β遮断薬
・左室収縮低下例に対し、増悪を防止し、収縮力を改善する
・長期予後を改善する

» 心不全の薬物療法

急性期は、循環動態を安定させ症状を改善させることを目的に、心筋の収縮力低下に対しては**強心薬**や**冠拡張薬**、うっ血や浮腫に対しては**利尿薬**が使われます。

また、心機能が低下したことによる代償機構が働き、心筋リモデリングと呼ばれる心筋の肥大などを引き起こし、より心機能を低下させる悪循環が形成されます。

そのため、慢性期では、心筋リモデリングを抑制することで「心保護作用」を示し、長期的な予後の改善を目的に**ACE阻害薬**、**ARB**（P.45参照）、**β遮断薬**を使用します。

» 強心薬

強心薬は、心筋収縮力を増強する作用を持つ薬物の総称です。β_1受容体刺激薬などの**カテコラミン類**（P.48「昇圧薬」参照）、**ジギタリス製剤**（P.56「不整脈治療薬」参照）、**ホスホジエステラーゼ-3（PDE-3）阻害薬**などがあります。PDE-3阻害薬は、Ca^{2+}の濃度上昇に関与するサイクリックAMP（cAMP）を分解する酵素PDE-3を阻害することで、結果としてCa^{2+}濃度が上昇し、心筋収縮力を上昇させます。

長期的な使用により生命予後悪化の可能性があるので、循環動態が不安定な時に心拍出量の増加を目的として短期間使用されます。

表3 強心薬

カテコラミン類
- ドブタミン（ドブポン注、ドブトレックス注）
- ノルアドレナリン（ノルアドリナリン注）
- アドレナリン（ボスミン注）

ジギタリス製剤
- ジゴキシン（ハーフジゴキシン錠、ジゴシン注）
- メチルジゴキシン（ラニラピッド錠）

PDE Ⅲ阻害薬
- ピモベンダン（アカルディカプセル）
- ミルリノン（ミルリーラK）

※カッコ内は主な商品名

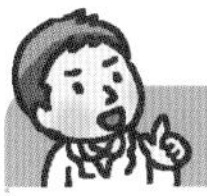

薬剤師が教える +αの知識

心不全ではβ刺激薬もβ遮断薬も使用する?

β受容体に作用するβ刺激薬とβ遮断薬は、その名のとおり相反する作用を有しています。しかし、心不全の治療においては、どちらも使用されることがあります。

心不全は、心臓が無理に頑張っている状態です。循環動態が不安定で、心筋収縮力の増強が必要な場合、その難局を乗り越えるため（心臓をより頑張らせる目的で）一時的にβ刺激薬が使用されます。状態が安定してきたら、過度の頑張りを和らげるために使用されるのがβ遮断薬です（P.60参照）。β遮断薬は心臓の収縮力を落とす作用があるので、注意しながら少量から開始します。β遮断薬を長期的に使用することで、予後の改善が報告されています。

なお、現在日本で心不全に使用できるβ遮断薬は、カルベジロールとビソプロロールのみとなっています。両剤ともに高血圧にも適応を有するため、カルベジロールは1.25mg～20mg、ビソプロロールは0.625mg～5mgと、規格もたくさんあります。同名の薬でも、規格の取り間違えに注意しましょう。

》冠拡張薬（硝酸薬・ニコランジル）

硝酸薬は、体内で一酸化窒素（NO）を遊離し、冠動脈の血管拡張と、末梢静脈の拡張による心筋の酸素消費の減少をもたらします。ニコランジルは硝酸薬であると同時に、心筋のミトコンドリアに存在するKATPチャネルに作用（チャネル開口）し、心筋保護作用を発揮します。

なお、ニトロペン舌下錠とミオコールスプレーは、狭心症発作時に用いられます。

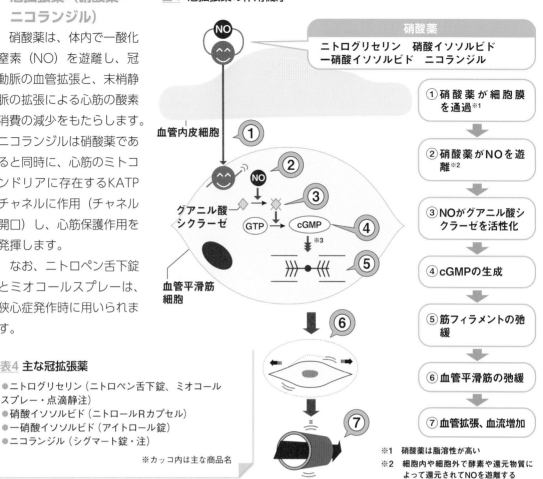

図4 冠拡張薬の作用機序

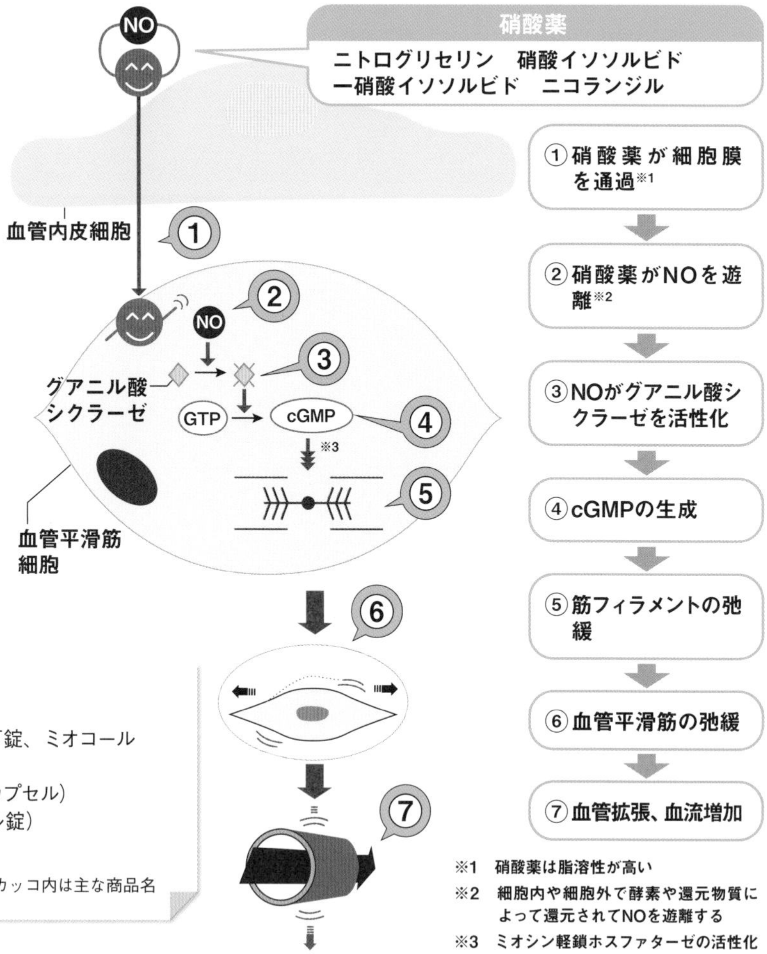

※1　硝酸薬は脂溶性が高い
※2　細胞内や細胞外で酵素や還元物質によって還元されてNOを遊離する
※3　ミオシン軽鎖ホスファターゼの活性化

表4 主な冠拡張薬

- ニトログリセリン（ニトロペン舌下錠、ミオコールスプレー・点滴静注）
- 硝酸イソソルビド（ニトロールRカプセル）
- 一硝酸イソソルビド（アイトロール錠）
- ニコランジル（シグマート錠・注）

※カッコ内は主な商品名

》利尿薬

急性期の心不全においては、生体反応として体液を貯留させ、血管を収縮することで循環動態を保ちます。しかし、これが長期化した場合、心不全の悪化につながるため、利尿薬を使用することでうっ血の改善を図り、心負荷を軽減します（P.50「利尿薬」参照）。

表5 利尿薬

- フロセミド（ラシックス錠）
- スピロノラクトン（アルダクトンA錠）
- カンレノ酸カリウム（ソルダクトン静注用）
- エプレレノン（セララ錠）
- トルバプタン（サムスカ錠）
- トリクロルメチアジド（フルイトラン錠）
- カルペリチド（ハンプ注射用）

※カッコ内は主な商品名

》β遮断薬

β遮断薬は、カテコラミンによる刺激が心筋のβ受容体に結合するのを防ぐことにより、心筋収縮力と心拍数を低下させ、心筋の酸素消費を減少させます。β遮断薬の適応疾患は多岐にわたり、虚血性心疾患、心不全だけでなく高血圧や頻脈性不整脈にも使用されます。

表6 β遮断薬

- カルベジロール（アーチスト錠）
- ビソプロロールフマル酸塩（メインテート錠）
- メトプロロール酒石酸塩（セロケン錠）
- ランジオロール塩酸塩（オノアクト点滴静注用）

※カッコ内は主な商品名

肺高血圧症治療薬

肺高血圧症とは

肺高血圧症とは、平均肺動脈圧（mean Pulmonary Arterial Pressure：mPAP）が25mmHg以上の状態を指します。mPAPは血圧のように誰でも簡単に測定できるものではなく、右心カテーテル検査が必要です。肺高血圧症には血管の状態や原因によって様々な種類があり、対応も異なるため、病態を解剖学的にとらえた肺高血圧症臨床分類（表1）が標準的な分類として用いられています。

表1　肺高血圧症臨床分類（ニース分類）

第1群	肺動脈性肺高血圧症（PAH）
第2群	左心性心疾患に伴う肺高血圧症
第3群	肺疾患および／または低酸素血症に伴う肺高血圧症
第4群	慢性血栓性肺高血圧症（CTEPH）
第5群	詳細不明の多因子のメカニズムによる肺高血圧症

図1　肺高血圧症の経過

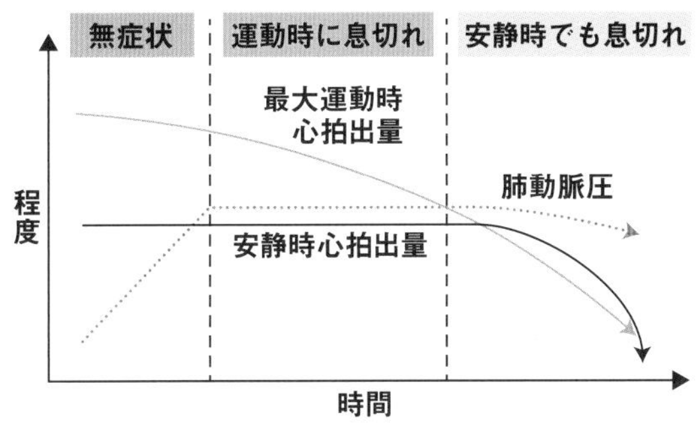

図2　PAHの肺動脈

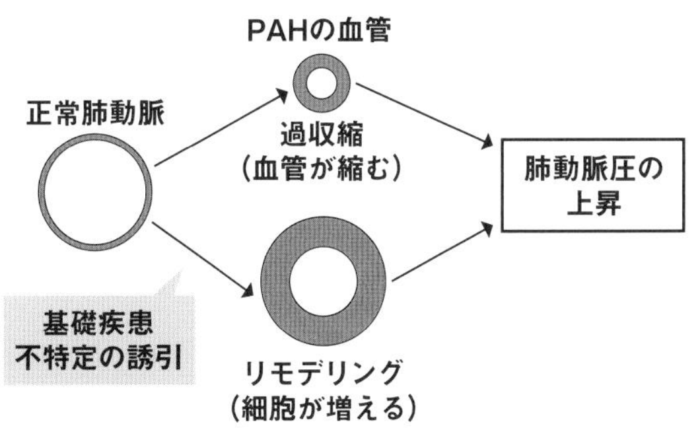

初期の段階では右心室の働きにより、肺循環を保つことができるため、肺高血圧症の初期は無症状で、早期診断は困難とされています。病気の進行に伴い右心室機能が低下して、息切れなどの症状が認められるようになります（図1）。これまでは予後がきわめて不良の治療困難な疾患とされてきましたが、1999年にエポプロステノールの持続静注が認可され、2000年代に入りエンドセリン拮抗薬やホスホジエステラーゼ-5（PDE-5）阻害薬などの新しい治療薬が次々と登場し、治療成績が著明に改善した例も報告されています。ここでは肺高血圧症の中でも、薬物療法が中心となる「**肺動脈性肺高血圧症（PAH）**」について解説します。

PAHは、肺胞の小さな血管が狭くなることで肺動脈圧が上がる病態を指します（図2）。

全身性エリテマトーデスなどの膠原病、肝硬変などによる門脈圧亢進症、先天性心疾患などの基礎疾患によって発症しますが、基礎疾患がないものも存在しており、これを「特発性肺動脈性肺高血圧症（IPAH）」と呼びます。

肺動脈性肺高血圧症（PAH）の治療

肺高血圧発症に関与する3大経路は、①プロスタサイクリン（PGI_2）経路、②一酸化窒素経路、③エンドセリン経路です（図3）。

肺血管拡張薬は、大きく4系統に分類されます（表2）。治療目標達成のため、薬物療法の主流は早期から作用の異なる薬を併用し、速やかな目標到達を目指す「早期多剤併用療法」が中心です。

肺血管拡張薬以外に利尿薬や肺動脈内の血栓形成予防のために抗凝固薬が使用されることがあります。

図3 PAH治療薬の作用機序

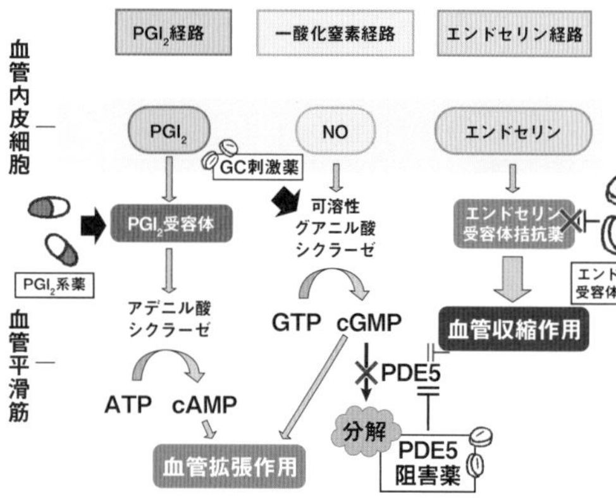

表2 PAH治療薬の種類

分類	一般名	投与経路	特徴
プロスタサイクリン（PGI_2）製剤	エポプロステノール	持続静注	単独で死亡率・生命予後を改善できる唯一の薬剤。生理活性持続時間が20分程度と短いので、在宅でも持続静注が必要
	トレプロスチニル	持続静注 持続皮下注	プロスタサイクリンの化学構造を改変し、室温下での溶液安定性を改善した製剤 注入時、疼痛の副作用がある
	ベラプロスト	経口	投与回数を減らすことのできる徐放製剤もある
	イロプロスト	吸入	国内唯一の吸入製剤
ホスホジエステラーゼ-5（PDE-5）阻害薬	シルデナフィル	経口	PDE-5を選択的に阻害し、肺動脈平滑筋を弛緩
	タダラフィル		血中濃度が長時間持続するため、1日1回投与
グアニル酸シクラーゼ（GC）刺激薬	リオシグアト	経口	GC直接刺激作用と、一酸化窒素のGC感受性を高める作用を有し、強力な肺動脈拡張作用を有する
エンドセリン受容体拮抗薬（ERA）	ボセンタン	経口	エンドセリンAおよびB受容体を阻害
	マシテンタン		長時間作用し、1日1回投与。ボセンタンに特徴的な肝障害の発現率が低い
	アンブリセンタン		エンドセリンA受容体を選択的に阻害

» プロスタサイクリン（PGI_2）製剤

プロスタサイクリン（PGI_2）は、血管内皮から産生される血管拡張因子の1つで、血管平滑筋や血小板のPGI_2受容体に結合し、cAMP産生を促すことで血管拡張作用や血小板凝集抑制作用を発現します。使用の際は、PDE-5阻害薬、GC刺激薬、ERAとの併用が一般的です。重症度により、複数の投与経路（内服、吸入、持続皮下注、持続静注）を選択できます。

表3 主なプロスタサイクリン（PGI_2）製剤

- エポプロステノール（フローラン、エポプロステノール）
- トレプロスチニル（トレプロスト注射液）
- ベラプロスト（ドルナー錠20μg、ケアロードLA 60μg）
- イロプロスト（ベンテイビス吸入液）

※カッコ内は主な商品名

» ホスホジエステラーゼ-5（PDE-5）阻害薬

一酸化窒素は主に血管内皮細胞から放出され、血管平滑筋へ作用して可溶性グアニル酸シクラーゼ（sGC）を活性化することで、cGMPを介して血管拡張反応を示します。PDE-5阻害薬はPDE-5を阻害し、cGMP濃度を上昇させて血管拡張作用をもたらす薬です。副作用として、血管拡張による頭痛やほてりが比較的多く発現し、降圧増強のリスクのある硝酸薬（ニトログリセリンなど）は併用禁忌です。

タダラフィルは前立腺肥大症に伴う排尿障害、勃起不全に適応する薬もあります。作用部位であるPDE-5が血管平滑筋のほかにも、下部尿路組織（前立腺、陰茎海綿体など）の平滑筋に分布していることに由来します。なお、成分は同一であっても、商品名、用法・用量はまったく異なります。

表4　主なPDE-5阻害薬

- シルデナフィル（レバチオ錠）
- タダラフィル（アドシルカ錠）

※カッコ内は主な商品名

» グアニル酸シクラーゼ（GC）刺激薬

直接的に可溶性グアニル酸シクラーゼ（sGC）を活性化することで、cGMPを介して血管拡張反応を示し、肺動脈圧を低下させます。内因性の一酸化窒素が低下している症例においても効果が期待でき、PAHだけでなく、慢性血栓塞栓性肺高血圧症に唯一適応する薬です。頭痛や消化不良の副作用が認められることがあります。

表5　主なGC刺激薬

- リオシグアト（アデムパス錠）

※カッコ内は主な商品名

» エンドセリン受容体拮抗薬（ERA）

エンドセリンは血管収縮作用だけでなく、細胞増殖作用、線維化促進作用、炎症誘導作用など、多彩な生理活性をもつペプチドです。PAHではエンドセリンが上昇していることが報告されており、肺循環障害への関与が示唆されています。ERAはエンドセリン受容体をブロックすることで、血管収縮などを抑制します。

副作用としては頭痛、血圧低下など、多くはほかの薬と同様ですが、**ボセンタン**では肝機能障害、**マシテンタン**は貧血などもみられ、注意が必要です。また薬物相互作用が比較的多く、ボセンタンは一部の免疫抑制薬や糖尿病治薬、マシテンタンは強力な代謝酵素（CYP3A4）誘導作用を有する薬との併用が禁忌となっています。**アンブリセンタン**は比較的相互作用が少ないのが特徴です。

表6　主なERA

- ボセンタン水和物（トラクリア錠）
- アンブリセンタン（ヴォリブス錠）
- マシテンタン（オプスミット錠）

※カッコ内は主な商品名

観察・ケアのポイント

PAHは、進行に伴い右心不全の出現や心拍出量が低下することで、軽い動作でも心身発作を生じる可能性があるため、症状の早期発見と対処が重要です。日常生活では、慢性心不全患者への指導内容に準じて過度な運動や労作は避け、禁煙や水分・塩分制限に注意を促す必要があります。

エポプロステノール在宅持続静注療法の導入においては、薬の溶解・ポンプの取り扱い・カテーテル管理に加え、トラブル時の対応、感染予防、家族への技術指導など、患者や家族の理解度を評価しながら指導を進めます。カテーテルの留置を受け入れるのに時間がかかることもあるため、静注療法が患者のQOLを阻害するものではないことを伝え、心理的サポートを行うことも必要です。

また、PAH治療薬は高額で、1錠1万円以上のものもあります。薬の管理にも注意しましょう。

脳梗塞治療薬

脳梗塞とは

脳梗塞は、脳の血管が細くなったり、血管に血栓が詰まることで、脳に十分な酸素や栄養が送られなくなるために、脳の細胞が障害を受ける疾患です。脳梗塞は詰まる血管の太さやその詰まり方によって3つのタイプに分けられ、病型により治療や再発予防の対策が異なります。

図1 脳梗塞の種類

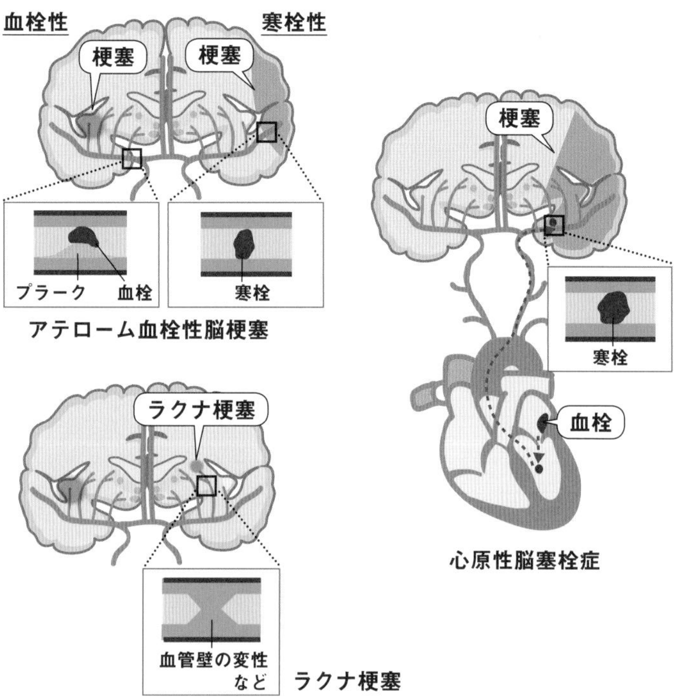

» アテローム血栓性脳梗塞

頸動脈や頭蓋内の比較的大きな動脈硬化（アテローム硬化）が原因となって起こる脳梗塞です。アテローム硬化によって動脈が狭くなり、血管内皮の損傷などをきっかけとして血栓が生じ、それが大きくなって血管を閉塞したり（血栓性）、その血栓の一部がはがれて末梢の動脈に詰まり、塞栓となり梗塞を生じます（塞栓性）。

» ラクナ梗塞

脳の細い血管（穿通枝）が高血圧などのために損傷を受けて閉塞し、脳の深い部分に小さな梗塞巣ができるものです。症状は比較的軽いことが多く、無症候性のものもあります。

» 心原性脳塞栓症

心臓から血栓などが流れてきて起こる脳梗塞です。心房細動、リウマチ性心臓病、心筋症などの心疾患があると心臓内で血栓が形成されやすくなり、その血栓がはがれて脳動脈に運ばれて塞栓を生じ発症します。大きな梗塞が生じることが多く、重篤化しやすいとされています。突然脳血流が途絶えるため、急激に発症します。

止血のしくみと抗血小板薬・抗凝固薬

脳梗塞では、抗血小板薬、抗凝固薬を使用します。ここでは止血のしくみとともに抗血小板薬、抗凝固薬の作用機序の違い、使い分けについて紹介します。

» 止血のしくみ

血管が破れると、まず血小板が塊になって血管壁に付着します。付着した血小板はセロトニン、アデノシン二リン酸（ADP）、トロンボキサンA_2

(TxA_2) を放出して、次々に血小板を集合させます（一次止血）。さらに様々な血液凝固因子が活性化されることにより、糸状の繊維素（フィブリン）に変化し、一次止血を塞ぎます（二次止血）（図2）。

》抗血小板薬

　血小板から放出されたセロトニン、ADP、TxA_2により、血小板内のカルシウム（Ca^{2+}）濃度が上昇し、血小板が活性化されて凝集が起こります。抗血小板薬の作用機序は表1、図3のとおりです。代表的な抗血小板薬である**アスピリン**、**クロピドグレル**、**シロスタゾール**、**サルポグレラート**はそれぞれ異なる作用機序により血小板の凝集を抑えるため併用することがあります。

図2　止血のしくみ

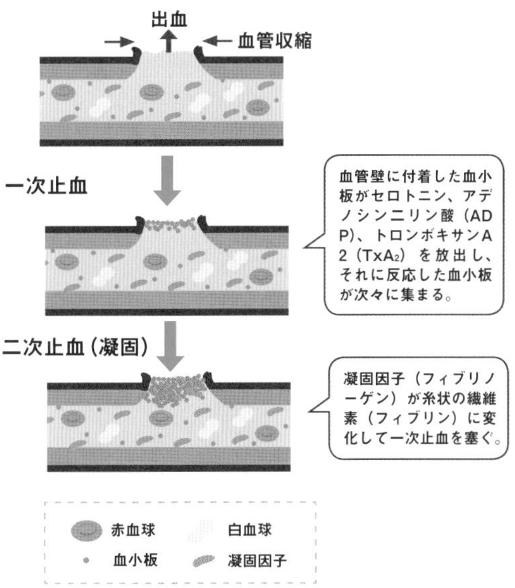

表1　主な抗血小板薬

種類	一般名（代表的な商品名）	作用機序
❶COX-1阻害薬	アスピリン （バイアスピリン、バファリン）	アラキドン酸からTxA_2合成促進に関与するCOX-1を阻害する
❷アデノシンニリン酸（ADP）受容体阻害薬	クロピドグレル（プラビックス） プラスグレル（エフィエント） チガグレロル（ブリリンタ） チクロピジン（パナルジン）	ADP受容体を阻害し、cAMPを増加させ、血小板内のCa^{2+}の濃度を減少させる
❸ホスホジエステラーゼ-3（PDE-3）阻害薬	シロスタゾール（プレタール） ジピリダモール（ペルサンチン）	cAMPの分解酵素であるPDE-3を阻害することにより、cAMPを増加させる
❹セロトニン5-HT_2受容体阻害薬	サルポグレラート （アンプラーグ）	セロトニン5-HT_2受容体を阻害して、血小板凝集を抑制する

図3　血小板凝集と抗血小板薬の作用機序

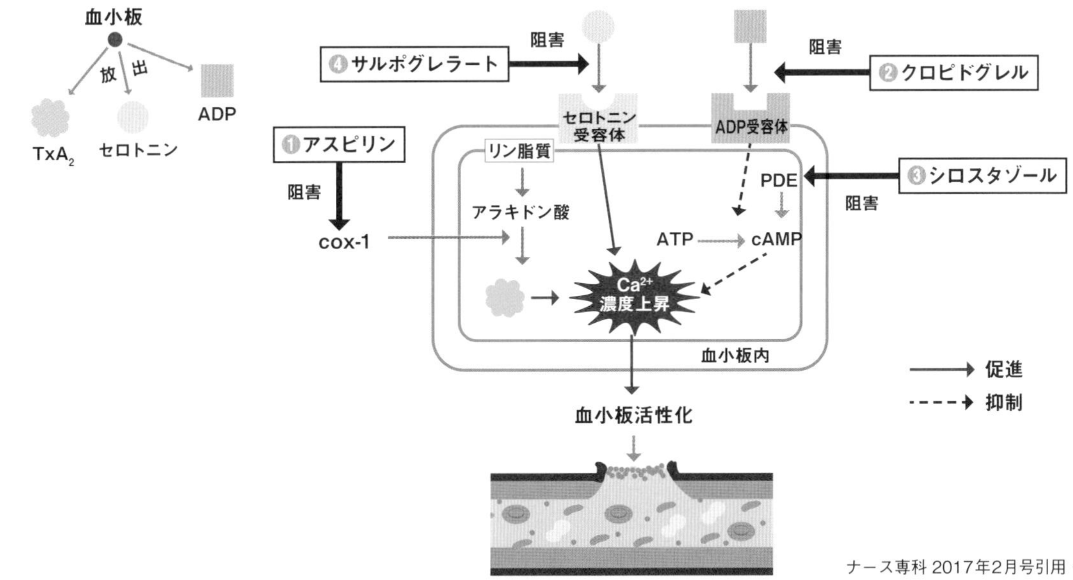

ナース専科 2017年2月号引用・改変

» 抗凝固薬

血液の凝固が起こる過程には、血管外で血液が組織因子に接触することで凝固が開始される外因系と、血管内で血液が傷害された内皮のコラーゲンと接することで凝固が始まる内因系があります。外因系と内因系（凝固因子Ⅻ→Ⅺ→Ⅸ→Ⅷ）は凝固因子Ⅹから共通系となり、Ⅹaにより活性化されたトロンビンがフィブリノーゲンをフィブリンに変換することで血液凝固が起こります（図4）。

図4 血液凝固の過程と抗凝固薬の作用機序 ※この図は下記①～④が説明文です。

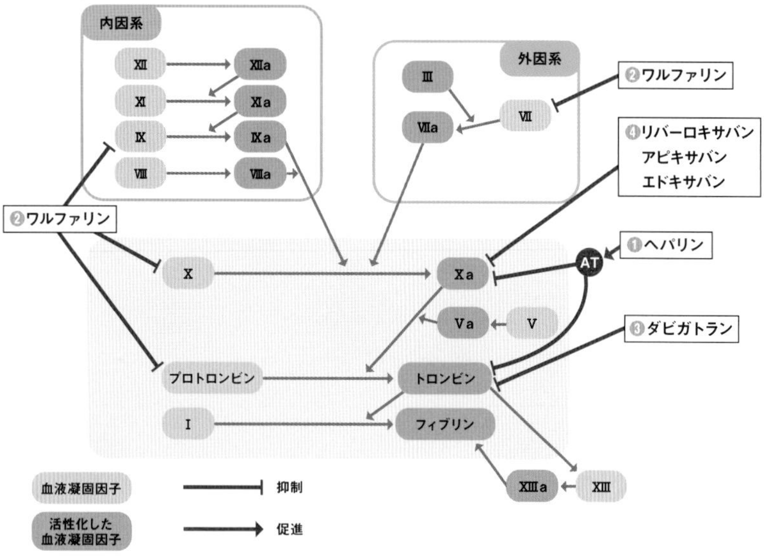

薬がみえる vol.2 P.228 2015年 メディックメディア より引用・改変

❶ヘパリン製剤（ヘパリンナトリウム、ヘパリンカルシウムなど）

ヘパリン製剤は凝固因子とアンチトロンビンⅢの結合を促進することで凝固を抑制します。注射薬のみで、ヘパリン誘発性血小板減少症（heparin-induced thrombocytopenia：HIT）の副作用に注意が必要です。

❷ワルファリン

血液凝固に関与する血液凝固因子（プロトロンビン、第Ⅶ、Ⅸ、Ⅹ因子）はビタミンKの働きでつくられます。ワルファリンはビタミンKの働きを阻害し、これらの凝固因子の合成を抑制することで抗凝固作用を示します。そのため、ビタミンKを多く含有する食品やサプリメント（納豆、クロレラ、青汁など）を摂取すると、ワルファリンの効果が減弱します。また、効果には個人差が大きいので、プロトロンビン時間国際標準比（PT-INR）*1を測定しながら用量を調節します。ほかの薬との相互作用にも注意が必要です。

❸直接トロンビン阻害薬

ダビガトラン（プラザキサ）はトロンビンに直接結合して、フィブリノーゲンからフィブリンへの変換を抑制することで抗凝固作用を示します。ワルファリンと比べて食事の影響を受けにくく、PT-INRの測定も不要です。一方で、腎障害や、高齢者では出血のリスクが高まるので、減量が必要です。

❹合成Ⅹa因子阻害薬

合成Ⅹa因子に結合してプロトロンビンからトロンビンへの変換を抑制することで抗凝固作用を示します。

直接トロンビン阻害薬と同様にPT-INRの測定も不要ですが、腎障害や高齢者では出血のリスクが高くなるので減量する必要があります。

直接トロンビン阻害薬と合成Xa因子阻害薬は、直接経口抗凝固薬(Direct Oral Anti-Coagulants：DOAC)と呼ばれます。

表2 合成Xa因子阻害薬

- エドキサバン（リクシアナ）
- リバーロキサバン（イグザレルト）
- アピキサバン（エリキュース）

※カッコ内は主な商品名

＊1 プロトロンビン時間国際標準比（PT-INR）：プロトロンビン時間（PT）の測定によるばらつきの差を標準化し設定したもの。ワルファリンの薬効評価に用いられている。

薬剤師が教える +αの知識

抗凝固薬の拮抗薬

抗凝固薬を服用中の患者に、外傷など緊急処置を要する出血性イベントが起こることがあります。そのため、抗凝固薬に特異的な拮抗薬（中和薬）が必要とされています。ワルファリンは、ビタミンK（ケイツー）により中和可能です。ダビガトランにも中和薬となるイダルシズマブ(プリズバインド)が発売されました。一方、DOACには現状中和薬がありません。

抗血小板薬と抗凝固薬の使い分け

血流の速い動脈内の血栓を原因とする狭心症・心筋梗塞、アテローム硬化による脳梗塞、閉塞性動脈硬化症には、抗血小板薬を使用します。一方で、血流の遅い静脈、左房の血栓を原因とする非弁膜性心房細動による血栓、深部静脈血栓症、肺血栓塞栓症には抗凝固薬を使用します。また、抗血小板薬と抗凝固薬は組み合わせて使用することもあります。

薬剤師が教える +αの知識

アスピリンは痛み止めではないの？

アスピリンは用量によって適応が異なり、低用量（1日100ｍｇ程度）では抗血小板作用を示し、高用量（1日1～4.5ｇ）では解熱鎮痛作用を示します。低用量アスピリンは、血小板に存在するCOXのみ阻害しTXA_2の産生を抑制し、抗血小板作用を示します。一方、高用量アスピリンは血管内皮に存在するCOXまで阻害するため、結果として抗血小板作用はありません。これをアスピリンジレンマといいます。最近では、解熱鎮痛薬として高用量アスピリンを使用することはほとんどなく、主に低用量アスピリンが抗血小板薬として使用されています。

脳梗塞急性期の薬物療法

脳梗塞急性期の治療は壊死の拡大を防ぐことや後遺症を最小限に留めることを目的とし、血栓溶解薬、抗血小板薬、抗凝固薬、脳保護薬、脳浮腫を抑制する薬（表3）を使用するほか、血圧コントロールを目的に降圧薬も使用します。発症からの時間経過、臨床病型により選択できる治療法が異なるほか、一部の抗血小板薬を除き、注射薬を用いて治療します。

表3　脳梗塞急性期の薬物療法

分類	一般名（代表的な商品名）	投与経路	主な臨床病型	発症からの時間
血栓溶解薬	アルテプラーゼ注（グルトパ）	注射	すべての脳梗塞	4.5時間以内
抗血小板薬	アスピリン（バイアスピリン）	内服	すべての脳梗塞	48時間以内に開始
	抗血小板薬2剤併用 （アスピリン＋クロピドグレル等）	内服	アテローム血栓性脳梗塞 ラクナ梗塞	発症早期から亜急性期まで
	オザグレルナトリウム（カタクロット）	注射		5日以内に開始 投与期間14日以内
抗凝固薬	ヘパリンナトリウム	注射	すべての脳梗塞	48時間以内に開始
	アルガトロバン（ノバスタンＨＩ）	注射	アテローム血栓性脳梗塞	48時間以内に開始
脳保護薬	エダラボン（ラジカット）	注射	すべての脳梗塞	発症から48時間以内 投与期間14日以内
脳浮腫を抑制する薬	高張グリセロール10%（グリセオール）	注射	心原性脳塞栓症 アテローム血栓性脳梗塞	—

» 血栓溶解薬

アルテプラーゼ注は血栓溶解作用があり、発症から4.5時間以内に治療可能なすべての脳梗塞に強く推奨されるほか、急性心筋梗塞における冠動脈血栓の溶解にも使用されます。ただし、出血等の重篤な合併症のリスクがあるため、使用には適応基準などを満たす必要があります。

» 抗血小板薬

内服薬である**アスピリン**、**クロピドグレル**のほか、注射薬である**オザグレルナトリウム**が使用されます。オザグレルナトリウムはトロンボキサン合成酵素を選択的に阻害してTxA_2の産生を抑制し、抗血小板作用を示します。

» 抗凝固薬

ヘパリンナトリウム、**アルガトロバン**の注射薬が使用されます。アルガトロバンは、抗トロンビン作用によって抗凝固作用を示す注射薬で、発症48時間以内で、病変最大径が1.5cmを超すような、アテローム血栓性脳梗塞に推奨されます。

» 脳保護療薬

脳が虚血状態になるとフリーラジカルという有害物質が発生し、虚血周辺部位を傷害します。

エダラボンはフリーラジカル消去作用があり、組織の壊死を減らし、脳を保護する目的で使用されます。

» 脳浮腫を抑制する薬

高張グリセロール（10%）は心原性脳塞栓症、アテローム血栓性脳梗塞のような頭蓋内圧亢進を伴う大きな脳梗塞の急性期に推奨されています。

脳梗塞慢性期の薬物療法

脳梗塞慢性期の薬物療法の主な目的として、再発予防があります。再発を予防するためには、新たな血栓形成の防止のための抗血栓療法ならびに脳梗塞の危険因子である高血圧、糖尿病、脂質異常症などの合併症の管理・治療が必要となります。血圧は140／90mmHg未満を目標（ラクナ梗塞、抗血栓薬内服中は130／80mmHg未満）にコントロールします。

ラクナ梗塞やアテローム血栓性脳梗塞は動脈内に血栓が生じるため、再発予防には抗血小板薬（アスピリン、クロピドグレル、シロスタゾール）が使用されます。

一方で、心原性脳塞栓症の再発予防には抗凝固薬（ワルファリン、DOAC）が使用されます。

観察・ケアのポイント

抗血小板薬・抗凝固薬を服用している患者に共通する副作用として、出血があります。これらの薬を内服している患者は通常よりも止血がしにくくなる傾向にあるので、鼻をかむときは強くかまない、歯ブラシは柔らかいものを使用するなど、出血のリスクを少なくするような生活を送ってもらうよう、患者指導しましょう。長時間圧迫しても出血が止まらない場合や、打撲していないのに大きな内出血が生じたり、血尿や血便が出た場合は、薬が効きすぎている可能性があるので医師に報告する必要があります。

直接経口抗凝固薬のDOACは、PT-INRを定期的に測定して投与量を調節する必要はありませんが、確立されたモニター方法がないため、血液凝固検査のほか、出血や貧血などの兆候を十分に観察していくことが必要になります。

消化性潰瘍治療薬

消化性潰瘍とは

胃潰瘍・十二指腸潰瘍は、胃や十二指腸の粘膜が、胃酸や消化酵素などによって傷つき、粘膜下層よりも深く粘膜欠損を生じる病態で、「消化性潰瘍」と総称されます。一方で、粘膜欠損が粘膜層にとどまるものを「びらん」といいます(図1)。

こうした粘膜障害は、胃酸やペプシンなどの攻撃因子と、それらから胃粘膜を守る防御因子のバランスが崩れることで起こります(図2)。

このバランスを崩す二大要因が、**ピロリ菌**(ヘリコバクターピロリ菌:*Helicobacter pylori*:***H-pylori***)と非ステロイド性抗炎症薬(Non-Steroidal Anti-Inflammatory Drugs:NSAIDs)です。

図1 びらんと潰瘍の違い

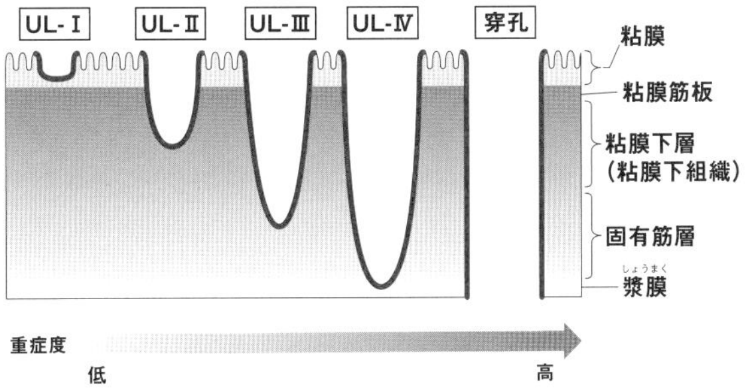

UL-Ⅰ…粘膜のみが欠損した浅いもの(びらん)
UL-Ⅱ…粘膜筋板を破り粘膜下層まで欠損したもの
UL-Ⅲ…固有筋層まで欠損が達したもの
UL-Ⅳ…固有筋層を貫き欠損が漿膜まで達したもの
穿 孔…穴が空いてしまった状態

図2 バランス説

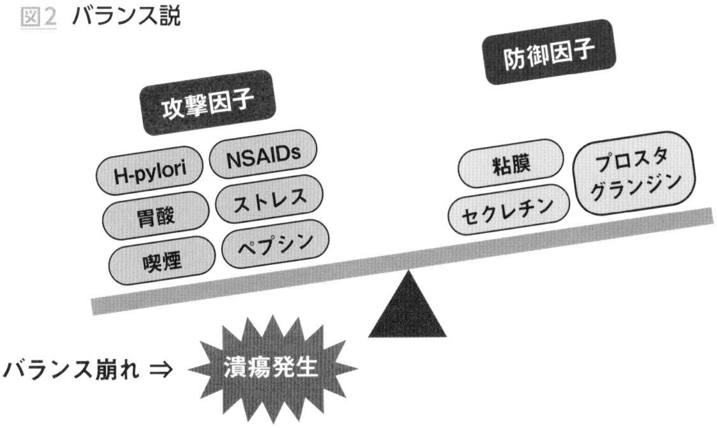

表1 胃潰瘍と十二指腸潰瘍の違い

	胃潰瘍	十二指腸潰瘍
主な原因	防御因子の減弱	攻撃因子の増強
酸分泌	低酸性〜正常	過酸性
好発年齢	中高年層	若年層
好発部位	小弯側胃角部	十二指腸球部
痛みのタイミング	主に食後	主に空腹時・夜間

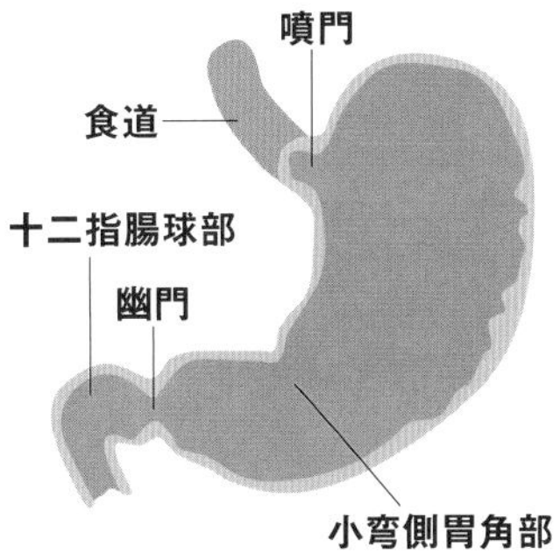

消化性潰瘍の治療

消化性潰瘍は図3に示すフローチャートに従って治療が行われます。

図3 消化性潰瘍治療のフローチャート

通常の潰瘍治療

NSAIDs…非ステロイド性抗炎症薬
PPI…プロトンポンプ阻害薬
PG製剤…プロスタグランジン製剤
H₂RA…ヒスタミンH₂受容体拮抗薬

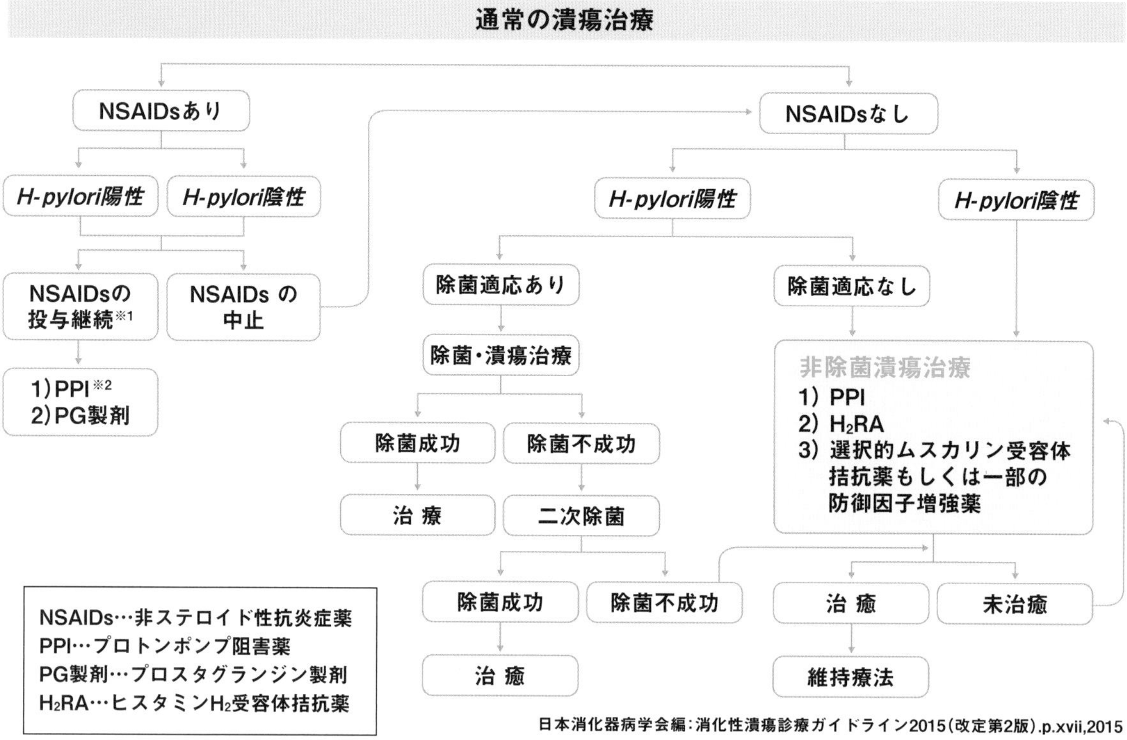

日本消化器病学会編:消化性潰瘍診療ガイドライン2015(改定第2版).p.xvii,2015

※1　本来は禁忌。NSAIDsを中止不能のため、やむを得ず投与する場合に限る。
※2　胃潰瘍は8週、十二指腸潰瘍は6週まで。

消化性潰瘍治療薬の種類

消化性潰瘍治療薬は大きく分類すると、攻撃因子である**胃酸を抑制する薬**（酸分泌抑制薬と制酸薬）と、**防御因子を増強する薬**があります（図4、表2）。

図4 消化性潰瘍治療薬の作用機序

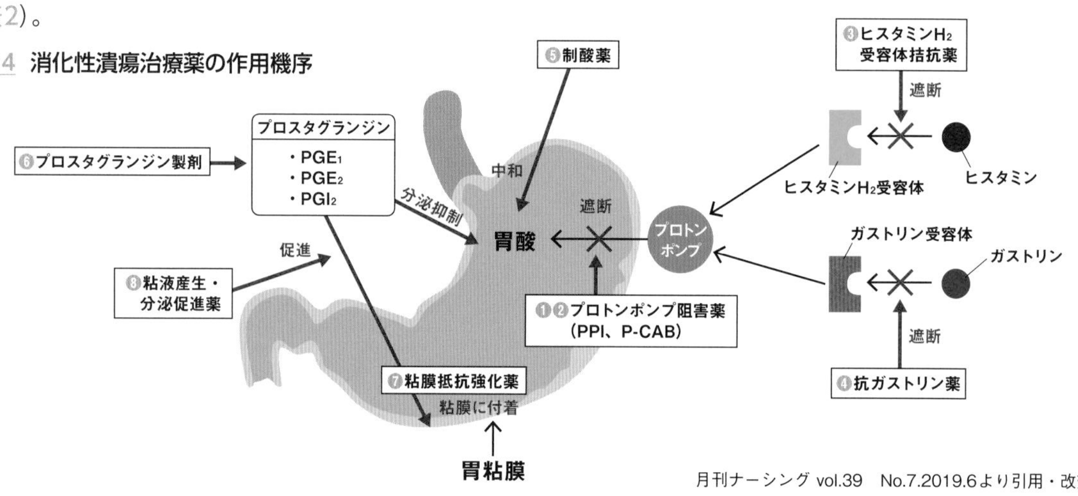

表2 代表的な消化性潰瘍治療薬

分類			一般名（代表的な商品名）	作用機序
攻撃因子を抑制する薬	酸分泌抑制薬	❶プロトンポンプ阻害薬（PPI）	オメプラゾール（オメプラール） エソメプラゾール（ネキシウム） ランソプラゾール（タケプロン） ラベプラゾール（パリエット）	胃粘膜壁細胞のH^+分泌の最終段階であるプロトンポンプ(H^+／K^+-ATPase)を阻害することで、酸分泌を抑制する
		❷カリウムイオン競合型アシッドブロッカー（P-CAB）	ボノプラザン（タケキャブ）	K^+に競合してH^+／K^+-ATPaseを阻害し、酸分泌を抑制する
		❸ヒスタミンH_2受容体拮抗薬	ファモチジン（ガスター） ラフチジン（プロテカジン）	胃粘膜壁細胞のH_2受容体を遮断し、酸分泌を抑制する ペプシン分泌抑制作用も有する
		❹局所麻酔薬	オキセサゼイン（ストロカイン）	胃幽門腺に存在するG細胞からのガストリン遊離を抑制することで酸分泌を抑制する 胃粘膜局所麻酔作用もある
	❺制酸薬		炭酸水素ナトリウム 酸化マグネシウム（マグミット）	胃酸を中和し、胃酸によるペプシノゲンの活性化を阻害し、ペプシンの消化力を抑制する
防御因子を増強する薬	防御因子増強薬	❻プロスタグランジン（PG）製剤	ミソプロストール（サイトテック）	PGを補充することで、粘液分泌促進作用、粘膜血流増加作用、酸分泌抑制作用を示す
		❼粘膜抵抗強化薬	スクラルファート（アルサルミン） ポラプレジンク（プロマック）	粘膜表面に付着し、保護層を形成する
		❽粘液産生・分泌促進薬	レバミピド（ムコスタ） テプレノン（セルベックス）	PGE_2・PGI_2産生促進作用などにより、粘液分泌促進作用、粘膜血流増加作用、酸分泌促進作用などを示す
		❾その他	スルピリド（ドグマチール）	粘膜血流の停滞を改善する 胃粘膜成分を増加させる

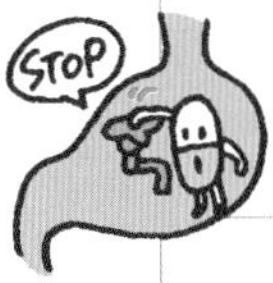

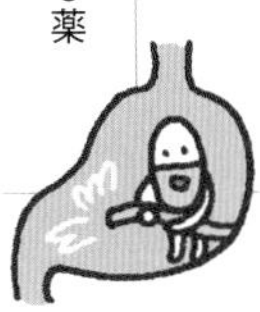

》酸分泌抑制薬

酸分泌抑制薬は、消化性潰瘍の治療薬として最も用いられている薬です。ここでは代表的なプロトンポンプ阻害薬（PPI）とヒスタミンH_2受容体拮抗薬について解説します。

①プロトンポンプ阻害薬
(Proton Pump Inhibitor：PPI)

PPIは、胃の壁細胞のプロトンポンプH^+/K^+-ATPaseに不可逆的に結合し、特異的に阻害することで強力な酸分泌抑制作用を発揮します。酸分泌抑制作用はH_2受容体拮抗薬よりも強力で、消化性潰瘍に対する初期治療の第1選択薬として位置づけられています。ボノプラザンもPPIの一種ですが、カリウムイオンに競合してプロトンポンプを可逆的に阻害することで作用を発揮するという作用機序の違いと、既存のPPIよりも作用時間が長い点から、ほかの薬と区別して「**カリウムイオン競合型アシッドブロッカー**（Potassium-Competitive Acid Blocker：**P-CAB**)」と呼ばれています（表2：❷)。

発生頻度は高くありませんが、主な副作用としては悪心、腹痛、便秘、腹部膨満および下痢などがあげられます。重大な副作用として、肝機能障害、血液障害、皮膚粘膜眼症候群（Stevens-Johnson症候群）などがあります。

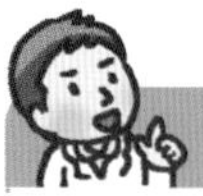

薬剤師が教える +αの知識

PPIの内服時に注意することは？

PPIの多くは酸に不安であるため、胃で溶けずに腸で溶けるようなコーティングがされています。錠剤を割ったりすりつぶしたりすると効果を発揮できなくなってしまいます。エソメプラゾール（ネキシウム）懸濁用顆粒分包は嚥下障害のある患者に有用ですが、とろみがついているため、チューブなどの細い管から投与すると閉塞の原因となることがあります。

②ヒスタミンH_2受容体拮抗薬

ヒスタミンH_2受容体拮抗薬は、胃の壁細胞にあるH_2受容体を競合的に阻害することで酸分泌を抑制します。H_2受容体拮抗薬の多くは腎排泄型であるため、腎機能低下患者には投与量を調節する必要があります。主な副作用として、下痢、頭痛、眠気、疲労、筋肉痛、便秘などがあげられ、重大な副作用としては血液障害、皮膚粘膜眼症候群などがあります。

» 防御因子増強薬

防御因子には、胃酸などの胃粘膜に障害を与えるものから胃を保護する作用を有するものと、粘膜血流や増殖因子などの胃粘膜損傷の早期修復・早期治癒促進に関与するものがあります。防御因子増強薬にはNSAIDs潰瘍に有効であるPG製剤と組織修復・粘膜保護薬があります。

» *H-pylori* 除菌療法

*H-pylori*除菌療法は酸分泌抑制薬である**PPI**または**P-CAB**に、一次除菌では**アモキシシリン**と**クラリスロマイシン**を、一次除菌不成功例では**アモキシシリン**と**メトロニダゾール**の抗菌薬２剤を併用する３剤併用療法です。アモキシシリンやクラリスロマイシンなどの抗菌薬は、酸性の環境下では除菌作用が低下します。PPIは、胃内pHを上昇させることで胃内での抗菌薬の安定性および除菌効果を高める目的で併用されます。キット製剤も発売されています。

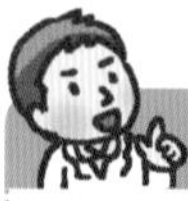

薬剤師が教える +αの知識

同時内服で効果が低下する薬剤があるの？

スクラルファートはアルミニウム、酸化マグネシウムはマグネシウムを含有しています。これらの金属成分を含有する薬はニューキノロン系抗菌薬、テトラサイクリン系抗菌薬などとの併用によりキレートを形成し、吸収を阻害します。そのため、これらの薬を併用する場合は2時間の間隔をあけて投与することが大切です。

表3 *H-pylori* 除菌療法

分類	酸分泌抑制薬	抗菌薬		キット製剤
一次除菌	ボノプラザン	アモキシシリン	クラリスロマイシン	ボノサップ
	ランソプラゾール			―
	ラベプラゾール			ラベキュアパック
二次除菌	ボノプラザン		メトロニダゾール	ボノピオン
	ランソプラゾール			―
	ラベプラゾール			ラベファイン

観察・ケアのポイント

PPIを*H-pylori*除菌補助目的で抗菌薬と併用している場合には、下痢や軟便、味覚異常などの副作用が発現する頻度が高くなります。また、H_2受容体拮抗薬はせん妄発症のリスク要因となることがあるため、注意が必要です。

患者の内服している薬を把握し、医療スタッフ間で情報共有しておくことが必要となります。

便秘治療薬

便秘とは

便秘とは、本来体外に排出すべき糞便を十分量かつ快適に排出できない状態を指します。日本における便秘の有病率は、60歳代までは女性が圧倒的に多く、70歳以上では加齢に伴う筋力の低下とともに男女とも非常に高くなっています。

月経前の女性はプロゲステロンが大腸の蠕動運動を抑えてしまうため、便秘になりやすい傾向があります。これにダイエットが加わると食事量の減少から排便を促す胆汁酸の分泌量が著しく減り、慢性便秘症を引き起こしやすくなります。

そのほか、薬の副作用によって発症する薬剤性便秘、神経疾患や内分泌疾患を原因とする症候性便秘など、原因は様々です。

便秘の分類と治療

便秘は器質性（大腸の形態的変化を伴うもの）と機能性（大腸の形態的変化を伴わないもの）に分けられます。さらに、器質性は「狭窄性」と「非狭窄性」に分けられ、非狭窄性と機能性は症状により「排便回数減少型」と「排便困難型」に分けられます（表1）。

表1　病状による便秘の特徴

排便回数減少型 排便回数が週に3回未満	**排便困難型** 直腸内の便を十分かつ、迅速に排出できない
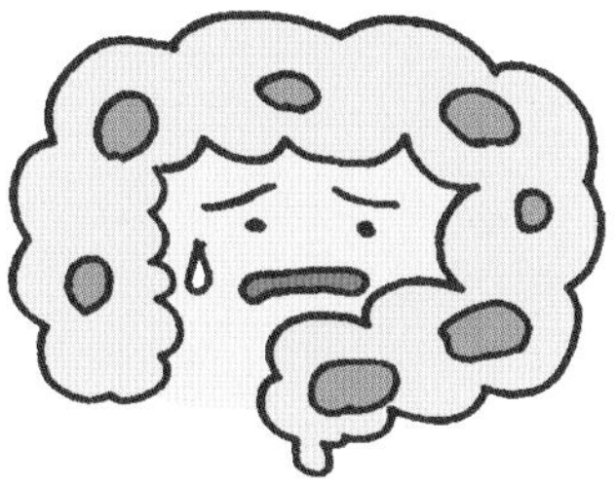	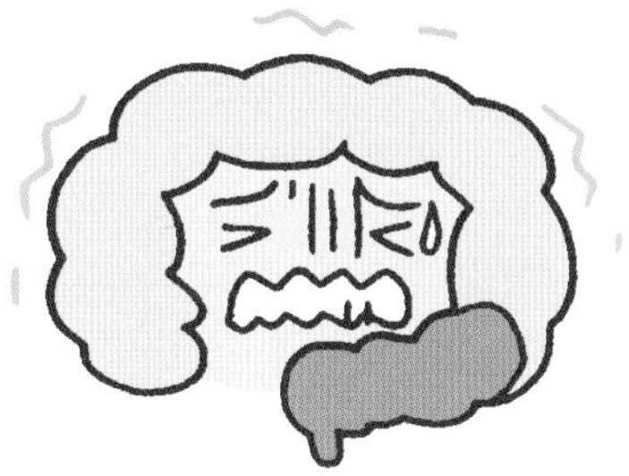
原因 大腸の動きが低下していること。食べる量が少なかったり、食物繊維が不足しているケースもある **患者さんの症状** 膨満感や腹痛を生じる	**原因** 直腸のセンサーの働きが低下し、便意を感じられなかったり、便意があっても直腸を十分に収縮できない **患者さんの症状** 残便感や1日に何回も排便をする分割排便に悩まされる

治療は生活習慣の改善、症状や食習慣、身体状態に応じて下剤を使い分けるほか、モニタリングしながら骨盤底筋の訓練を行うバイオフィードバック療法、摘便、肛門からぬるま湯を直腸に注入する逆行性洗腸法（経肛門的洗腸療法）などがあります。治療の目標は表2の便形状スケールで便秘の分類を評価します。

表2　便の種類（ブリストル便形状スケール）

タイプ	形状	
1	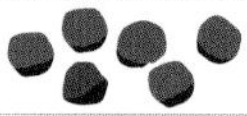	硬く、コロコロした兎糞状。排泄困難。
2	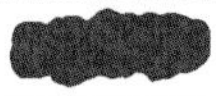	ソーセージ状で硬い。
3	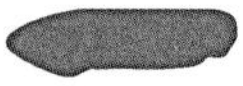	ソーセージ状で表面にひび割れがある。
4	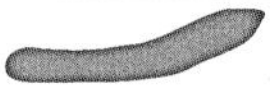	ソーセージ状で表面がなめらかでやわらかい。または、蛇のようにとぐろを巻いている。
5	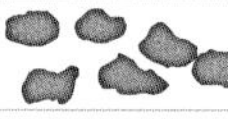	はっきりとしたしわがあり、半分固形でやわらかい。排泄が容易。
6	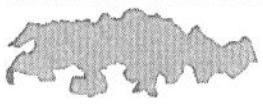	境界がほぐれ、形が定まっていないふにゃふにゃの小片。泥状。
7	全くの水状態	水様で固形物を含まない液体状。

便秘治療薬の種類と作用機序

便秘治療薬の作用機序は大きく分けて、①腸の動きを活発にして排便を促すもの、②腸内の水分を保ち、便をやわらかくする作用のものの２つに分けることができます。薬によっては両方の作用があるものもあり、ほかにも漢方薬、坐薬・浣腸薬などもあります（表3）。

表3　便秘治療薬の種類と作用機序

	分類		一般名（代表的な商品名）	作用機序
①腸の動きを活発にして排便を促す	大腸刺激性下剤		ピコスルファートナトリウム（ラキソベロン） ビサコジル（テレミンソフト坐剤）	腸内細菌によりジフェニル体となって大腸を刺激し、蠕動運動を促進させる
			センノシド（プルゼニド） センナ・センナジツ（アローゼン）	腸内細菌により活性化されてアントラキノンとなり、大腸を刺激して蠕動運動を促進させる
	膨張性下剤		ポリカルボフィルカルシウム（コロネル）	腸管内の水分を吸収し、ゲル化して膨張する
②腸内の水分を保ち、便をやわらかくする	浸透圧性下剤	塩類下剤	酸化マグネシウム（マグミット）	胃酸や膵液と反応し、腸内に重炭酸塩ができることで浸透圧を高め、腸管内に水分を吸引して内容物を軟化・増大させる
		糖類下剤	ラクツロース（ラグノスNF経口ゼリー）	腸内細菌によって分解されて生じる乳酸の浸透圧作用によって腸に水分を貯留させる
		ポリエチレングリコール製剤	マクロゴール4000（モビコール）	浸透圧効果により、腸管内の水分を増加させる
	上皮機能変容薬	クロライドチャネルアクチベーター	ルビプロストン（アミティーザ）	小腸の上皮細胞にあるクロライドチャネルに作用することで腸管内への水分分泌を促進する
		グアニル酸シクラーゼ刺激薬	リナクロチド（リンゼス）	
①と②の両方の作用を持つ		胆汁酸トランスポーター阻害薬	エロビキシバット（グーフィス）	胆汁酸の吸収を阻害することにより、結腸に胆汁酸が流入し、蠕動運動と分泌促進が起こる
その他	末梢性μ受容体拮抗薬		ナルデメジン（スインプロイク）	末梢性のμ受容体でオピオイドと拮抗する
漢方薬			大黄甘草湯 大建中湯	大黄には腸管運動促進作用がある 大建中湯は上行結腸排出能促進作用がある
浣腸薬・坐薬（直腸刺激性下剤）			グリセリン（グリセリン浣腸） 炭酸水素ナトリウム配合剤（新レシカルボン坐剤）	腸壁からの粘液と水分の排泄を促し、腸蠕動を促進する。グリセリンの粘滑性のため、排便が容易になる 炭酸水素ナトリウム配合剤は炭酸ガスを発生させ、蠕動運動を促進する

» 浸透圧性下剤

日本で使用頻度の高い薬です。刺激性下剤よりは長期投与による副作用が少ないものの、最もよく使用されるマグネシウム製剤では高齢者や腎機能低下患者における高マグネシウム血症が問題となります。

図1　浸透圧性下剤の作用機序

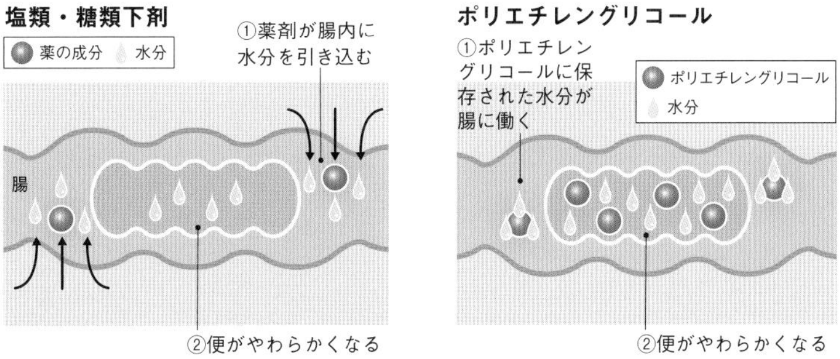
塩類・糖類下剤
薬の成分　水分
①薬剤が腸内に水分を引き込む
腸
②便がやわらかくなる
ポリエチレングリコール
①ポリエチレングリコールに保存された水分が腸に働く
ポリエチレングリコール
水分
②便がやわらかくなる

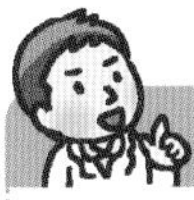

薬剤師が教える +αの知識

マグネシウム製剤内服時に注意すること

高齢者や腎臓機能が低下した患者では、体内のマグネシウムをうまく排泄できないことがあります。高マグネシウム血症となると悪心・嘔吐、口渇、血圧低下、徐脈、皮膚紅潮、筋力低下、傾眠などの症状が現れます。マグネシウム製剤の漫然とした投与による高マグネシウム血症の報告があることから、血清マグネシウム値の定期的なモニタリングが必要です。

» 大腸刺激性下剤

内服後数時間で効果が出現し、排便に直結する強い作用をもちます。腸管粘膜を刺激して蠕動を促進させて排便を促すとともに、水および電解質の分泌を促し、水分の腸管腔内貯留を促します。しかし、電解質異常や脱水、腹痛が生じやすく、長期にわたる連用・多用により、大腸の生理的な機能を障害する可能性があります。そのため、使用に際しては他種の下剤では改善しない場合に頓服や短期内服で用いて、過度の使用は避けるようにする必要があります。

» 上皮機能変容薬

ルビプロストン（アミティーザ）は腸管粘膜上皮細胞上の2型クロライドチャネル（ClC-2）刺激作用と腸液分泌促進作用の2つの作用により、便の水分含有量を増加させて軟化させます。副作用としては下痢や悪心、腹痛などがあります。また、妊婦や授乳婦への使用は禁忌です。

リナクロチド（リンゼス）はグアニル酸シクラーゼC受容体を活性化させ、細胞内でエネルギーを発生させます。そのエネルギーがクロライドチャネルに対して作用を発揮します。ルビプロストンとは違い、内服開始後の嘔気が少なく、便秘型過敏性腸症候群にも適応をもつのが特徴です。

胆汁酸は回腸のトランスポーターを介して体内に再吸収されていますが、**エロビキシバット（グーフィス）**はこのトランスポーターを特異的に阻害して、胆汁酸の再吸収を抑制するため、腸管内の胆汁酸が増え、腸の蠕動運動を活発化させます。副作用として、下痢や腹痛があります。

図2　大腸刺激性下剤の作用機序

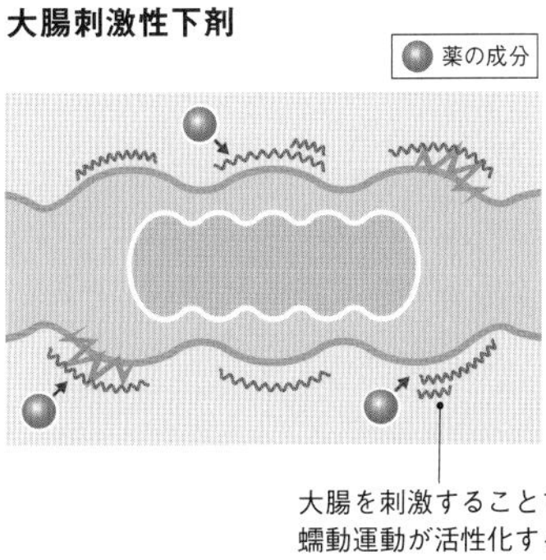
大腸刺激性下剤
薬の成分
大腸を刺激することで蠕動運動が活性化する

図3　上皮機能変容薬の作用機序

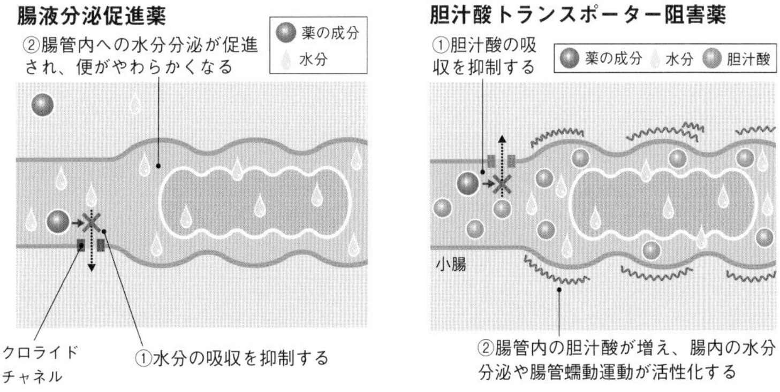
腸液分泌促進薬
薬の成分
水分
②腸管内への水分分泌が促進され、便がやわらかくなる
クロライドチャネル
①水分の吸収を抑制する
胆汁酸トランスポーター阻害薬
①胆汁酸の吸収を抑制する
薬の成分　水分　胆汁酸
小腸
②腸管内の胆汁酸が増え、腸内の水分分泌や腸管蠕動運動が活性化する

» 漢方薬

大黄甘草湯は大黄と甘草が構成成分であり、大黄は腸管蠕動促進効果、甘草は腸管収縮に伴う疼痛を緩和する作用があります。

大建中湯は山椒、人参、膠飴、乾姜が構成成分であり、体を温める方向に作用する生薬が配合されています。腸管運動が抑制されている場合には山椒と膠飴で運動を促進し、運動が過度になっている場合には人参と乾姜で腸管蠕動を適切に保つことができます。

» 末梢性μ受容体拮抗薬

麻薬性鎮痛薬などのオピオイドはμ受容体を介して薬理作用を発現しますが、μ受容体は中枢神経系だけでなく消化管運動を調節する腸管神経系にも広く分布しています。オピオイドは、胃・小腸・大腸の蠕動の低下、膵液や胆汁分泌の低下、小腸および大腸での水分吸収の促進、肛門直腸感受性の低下と肛門括約筋の緊張に働き、頑固な便秘を引き起こします。

ナルデメジン（スインプロイク）は中枢のオピオイド受容体には作用せず、末梢におけるμ受容体に結合してオピオイドと拮抗します。そのため、オピオイドの鎮痛作用に影響せず、オピオイド誘発性便秘症（OIC）の改善に有効です。副作用としては激しい下痢や腹痛、悪心・嘔吐、食欲減退、倦怠感があります。

図4 末梢性μ受容体拮抗薬の作用機序

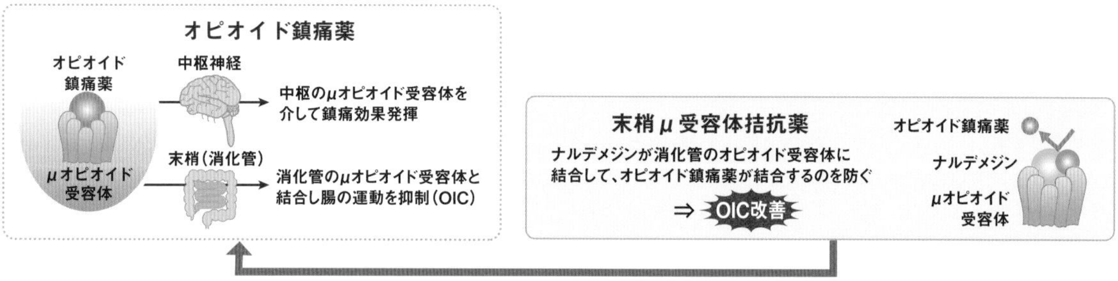

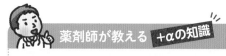

観察・ケアのポイント

便秘治療薬を内服して下痢になってしまうと、薬をすべてやめてしまったり、逆に効果がないと薬を過剰に使用してしまいがちです。下痢に対しては薬をやめてしまうのではなく、減量するとちょうどよくなることがあること、効果が認められない場合は、躊躇せずに大腸刺激性下剤を頓服で用いるとよいことを伝えると満足が得られます。

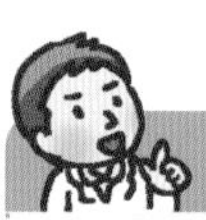

薬剤師が教える +αの知識

浣腸実施時の体位

浣腸実施時の体位は直腸結腸の走行から、左側臥位が最も適切です。立位では腹圧がかかることで直腸前壁の角度が鋭角になり、カテーテルの先端が直腸前壁に当たりやすく、穿孔する危険があります。また、ストッパー付の浣腸では、ストッパーが直腸内に入り込まないよう、注意が必要です。

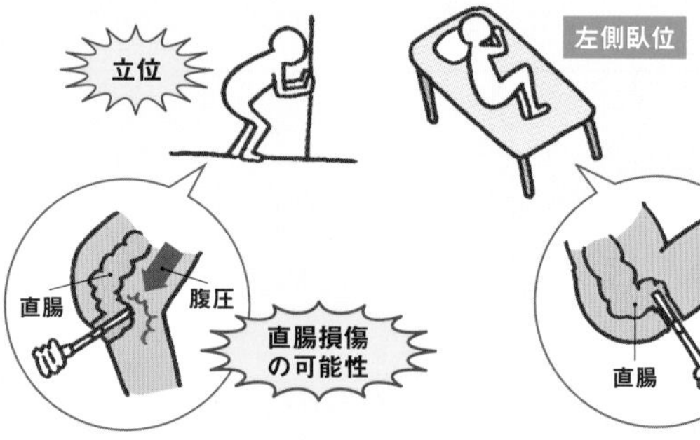

下痢治療薬

下痢の原因と治療

下痢とは、水分を多く含んだ糞便を頻回に排泄する状態をいいます。水分を多く含んだ糞便とは、ブリストル便形状スケール（P.74参照）のタイプ6、7が該当します。排便回数が多くても、正常な水分の場合は、「便頻回」として区別されます。

下痢は、何らかの原因で腸における水分吸収が低下または腸粘膜からの水分分泌が増加することで起こります。下痢の治療は、患者の苦痛を減らすだけでなく、脱水や電解質異常を防ぐためにも重要です。下痢の治療には原因の治療と対症療法がありますが、下痢の原因は多岐にわたるため、原因が特定されるか原因の治療が奏功するまでは、しばしば対症療法が行われます。

薬を使用する前のチェック

» 原因を探る

①下痢を起こしやすい薬を使用していないか

薬の副作用で生じている場合は、可能であれば中止して経過を確認します。下痢を起こしやすい薬を表1に示します。

②下痢がどれくらい続いているか

3週間以上続く下痢は、潰瘍性大腸炎、クローン病、過敏性腸症候群などの慢性疾患が原因となっている可能性があります。

③抗菌薬を使用していないか

抗菌薬の投与により善玉菌が減少し、悪玉菌が増加します。下痢便より*Clostridioides difficile*が検出された際は、早急な対応が必要となります。

» 重症化しないための対症療法

①水分摂取

便が緩くなるのを恐れて水分を摂らないと、脱水を起こすため、水分摂取を促しましょう。点滴で補うこともあります。

②食事の工夫

消化のよい食事(お粥、うどん)を勧めましょう。アルコール、カフェイン、辛いもの、冷たいものは避けるようにします。

③薬で対処

薬を使用する際は、下痢治療薬の種類と注意点を参照し、慎重に用います。

表1　下痢を起こしやすい薬

		薬
水様性下痢	浸透圧性下痢	酸化マグネシウム、ラクツロース、α-グルコシダーゼ阻害薬（ボグリボース、ミグリトール）など
	分泌性下痢	センナ、ピコスルファートナトリウム　など
	腸管運動異常性下痢	イリノテカン、モサプリド、エリスロマイシン、大建中湯、チクロピジン　など
炎症性下痢		抗菌薬（第3・4セフェム系、ペニシリン系、カルバペネム系）、プロトンポンプ阻害薬、NSAIDs、抗がん薬（イリノテカン、5-FU、シスプラチン、メトトレキセート）、分子標的治療薬（EGFR阻害薬、mTOR阻害薬、抗ヒトPD-1抗体、チロシンキナーゼ阻害薬）など
脂肪便		メトホルミン、コレスチラミン、コルヒチン、抗ウイルス薬　など

下痢治療薬の種類と注意点

» 下痢治療薬の種類

下痢治療薬は大きく分けて**おなかの調子を整える薬**（**整腸薬**）と、**下痢を止める薬**（**止瀉薬**）の2つに分類されます。下痢は異物を排泄しようとする体の防御反応であるため、下痢を止めることでかえって回復が遅れることがあります（特に感染性下痢の場合）。そのため、止瀉薬は感染性下痢が否定されるまで使用を控えます。下痢治療薬により便秘が出現した場合は止瀉薬を中止し、状況に合わせて整腸薬の使用を検討します。

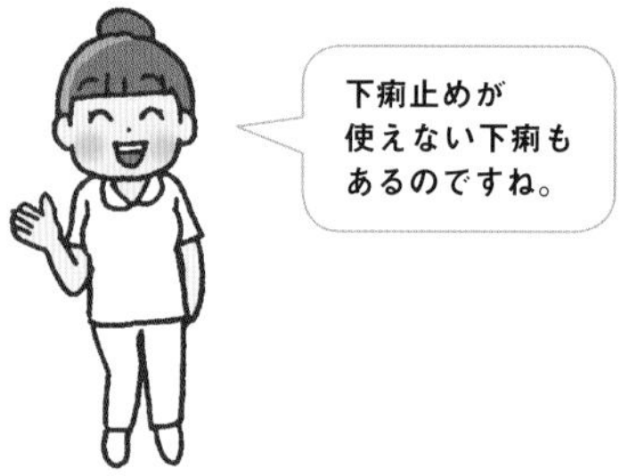
下痢止めが
使えない下痢も
あるのですね。

表2　下痢治療薬の一覧

分類	種類		作用機序	代表的な商品名
整腸薬	乳酸菌製剤		腸内で異常増殖した細菌を正常化し、腸の機能を整える	ビオフェルミン ラックビー ミヤBM ビオスリー
	耐性乳酸菌製剤		抗菌薬併用下でも効果が失われにくい乳酸菌製剤	ビオフェルミンR ラックビーR
止瀉薬	腸管蠕動抑制薬	μ受容作動薬	腸管のμ受容体に結合し、アセチルコリンの遊離を抑制し腸管運動を抑制する	ロペミン アヘンチンキ モルヒネ
		抗コリン薬	腸管平滑筋上のM_3受容体を遮断し、腸管運動を抑制する	ブスコパン
	収斂薬		腸粘膜表面に膜を作り、刺激性物質から腸を保護する	タンナルビン
	吸着薬		毒素や過剰な水分、粘液を吸着して炎症を防ぐ	アドソルビン ガスコン
	殺菌薬		悪玉菌による毒素の産生を抑制する	フェロベリン

» 下痢治療薬の注意点

①乳酸菌製剤

- 吸湿性が高いため、湿度の低い場所に保存します。
- 耐性乳酸菌製剤は抗菌薬併用下でも効果が失われないように開発された薬であるため、抗菌薬を使用していない患者への使用は適応外となります。
- ラックビーR散は牛乳アレルギーのある患者には使用できません。

②ロペラミド（ロペミン）

- 収斂薬のタンニン酸アルブミンや吸着薬のケイ酸アルミニウムとの併用で、効果が減弱します。

③タンニン酸アルブミン（タンナルビン）

- 牛乳アレルギーのある患者には使用できません。
- 鉄剤と一緒に使用すると、効果が減弱します。

④天然ケイ酸アルミニウム（アドソルビン）

- 同時に使用すると一部の抗菌薬（テトラサイクリン系、ニューキノロン系）の効果が減弱します。

制吐薬

悪心(おしん)・嘔吐(おうと)とは

悪心とは心窩部や前胸部のムカムカとした不快感で、吐き気を指す自覚症状です。嘔吐とは胃の内容物が急激に口腔外に吐き出される状態のことで、悪心を伴うことが多いのが特徴です。悪心・嘔吐は通常、唾液分泌亢進、冷汗、顔面蒼白、めまい、頻脈などの自律神経症状を伴います。悪心・嘔吐が起こる機序は、様々な原因により**嘔吐中枢**（VC）や**化学受容器引き金帯**（CTZ）が刺激されることで、胃や横隔膜、腹筋などの協調運動が促進され、嘔吐を引き起こします。

- 嘔吐中枢（VC）
  脳の延髄にあり、嘔吐を制御する主要な場所
- 化学受容器引き金帯（CTZ）
  第4脳室底部にある神経細胞で、様々な催吐性刺激を受ける場所

図1　嘔吐のしくみ

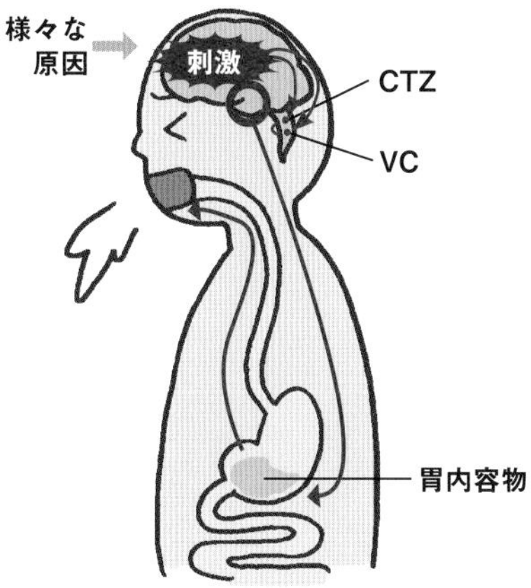

嘔吐の分類

嘔吐は表1に示すとおり、「中枢性嘔吐」と「末梢性嘔吐」に分類されます。

表1　嘔吐の分類

分類	嘔吐刺激の原因
中枢性嘔吐 嘔吐中枢が直接刺激されて起こる嘔吐のこと。 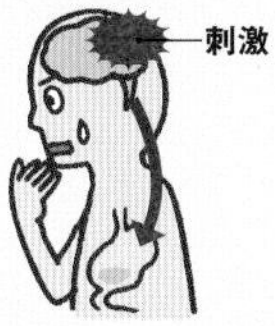	■機械的刺激 脳圧亢進、脳卒中など
	■化学的刺激 薬（抗がん薬、オピオイド、ジギタリス製剤、経口避妊薬など）、 感染症、代謝異常（腎不全、肝不全、高カルシウム血症、低カリウム血症など）など
	■精神的刺激 ストレス、うつ病など
	■感覚的刺激 悪臭など
末梢性嘔吐 迷走神経や交感神経を介し、間接的に嘔吐中枢が刺激されて起こる嘔吐のこと。 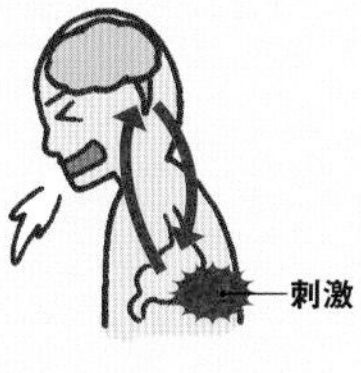	■消化器疾患 胃腸炎、腸閉塞、急性膵炎、胆石症、腹膜炎など
	■婦人科疾患 卵巣嚢腫、月経前症候群（PMS）など
	■心疾患 狭心症、心筋梗塞など
	■泌尿器疾患 尿路結石、腎盂腎炎など
	■耳鼻科疾患 中耳炎、メニエール病など
	■その他 乗り物酔い、咳嗽や異物による口腔・咽頭での刺激

制吐薬の種類

制吐薬は、**ヒスタミンH_1受容体遮断薬、ドパミンD_2受容体拮抗薬、セロトニン5-HT_3受容体拮抗薬、ニューロキニンNK_1受容体拮抗薬**が主に使用されています。ここでは、ドパミンD_2受容体拮抗薬、ヒスタミンH_1受容体遮断薬について解説します。セロトニン5-HT_3受容体拮抗薬、ニューロキニンNK_1受容体拮抗薬については、P.127からの「がん化学療法」を参考にしてください。

表2　制吐薬の種類

分類	一般名（代表的な商品名）	作用機序	主な適応
ドパミンD_2受容体拮抗薬	ドンペリドン（ナウゼリン） メトクロプラミド（プリンペラン） イトプリド（ガナトン） フェノチアジン系抗精神病薬	化学受容器引き金帯や消化管のD_2受容体へのドパミンの結合を阻害する。	消化器疾患による嘔吐や、抗がん薬やオピオイドなどによる嘔吐
ヒスタミンH_1受容体拮抗薬	ジフェンヒドラミンサリチル酸塩・ジプロフィリン（トラベルミン）	嘔吐中枢のH_1受容体へのヒスタミンの結合を阻害する。	動揺病、メニエール症候群に伴う悪心・嘔吐・めまい
セロトニン5-HT_3受容体拮抗薬	グラニセトロン（カイトリル） ラモセトロン（ナゼア） パロノセトロン（アロキシ）	化学受容器引き金帯や消化管の5-HT_3受容体へのセロトニンの結合を阻害する。	抗がん薬による嘔吐
ニューロキニンNK_1受容体拮抗薬	アプレピタント（イメンド） ホスアプレピタント（プロイメンド）	化学受容器引き金帯や嘔吐中枢のNK_1受容体へのサブスタンスPの結合を阻害する。	抗がん薬による嘔吐

» ドパミンD_2受容体拮抗薬

ドパミンD_2受容体拮抗薬は、化学受容器引き金帯（CTZ）のD_2受容体を遮断することで中枢性嘔吐を抑制する作用と、上部消化管のD_2受容体に対する拮抗作用により消化管運動を亢進し、末梢性嘔吐を抑制する作用があります。

ドパミンD_2受容体拮抗薬の代表的な薬は表3のとおりです。**ドンペリドン**は内服薬と坐薬、**メトクロプラミド**は内服薬と注射薬、**イトプリド**は内服薬、フェノチアジン系抗精神病薬は内服薬と注射薬があり、幅広く使用されています。フェノチアジン系抗精神病薬（クロルプロマジン、プロクロルペラジン）は消化管のD_2受容体に対する作用がないことが特徴です。主な副作用として、錐体外路症状*1、高プロラクチン血症*2があげられるほか、悪性症候群や抗コリン作用にも注意が必要です。

表3　主なドパミンD_2受容体拮抗薬

- ドンペリドン（ナウゼリン錠）
- メトクロプラミド（プリンペラン錠）
- イトプリド（ガナトン錠）
- クロルプロマジン（ウインタミン錠、コントミン錠）
- プロクロルペラジン（ノバミン錠）

※カッコ内は主な商品名

＊1　錐体外路症状：手足が震える、動作が鈍くなる、目が上を向いたままになる、舌が出たままになる、足がむずむずする、などの運動症状。
＊2　高プロラクチン血症：乳腺の発達を促進し、乳汁を分泌させる働きをもつプロラクチンの血中濃度が、授乳期間中でもないのに高値を示すこと。

図2　ドパミンD_2受容体拮抗薬の作用機序

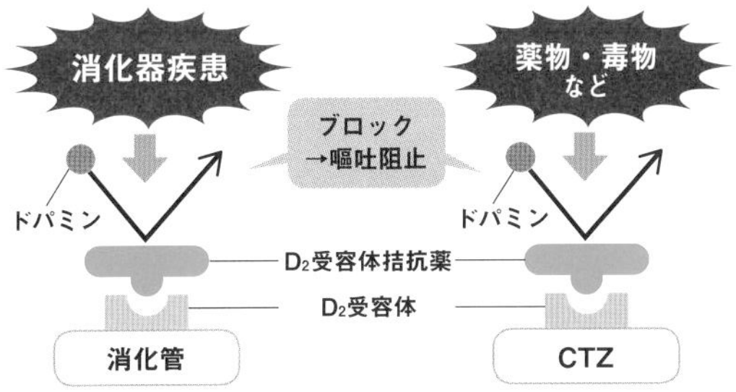

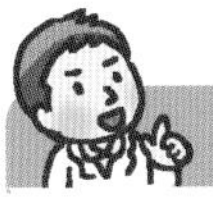

薬剤師が教える ＋αの知識

ドンペリドンの内服薬と坐薬の違い

D_2受容体拮抗薬ドンペリドンには内服薬と坐薬がありますが、用法・用量が異なります。

通常、薬は小腸で吸収されますが、内服薬は吸収される前に、胃壁にあるD_2受容体にも作用して制吐作用を示します。薬の投与後最大血中濃度に到達する時間（Tmax）も、内服薬は約0.5時間、坐薬は約2時間で、内服薬のほうが早く効果を示します。さらに坐薬は直腸から吸収されるため胃壁へ直接作用することは不可能で、内服薬のほうが作用発現が早く、投与量が少なくてすむといわれます。

» ヒスタミンH_1受容体拮抗薬

ヒスタミンH_1受容体拮抗薬は、嘔吐中枢（VC）のH_1受容体を遮断して中枢性嘔吐を抑制します。主に体動や乗り物酔いによる嘔吐に使用します。副作用は口渇や眠気、倦怠感などです。

なお、ヒスタミンH_1受容体拮抗薬で主に使用されている**ジフェンヒドラミンサリチル酸塩・ジプロフィリン（トラベルミン）**は、適応症が限られているので注意が必要です。

表4　主なヒスタミンH_1受容体拮抗薬

- プロメタジン（ヒベルナ錠、ピレチア錠）
- ジフェンヒドラミンサリチル酸塩・ジプロフィリン（トラベルミン錠）

※カッコ内は主な商品名

図3　ヒスタミンH_1受容体拮抗薬の作用機序

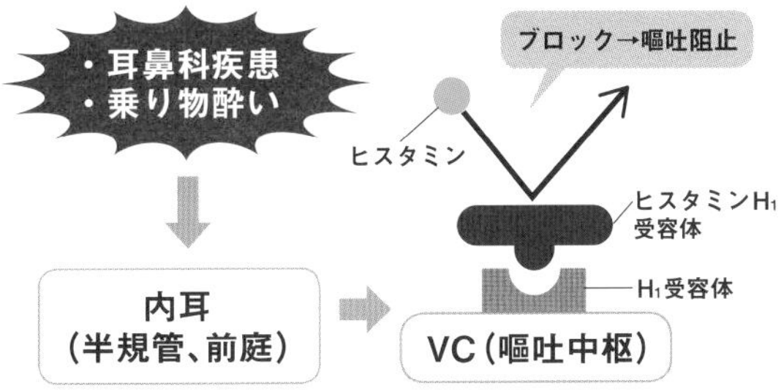

観察・ケアのポイント

悪心・嘔吐は、食べすぎ、飲みすぎ、ストレス、乗り物酔いなど日常生活の中で起こるものから、薬の副作用や病気など、様々な原因が考えられます。原因によって使用する薬も異なる場合があるため、悪心・嘔吐の発症状況や既往歴、薬の使用歴などを確認し、原因を探ることが重要です。また、便秘が悪心・嘔吐に影響を及ぼす場合もあるため、便秘が原因になっている場合は排便管理を行います。

腎機能が低下している高齢者や小児では、制吐薬により副作用を起こすことがあります。大量に嘔吐した場合は水分や電解質が失われて脱水や電解質異常に陥る可能性があり、不整脈にも注意が必要です。

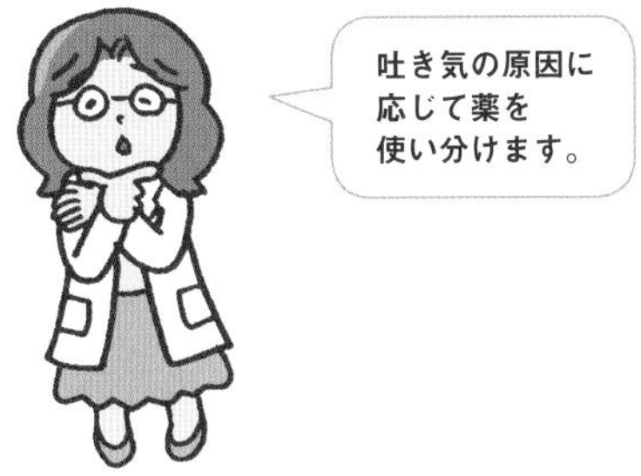

気管支喘息・COPD治療薬

気管支喘息とは

気管支喘息とは、気道が慢性的に炎症を起こしている状態を指し、アレルギー原因物質、感冒、運動、天候などによって容易に発作が誘発されます。発作が生じると一過性に気道が狭くなり、呼吸をするときにゼーゼーと音がする喘鳴、息切れ、咳、締めつけられるような苦しさを感じる胸部絞扼感胸などが起こります。

軽度なときは自然に、または薬の使用によりすぐに改善しますが、発作を繰り返すと気道壁が徐々に硬くなり（**リモデリング**）、発作を起こしやすくなります。重症患者では、発作をきっかけに窒息を起こし、喘息死に至ることがあります。

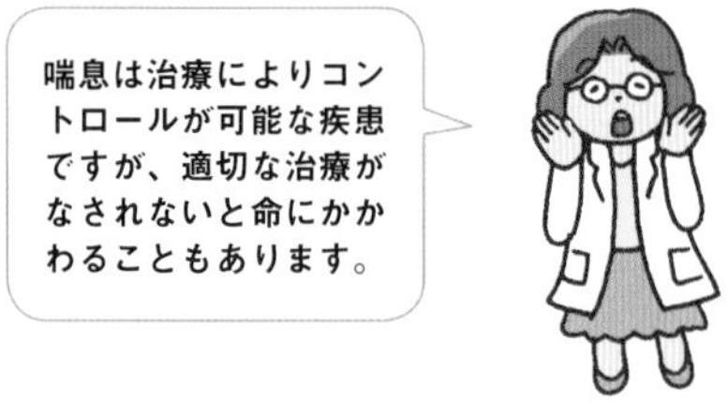

喘息は治療によりコントロールが可能な疾患ですが、適切な治療がなされないと命にかかわることもあります。

図1　気管支喘息の病態

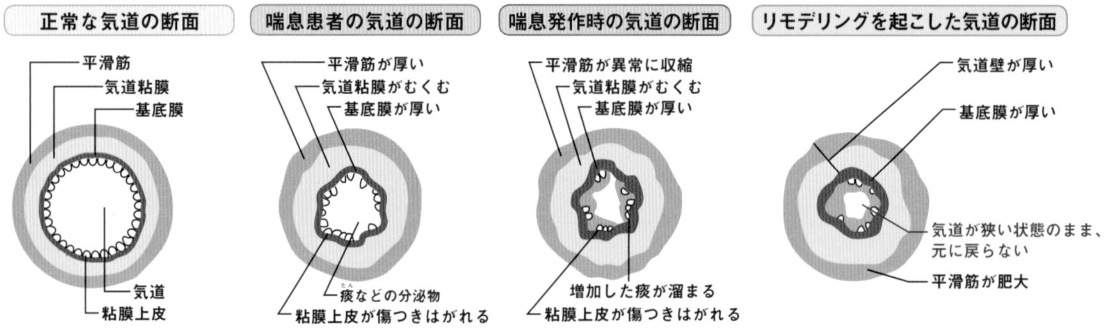

気管支喘息の治療

気管支喘息患者は、治療によって限りなく正常に近い呼吸機能を得て、健常人と変わらない生活を送ることが目標となります（表1）。

気管支喘息の治療は、薬物療法が中心となります。薬物療法以外では、熱によって気管支平滑筋を縮小させ、気道が狭くなるのを抑制する「気管支熱形成術（気管支サーモプラスティ）」、アレルギー原因物質を投与し、症状を改善させる「アレルゲン免疫療法」があります。

気管支喘息治療薬は、**長期管理薬（コントローラー）**と**発作治療薬（リリーバー）**に分けられます（表2）。治療の基本は、気道の炎症を抑えるコントローラーです。作用機序別ではステロイド、気管支拡張薬（抗コリン薬、β_2刺激薬、キサンチン誘導体）、ロイコトリエン拮抗薬、生物学的製剤をそれぞれの治療ステップに応じて使用します。

表1　喘息の管理目標

症状のコントロール （発作や喘息症状がない状態を保つ）	・気道炎症を抑える ・正常な呼吸状態を保つ
将来のリスク回避	・呼吸機能を維持する ・喘息死を回避する ・治療薬の副作用を回避する

喘息予防・管理ガイドライン2018より

表2 気管支治療薬の種類

発作治療薬（リリーバー）	長期管理薬（コントローラー）
・点滴ステロイド ・経口ステロイド ・短時間作用型β_2刺激薬 ・キサンチン誘導体（経口・静注）	・吸入ステロイド ・経口ステロイド ・ロイコトリエン拮抗薬 ・抗アレルギー薬 ・キサンチン誘導体（経口） ・長時間作用型β_2刺激薬（吸入、貼付、経口）

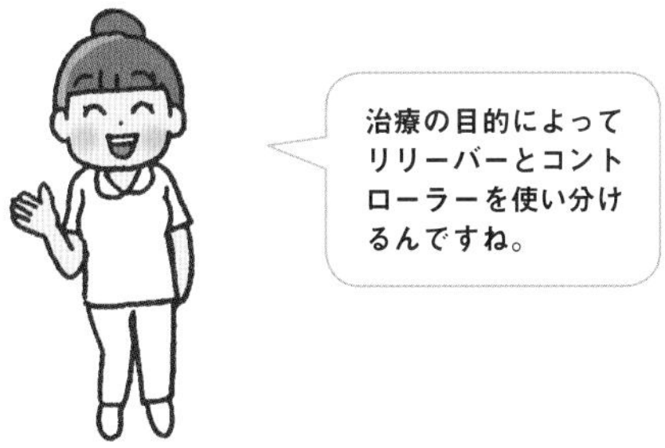
治療の目的によってリリーバーとコントローラーを使い分けるんですね。

ステロイド

》吸入ステロイド（ICS）

気管支喘息治療において最も効果的な抗炎症効果があります。局所作用のため全身的な副作用が少ないといわれていることから、気管支喘息治療の中心的な薬です。

吸入ステロイドは外用剤のため、内服・注射のステロイド薬に比べて全身性の副作用はかなり少ないものの、吸入後に口腔内に残った薬をそのままにしていると嗄声（声枯れ）、口腔・咽頭カンジダ症（真菌による感染症）を発症することがあります。吸入後には必ずうがいをするよう、指導することが重要です。

》経口ステロイド

経口ステロイドは重症持続型の場合に使用されます。経口ステロイドの使用は短期間投与が原則であり、症状のコントロールがつき次第、時間をかけて徐々に減量していきます。減量時には症状の再燃や離脱症状、副腎不全などの発現に注意が必要です。

》点滴ステロイド

喘息発作時、短時間作用型β_2刺激薬（メプチンエアーなど）を使用しても改善が得られない場合に投与されます。吸入、経口ステロイドと比べてかなり高用量になるため、副作用の確認が重要になります。

図2 ICSの作用機序

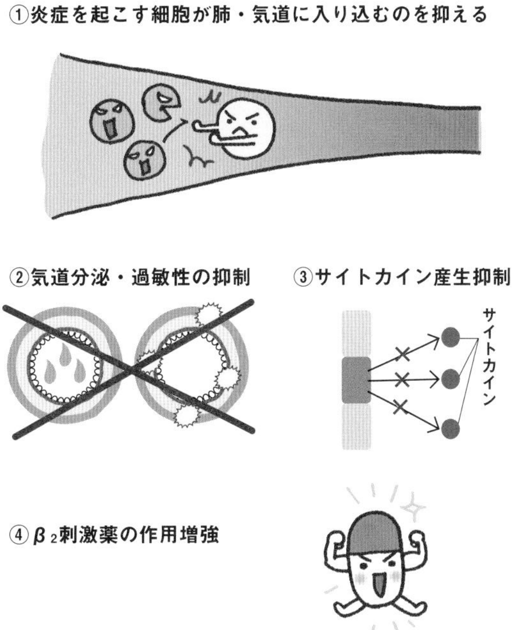
①炎症を起こす細胞が肺・気道に入り込むのを抑える
②気道分泌・過敏性の抑制
③サイトカイン産生抑制
サイトカイン
④β2刺激薬の作用増強

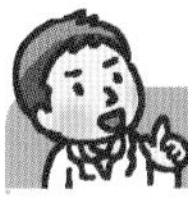

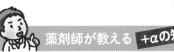

薬剤師が教える +αの知識

点滴ステロイドとアスピリン喘息

点滴ステロイドはリン酸エステル型、コハク酸エステル型に大別されます。コハク酸エステル型ステロイドはNSAIDs喘息（アスピリン喘息）を悪化させるといわれています。点滴でのステロイド加療を行う際はアスピリン喘息の有無を確認することがとても大切です。

コハク酸エステル型の点滴ステロイドには、ヒドロコルチゾン（ハイドロコートン、ソル・コーテフ）、メチルプレドニゾロン（ソル・メドロール、ソル・メルコート）などがあります。

気管支拡張薬

気管支拡張薬には**β₂刺激薬、抗コリン薬、キサンチン誘導体**があり、気管支平滑筋が収縮するプロセスの中で異なる作用点に影響します（図3）。

β₂刺激薬、抗コリン薬は作用時間によって2種類に分類されます。長時間作用型は「コントローラー」と呼ばれ、毎日定期的に使用することで発作を予防し、短時間作用型は「リリーバー」と呼ばれて発作時に吸入します（表3）。

図3　気管支拡張薬の作用機序

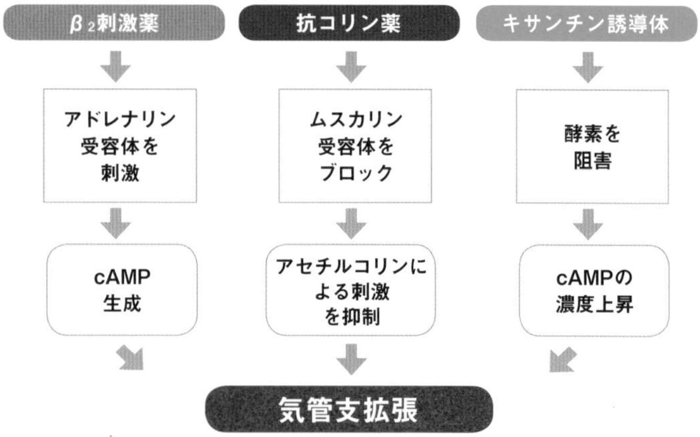

表3　コントローラーとリリーバー

	β₂刺激薬（β2 Agonist）	抗コリン薬（Muscarinic Antagonist）
長時間作用型（Long Acting）	LABA	LAMA
短時間作用型（Short Acting）	SABA	SAMA

» β₂刺激薬（LABA／SABA）

気管支にあるβ₂受容体はアドレナリンによって刺激され、気管支を広げます。β₂刺激薬がアドレナリン受容体を刺激することで、気管支平滑筋の収縮を抑える3'-5'-アデノシン一リン酸（cAMP）がつくられ、結果として気管支が広がります。

また、気道での繊毛運動を促し、気道分泌液を排泄させる作用もあります。β受容体は心臓、骨格筋にもあります。そのため副作用として動悸、頻脈、振戦が生じる可能性があります。

表4　主なβ₂刺激薬（吸入薬以外）

LABA
- ツロブテロール（ホクナリン）

SABA
- サルブタモール（ベネトリン）
- プロカテロール（メプチン）

※カッコ内は主な商品名

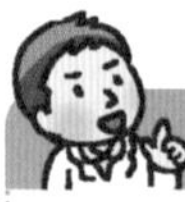

薬剤師が教える +αの知識

全身作用のテープ剤

テープ剤というとNSAIDsのように痛みの部位にのみ効果を発揮するものと考えがちですが、ツロブテロール（ホクナリン）テープは皮膚からゆっくり吸収されて、皮膚の下にある血管に入り、血液の流れで気管支まで運ばれることで、気管支を広げます。つまり、テープ剤でありながら全身作用があるという特徴がある薬です。

» 抗コリン薬（LAMA／SAMA）

気管支にあるムスカリン受容体はアセチルコリンによって刺激され、気管支平滑筋を収縮させます。抗コリン薬はムスカリン受容体をブロックし、アセチルコリンによる刺激を受けないようにし、気管支の収縮を抑制します。ムスカリン受容体は消化管、膀胱などにもあります。そのため副作用として口渇、便秘、頻尿などが生じる可能性があります（代表的な薬はP.87参照）。

» キサンチン誘導体

気管支平滑筋を拡げる働きをもつcAMPは酵素によって分解され消失します。キサンチン誘導体はcAMPの分解を担う酵素を阻害することでcAMPの濃度を増やし、気管支を拡張させます。

アミノフィリンの点滴は発作時に使用します。

テオフィリンは長期管理薬としてしか使用でき

ませんが、徐放錠があり、これらは1日1回の内服でよいためアドヒアランスが維持しやすいという利点があります。一方で有効血中濃度が狭く、また血中濃度が遺伝的要素、生活習慣、併用薬によって変動しやすい薬です。中毒域に達していないか、血中濃度・症状からモニタリングする必要があります。

図4 テオフィリンの中毒症状

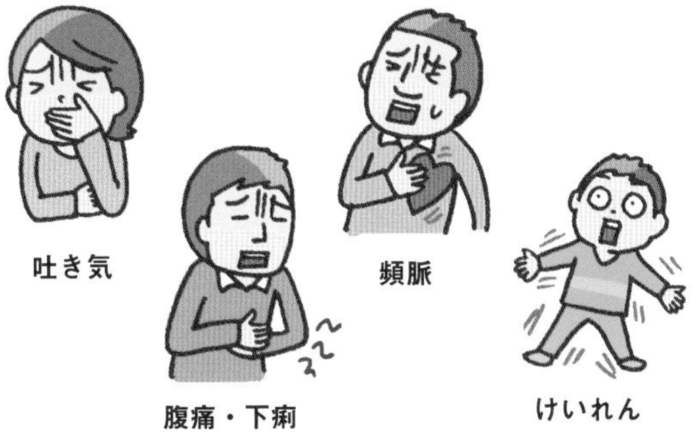
吐き気
頻脈
腹痛・下痢
けいれん

表5 主なキサンチン誘導体

- アミノフィリン（ネオフィリン注,錠）
- テオフィリン（テオドール、テオロング、ユニフィル）

※カッコ内は主な商品名

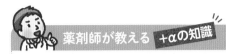

薬剤師が教える +αの知識

喘息治療中の禁煙の重要性

タバコの煙はアレルギー反応を引き起こし、喘息発作の原因となるため、喘息治療時は禁煙が重要とされています。タバコの影響はそれだけでなく、治療そのものの妨げにもなります。

テオフィリンは肝臓のCYP1A2という代謝酵素で代謝され、効果を失います。喫煙中はCYP1A2が増えるためテオフィリンの代謝が促進され、テオフィリンの効果が期待できなくなってしまいます。また、途中で禁煙した際に急激にテオフィリンの濃度が上昇し中毒を引き起こす可能性があります。そのため、禁煙は疾患・治療の2つの側面から、とても重要なのです。

ロイコトリエン拮抗薬

炎症刺激が生じると、生体内ではロイコトリエンという生理活性物質がつくられます。このロイコトリエンが気管支平滑筋のロイコトリエン1受容体に結合することで、炎症による気道収縮が生じます。

ロイコトリエン拮抗薬はロイコトリエン受容体に結合し、炎症反応が気管支平滑筋へ伝わるのを防ぎます。また、ICSと併用することでICSの効果を高める作用があるとされています。

表6 主なロイコトリエン拮抗薬

- モンテルカスト（キプレス、シングレア）
- プランルカスト（オノン）

※カッコ内は主な商品名

生物学的製剤（抗体製剤）

近年は、高用量ICSに他剤を併用しても効果が得られない気管支喘息に対し、生物学的製剤（抗体製剤）が使用されます。抗体製剤は標的に特異的に結合するため、効かせたい部位、物質に対してピンポイントで作用することができますが、すべて注射剤のため、2～4週間ごとの皮下投与が必要です。これらの薬はヒト化されており、できる限りヒトの抗体に近づけた構造となっていますが、完全ではなく、投与後に体内で異物として認識されることがあるため、アレルギー反応に注意します。また、他剤に比べて非常に高額です。

表7 主な生物学的製剤

- オマリズマブ（ゾレア）
- メポリズマブ（ヌーカラ）
- ベンラリズマブ（ファセンラ）
- デュピルマブ（デュピクセント）

※カッコ内は主な商品名

COPD（慢性閉塞性肺疾患）とは

COPDは、従来、慢性気管支炎や肺気腫と呼ばれていた疾患の総称です。タバコを主とする有害物質を長期に吸入曝露することで生じた肺の炎症性疾患のことを指し、気管支拡張薬を使用しても1秒率*1（FV1％）が70％未満である場合に診断されます。

軽度のCOPDでは、症状が咳・痰などで、風邪と区別がつきにくいこともあります。重症になると気管が狭くなって呼吸が苦しくなったり（無意識に口すぼめ呼吸をするようになる）、チアノーゼが出現することもあります。気管支喘息とは異なり、治療によって完全に正常状態まで回復することのない進行性疾患です。

COPDの治療

気管支喘息とは異なり、COPDは進行性の疾患のため、「悪化を防ぐこと」が目標になります。COPD患者は喫煙者、高齢者に多く、併存疾患も多く抱えています。そのため、全身の管理が必要になります。

特に、気管支喘息との合併はCOPD患者の20～40％を占めるといわれており、予後をさらに悪化させる因子となります。

治療は気管支喘息と同様にICS、LABA、LAMAなどの薬物療法が中心になります（それぞれの立ち位置は気管支喘息とは少し異なります）。喫煙は呼吸機能の悪化の要因となるため、禁煙が前提であることは変わりません。また、COPDは感染を契機として重症化しやすいため、インフルエンザや肺炎球菌等のワクチン接種が推奨されます。

表8　COPDの管理目標

現状の改善	・症状およびQOLの改善 ・運動耐用能と身体活動性の向上および維持
将来のリスクの低減	・増悪の予防 ・全身併存症および肺合併症の予防・診断・治療

COPD診断と治療のためのガイドライン2018より

気管支喘息・COPDに使用する吸入薬

気管支喘息・COPDに使用する吸入薬を、表9に示します。気管支喘息・COPD両方に適応を有するもの、どちらか一方のみ適応を有するものがあるので、注意してください。

吸入薬の使用方法は、P.188の「吸入薬の使い方」も参考にしてください。

観察・ケアのポイント

気管支喘息・COPDにおいて、吸入薬は治療の中心です。吸入薬は正しく使用できて初めて効果を発揮します。吸入薬は、患者が継続して治療を維持できているか、定期的に確認することはとても大切です。気管支喘息では、アドヒアランス不良は喘息死のリスク因子とされています。患者が治療を維持できるよう、継続して支えていくことが重要です。

＊1　1秒率：努力肺活量のうち、1秒間で吐き出せる息の割合。

表9 気管支喘息・COPDに使用する吸入薬

（SABA・SAMA：リリーバー　それ以外：コントローラー）

分類		一般名	商品名	効果・効能	
				気管支炎喘息	COPD
吸入ステロイド（ICS）		シクレソニド	オルベスコ インヘラー	○	×
		ブデソニド	パルミコート タービュヘイラー・吸入液	○	×
		フルチカゾン プロピオン酸エステル	フルタイド ロタディスク・ディスカス・エアゾール	○	×
		フルチカゾン フランカルボン酸エステル	アニュイティ エリプタ	○	×
		ベクロメタゾン プロピオン酸エステル	キュバール エアゾール	○	×
		モメタゾン フランカルボン酸エステル	アズマネックス ツイストヘラー	○	×
β_2刺激薬	LABA	インダカテロールマレイン酸塩	セレベント ディスカス・ディスクヘラー	○	○
		サルメテロールキシナホ酸塩	オンブレス ハンディヘラー	×	○
		ホルモテロールフマル酸塩	オーキシス タービュヘイラー	×	○
	SABA	サルブタモール硫酸塩	サルタノール インヘラー、ベネトリン 吸入液	○	○
		プロカテロール塩酸塩水和物	メプチン エアー・スイングヘラー・吸入液	○	○
ICS／LABA配合薬		フルチカゾンプロピオン酸エステル／サルメテロールキシナホ酸塩	アドエア ディスカス・エアゾール	○	○
		ブデソニド／ホルモテロールフマル酸	シムビコート タービュヘイラー*2	○	○
		フルチカゾンプロピオン酸エステル／ホルモテロールフマル酸塩	フルティフォーム エアゾール	○	×
		フルチカゾンフランカルボン酸エステル／ビランテロールトリフェニル酢酸塩	レルベア エリプタ	○	○
抗コリン薬	LAMA	グリコピロニウム臭化物	シーブリ ブリーズヘラー	×	○
		チオトロピウム臭化物水和物	スピリーバ ハンディヘラー・レスピマット	※	○
		ウメクリジニウム臭化物	エンクラッセ エリプタ	×	○
		アクリジニウム臭化物	エクリラ ジャヌエア	×	○
	SAMA	イプラトロピウム臭化物水和物	アトロベント エロゾル	○	○
LABA／LAMA配合薬		インダカテロールマレイン酸塩／グリコピロニウム臭化物	ウルティブロ ブリーズヘラー	×	○
		ビランテロールトリフェニル酢酸塩／ウメクリジニウム臭化物	アノーロ エリプタ	×	○
		オロダテロール塩酸塩／チオトロピウム臭化物水和物	スピオルト レスピマット	×	○
		ホルモテロールフマル酸塩／グリコピロニウム臭化物	ビベスピ エアロスフィア	×	○
ICS／LABA／LAMA配合薬		フルチカゾンフランカルボン酸エステル／ビランテロールトリフェニル酢酸塩／ウメクリジニウム臭化物	テリルジー エリプタ	×	○
		ブデソニド／ホルモテロールフマル酸塩／グリコピロニウム臭化物	ビレーズトリ エアロスフィア	×	○

※1.25μgレスピマットのみ

配合薬にすることでアドヒアランス向上が期待できますが、量の調節ができないことなどから定期的に症状・副作用の確認を行うことが大切です。

＊2　シムビコートタービュヘイラー：コントローラーとしてだけではなく、発作時に追加吸入することでリリーバーの作用も期待することができる（SMART療法）。患者さんは1デバイスのみで管理できるため、アドヒアランス向上が期待できる。

睡眠薬・抗不安薬

睡眠のしくみ

睡眠と覚醒のバランスが睡眠に傾くことにより、眠りにつきます。睡眠は疲れた分だけ脳を休ませようとする恒常性維持機構によりもたらされ、覚醒は脳の活動状態を維持する覚醒維持機構によってもたらされます。この睡眠と覚醒を切り替えるスイッチの役割を担っているのが、体内時計機構です。

夜に自然と入眠できるのは、体内時計機構が覚醒から睡眠へスイッチを切り替える働きを行うことによります。日中でも疲れがたまっている場合には、恒常性維持機構が強く働くことで覚醒が維持できないことがあります。

睡眠薬の種類と特徴

睡眠薬の効き方は、①脳の働きを鎮める薬（ベンゾジアゼピン系作用薬：BZ薬、非ベンゾジアゼピン系作用薬：非BZ薬）、②睡眠と覚醒のリズムを整える薬（メラトニン受容作用薬）、③脳の過剰な覚醒状態を抑える薬（オレキシン受容体拮抗薬）の3つに大きく分かれます。

図1　不眠症治療に用いる3種類の薬

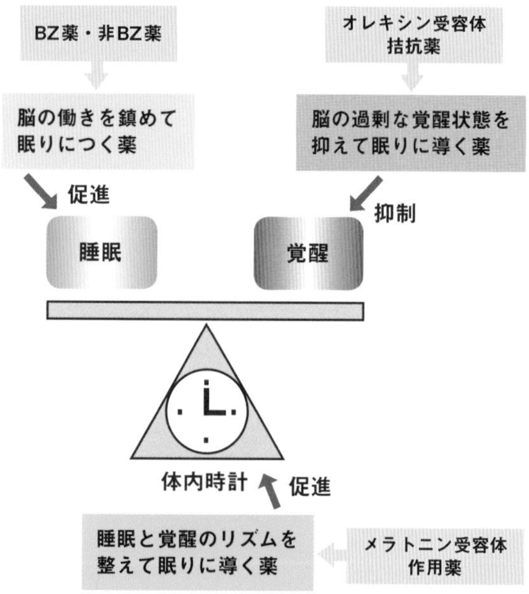

» 脳の働きを鎮める薬

①ベンゾジアゼピン系作用薬（BZ薬）

BZ薬は、脳の興奮伝達を調節するGABA受容体のBZ結合部位に作用し、GABAの作用を強め興奮伝達を抑制します。睡眠に加え、抗不安作用もあるため不安の強い患者に有効である反面、筋弛緩作用による転倒が生じるリスクがあります。作用時間により使い分けを行いますが、作用時間の長いBZ薬は、翌日の日中に眠気や倦怠感を生じることがあり、高齢者では注意が必要です。

薬剤師が教える ＋αの知識

BZ薬はゆっくり減量！

長期間BZ薬を服用している患者が、急に服用を中止すると離脱症状が生じます。離脱症状を回避するためには、1～2週間ごとに服用量の25％ずつ減量していく、漸減法が推奨されています。

2週間以内の短期使用であれば、離脱症状は生じなかったとの報告もあります。BZ薬の長期使用は控えるようにしましょう。

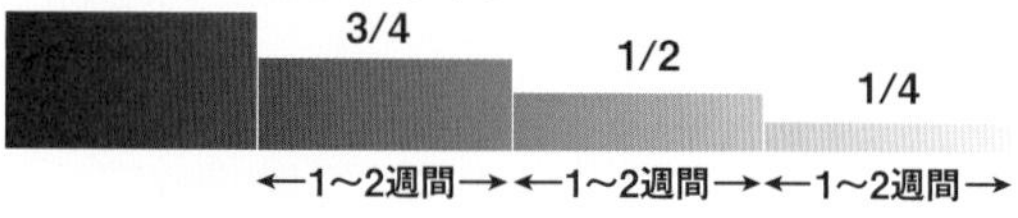

②非ベンゾジアゼピン系作用薬（非BZ薬）

GABA受容体のω_1受容体に作用すると睡眠作用、ω_2受容体に作用すると抗不安作用や筋弛緩作用を示します。非BZ薬はω_1受容体に選択的に作用するため、BZ薬と比べ筋弛緩作用が弱いという特徴があります。超短時間作用型に分類され、筋弛緩作用の弱さと作用時間の短さから、高齢者に比較的使用しやすい薬です。

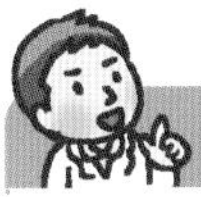

薬剤師が教える +αの知識

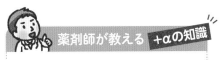

ゾピクロンの苦みは起床時に!

ゾピクロンの主成分にはアボカドの苦みに例えられる苦みがあります。錠剤として服用するときには、コーティングされているため、苦みを感じにくくなっています。しかし、吸収されたゾピクロンが唾液と一緒に分泌され、翌朝の起床時に苦味を強く感じることがあります。苦味が続く場合には、うがいを勧めましょう。

表1 主なBZ薬・非BZ薬と作用時間

作用時間	分類	一般名	代表的な商品名	Tmax(h)	半減期(h)
超短時間型	非BZ	ゾルピデム	マイスリー	0.8	2
		ゾピクロン	アモバン	0.8	4
		エスゾピクロン	ルネスタ	1	5
短時間型	BZ	トリアゾラム	ハルシオン	1.2	3
		エチゾラム	デパス	3	6
		ブロチゾラム	レンドルミン	1.5	7
		リルマザホン	リスミー	3	10.5
		ロルメタゼパム	ロラメット、エバミール	1.5	10
中間型	BZ	フルニトラゼパム	サイレース	1.5	24
		ニトラゼパム	ベンザリン	3	35
		エスタゾラム	ユーロジン	5	24
長時間型		クアゼパム	ドラール	3.4	36

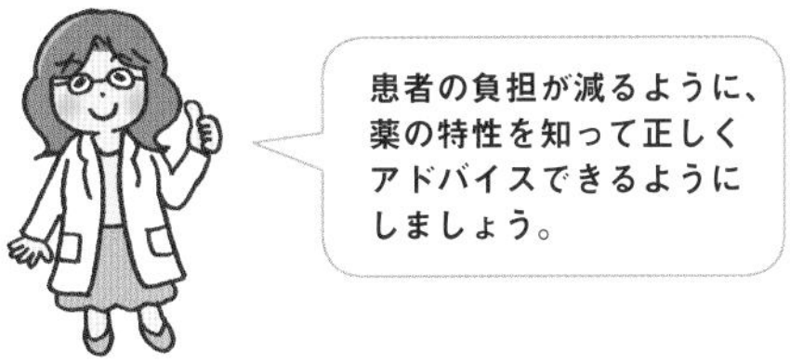

患者の負担が減るように、薬の特性を知って正しくアドバイスできるようにしましょう。

» 睡眠と覚醒のリズムを整える薬（メラトニン受容体作用薬）

暗くなると松果体から分泌されるメラトニンがメラトニン受容体（MT_1及びMT_2）に作用することで、体内時計機構に働きかけ、間接的に覚醒から睡眠へ切り替えます。

メラトニン受容体作用薬であるラメルテオン（ロゼレム）は、主にMT_1受容体に作用し、入眠障害に対して効果が認められています。また、MT_2受容体に作用することで、投与時刻に応じて概日リズムを変化させます。

ラメルテオンはBZ薬と比べると間接的な睡眠作用のため、効果はやや弱いですが、筋弛緩作用や耐性・依存形成がほとんどみられません。2週間程度継続内服し、効果が認められない場合には、漫然と使用せず中止することが勧められています。

» 脳の過剰な覚醒状態を抑える薬（オレキシン受容体拮抗薬）

オレキシンは覚醒維持機構に作用し、覚醒を保つ働きを持つ神経ペプチドです。このオレキシンの働きを阻害し、過剰な覚醒状態を抑制することにより睡眠をもたらす薬をオレキシン受容体拮抗薬と言います。

オレキシン受容体拮抗薬である**スボレキサント（ベルソムラ）**は、入眠障害及び中途覚醒に対して効果が認められています。BZ薬と比べ、筋弛緩作用や耐性・依存形成がほとんどみられないため、安全性の高い薬剤とされています。

75歳以上の高齢者では、BZ薬・非BZ薬よりラメルテオンやスボレキサントの方が安全性が高いとされ、使用頻度が高くなっています。

不安のメカニズム

病的な不安は「外的ストレスによる不安」と「外的要因のない漠然とした不安」に大きく分かれます。

ストレスが持続的にかかることで、興奮性神経系と抑制性神経系のバランスが崩れ、興奮性神経系が有意になります。興奮性神経系が有意になると、イライラや焦燥感を伴う不安が現れます。これが「外的ストレスによる不安」です。

人間は生命の危険を感じると、その危険から回避させるため、不安を感じます。この不安を制御しているのが、セロトニン神経系です。普段は不安を感じ過ぎないように、セロトニン神経系が不安を抑制しています。セロトニン神経系の働きが弱まると、程度の差はありますが恐怖を伴う漠然とした不安が出現します。これが、「外的要因のない漠然とした不安」です。

抗不安薬の特徴

抗不安薬の効き方は、①脳の働きを鎮める薬、②セロトニン神経系を制御する薬に分かれます。

» 脳の働きを鎮める薬（BZ薬）

BZ薬の作用機序は前述した通りで、不安の強度、作用時間で使い分けられます。不安の強い場合には、**ロラゼパム**を使用します。頓服の場合には短時間作用型、1日中持続する不安に対しては、長時間作用型を選択します。長時間作用型を使用する際には、眠気や筋弛緩作用が遷延する可能性もあるため、注意が必要です。

BZ薬は抗不安作用が強く、短時間作用型の抗不安薬は効果が得られやすいものの、依存が形成されやすいので注意が必要です。

» セロトニン神経系を制御する薬（セロトニン5-HT1A受容体作用薬）

セロトニン5-HT1A受容体作用薬である**タンドスピロン**は、5-HT1A自己受容体に作用することで、セロトニン神経系を制御し、「外的要因のない漠然とした不安」に効果を示します。薬の効き方から、BZ薬のような即効性の抗不安作用は期待できません。しかし、筋弛緩作用や依存形成などの副作用はありません。服用初期に消化器症状（食欲不振、悪心・嘔吐、下痢など）が現れることがあります。

表2　BZ薬とセロトニン5-HT1A受容体作用薬の作用時間と強度

種類	作用時間	作用強度	一般名	商品名	Tmax(h)	半減期(h)
BZ	短時間型	弱	クロチアゼパム	リーゼ	0.8	6.3
		中～強	エチゾラム	デパス	3	6
			アルプラゾラム	ソラナックス、コンスタン	2	14
	中間型	強	ロラゼパム	ワイパックス	2	12
			ブロマゼパム	レキソタン、セニラン	1	8～19
	長時間型	弱	オキサゾラム	セレナール	8	55
			クロルジアゼポキシド	コントール、バランス	1	6～28
		強	クロキサゾラム	セパゾン	3	11～21
		中	ジアゼパム	セルシン ホリゾン	1	27
	超長時間型	中	ロフラゼプ酸エチル	メイラックス	1	122
セロトニン5-HT1A受容体作用薬			タンドスピロン	セディール	0.8	1.2

抗うつ薬・統合失調症治療薬

うつ病とは

うつ病は、気分が強く落ち込み憂うつになる、やる気が出ないなどの精神的な症状のほか、眠れない、疲れやすい、体がだるいといった身体的な症状が現れることのある病気で、気分障害の一つです。

うつ病は多くの研究から、脳内神経伝達物質のセロトニンやノルアドレナリン量の減少が関係していることがわかっています。

セロトニンが減少すると、不安感・焦燥感・罪責感が生じ、ノルアドレナリンが減少すると、集中力・意欲・判断力・気力の低下と興味の喪失が生じるとされています。これらの症状が重なり合うことにより、抑うつ気分が生じます。

図1　うつ病の精神症状と身体症状

精神症状

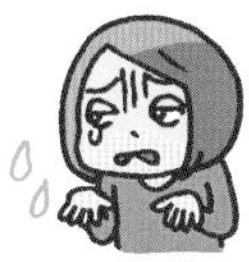

・気分が落ち込む

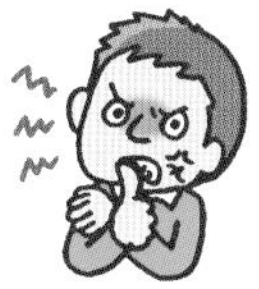

・不安、焦り、イライラ

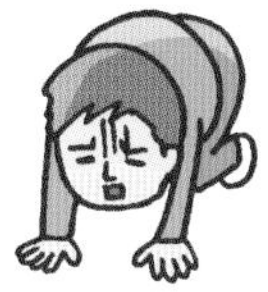

・悲観的になる

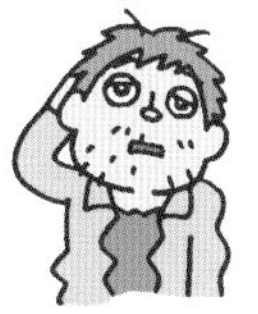

・外見や服装を気にしなくなる

・ぼんやりすることが増える
・飲酒量が増える
・集中できない、ミスが増える
・口数が減る
・物事への関心がなくなる
・喜べない、楽しめない

身体症状

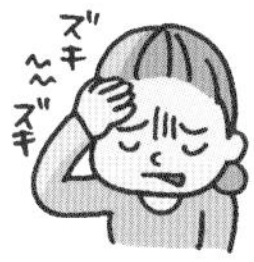

・頭痛

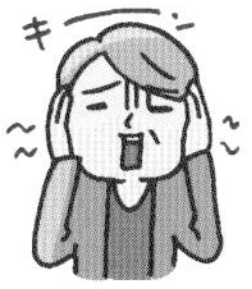

・耳鳴り

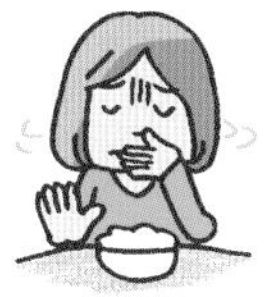

・食欲不振

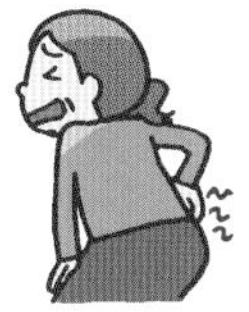

・腰痛

・めまい
・肩こり
・生理不調
・動悸
・味覚障害
・腰痛、胃の不快感
・下痢、便秘
・性欲減退、勃起不全

抗うつ薬の種類

抗うつ薬の種類は、三環系抗うつ薬、**四環系抗うつ薬**、**SSRI**（セロトニン再取り込み阻害薬）、**SNRI**（セロトニン・ノルアドレナリン再取り込み阻害薬）、**NaSSA**（ノルアドレナリン作動性・特異的セロトニン作動性抗うつ薬）に分かれます。

三環系・四環系抗うつ薬は、抗コリン作用（口渇、便秘、排尿困難、複視など）や抗ヒスタミン作用（眠気、食欲増進など）、アドレナリン阻害作用（眠気、めまい、ふらつき、低血圧など）の副作用が強く、現在では第1選択薬として使用されることはありません。ここでは、使用頻度が高いSSRI、SNRI、NaSSAを中心に紹介します。

» SSRI（セロトニン再取り込み阻害薬）

脳内神経間でセロトニンが放出された後、余分なセロトニンをセロトニントランスポーターが再び脳内神経に取り込み、再利用する働きがあります。SSRIはセロトニントランスポーターを選択的に阻害し、脳内神経間にセロトニンを増やします。SSRIは多くの場合、不安・焦燥感の強いうつ病に対して使用されます。

表1 主なSSRIの一覧

- フルボキサミン（デプロメール、ルボックス）
- パロキセチン（パキシル）
- セルトラリン（ジェイゾロフト）
- エスシタロプラム（レクサプロ）

※カッコ内は主な商品名

» SNRI（セロトニン・ノルアドレナリン再取り込み阻害薬）

脳内神経間でセロトニンとノルアドレナリンの再利用を阻害することにより、脳内神経間にセロトニンとノルアドレナリンを増やします。SNRIは意欲・活動性の改善を目的に使用されます。

表2 主なSNRIの一覧

- ミルナシプラン（トレドミン）
- デュロキセチン（サインバルタ）
- ベンラファキシン（イフェクサー）

※カッコ内は主な商品名

» NaSSA（ノルアドレナリン作動性・特異的セロトニン作動性抗うつ薬）

SSRIやSNRIのようにセロトニン、ノルアドレナリンの再利用を阻害する薬ではなく、ノルアドレナリン神経とセロトニン神経を活性化させ、セロトニン、ノルアドレナリンの放出を促進させます。また、抗ヒスタミン作用をもち、抗うつ薬の中では鎮静作用の強い薬です。現在日本で発売されているのは、**ミルタザピン（リフレックス、レメロン）**のみです。

図2 SSRI、SNRI、NaSSAの作用機序

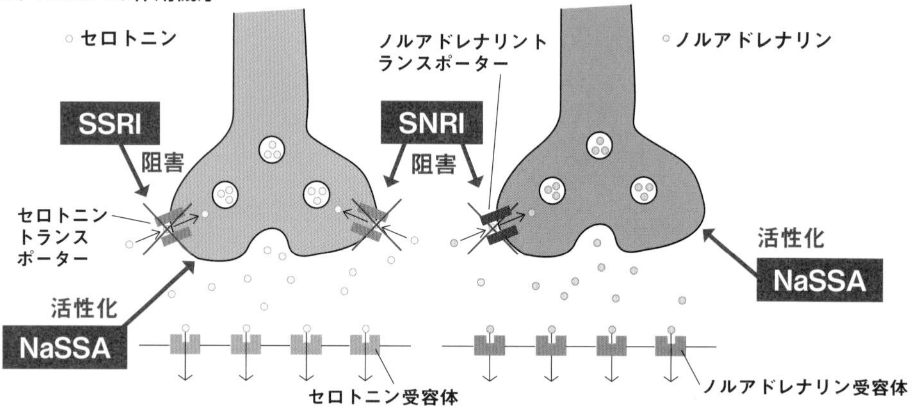

抗うつ薬の副作用

抗うつ薬の主な副作用を表3に示します。抗うつ薬の開始時や増量時には、不安、焦燥感、衝動性が上昇し、自傷行為に至る可能性があるので、開始後2週間は観察が必要です。また、投与を突然中止（減量）すると、耳鳴り、電気ショック様感覚など、指先に知覚異常が起こることがあります。

表3 抗うつ薬の副作用

セロトニン作用による副作用	ノルアドレナリン作用による副作用
・消化器症状 ・食欲不振 ・悪心、嘔吐 ・下痢	・血圧上昇 ・尿閉 ・不眠

統合失調症とは

統合失調症は、幻覚や妄想という症状が特徴的な精神疾患で、日本での患者数は約80万人といわれています。原因は不明ですが、遺伝的な要因や誘因となる出来事、環境などが絡み合って発症に至ると考えられています。

統合失調症の症状は「**陽性症状**」と「**陰性症状**」に分かれます。陽性症状では幻覚・妄想などの思考内容の障害が現れ、中脳辺縁系のドパミンの過剰が原因とされています。一方の陰性症状では感情喪失、思考・会話の貧困などの症状が現れ、中脳皮質系のドパミンの低下が背景にあると考えられています。

統合失調症の治療は薬物療法が中心で、精神療法、リハビリテーションを組み合わせて行います。

図3 統合失調症の症状

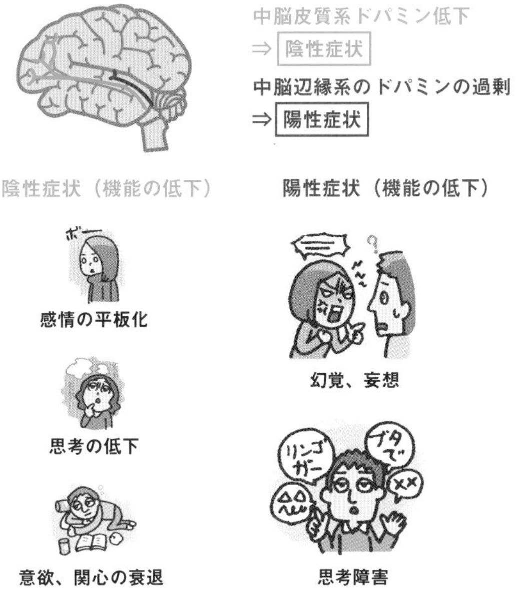

統合失調症治療薬の種類

統合失調症の薬物療法では、抗精神病薬を使用します。抗精神病薬はドパミンD_2受容体など様々な受容体を遮断することで効果を発揮しますが、遮断による副作用もあります。

抗精神病薬には、大きく分けて定型抗精神病薬（第1世代）と非定型抗精神病薬（第2世代）の2種類があります。定型抗精神病薬はドパミンのみを抑制し、陽性症状の改善効果をもつ一方で、錐体外路症状など多くの副作用があります。非定型抗精神病薬はドパミンだけでなくセロトニン等への作用をもち、錐体外路症状などの副作用が少ないという特徴があるため、第1選択薬として使用されます。非定型抗精神病薬には、**SDA**（セロトニン・ドパミン受容体拮抗薬）や**DPA**（ドパミン受容体部分作用薬）、**MARTA**（多元受容体作用拮抗薬）があります（表4）。

表4 様々な抗精神病薬が遮断する受容体と効果と副作用 （○：遮断する —：遮断しない）

受容体		ドパミンD_2	セロトニン5-HT_2	ヒスタミンH_1	アドレナリンα_1	アセチルコリンM
効果		陽性症状改善	陰性症状 認知機能 錐体外路症状改善	鎮静	鎮静	—
副作用		錐体外路障害 高プロラクチン血症 悪性症候群	体重増加 高血糖	体重増加 高血糖 眠気 過鎮静	起立性低血圧 めまい 眠気、過鎮静 持続性勃起	口渇、便秘 排尿障害 認知機能障害
定型		○	—	—	—	—
非定型	SDA	○	○	—	—※1	—
	DPA	○※2	—	—	—	—
	MARTA	○	○	○	○	○

※1 SDAの中でも、リスペリドンはα1遮断作用を有する
※2 DPAは部分的に遮断する

» SDA（セロトニン・ドパミン受容体拮抗薬）

SDAは、セロトニンとドパミンの受容体に対して拮抗作用を示す薬です。SDAは陽性症状および陰性症状に対して効果があります。

表5 主なSDAの一覧

- リスペリドン（リスパダール錠・注）
- パリペリドン（インヴェガ錠、ゼプリオン注）
- ペロスピロン（ルーラン）
- ブロナンセリン（ロナセン）

※カッコ内は主な商品名

図4 SDAの作用機序

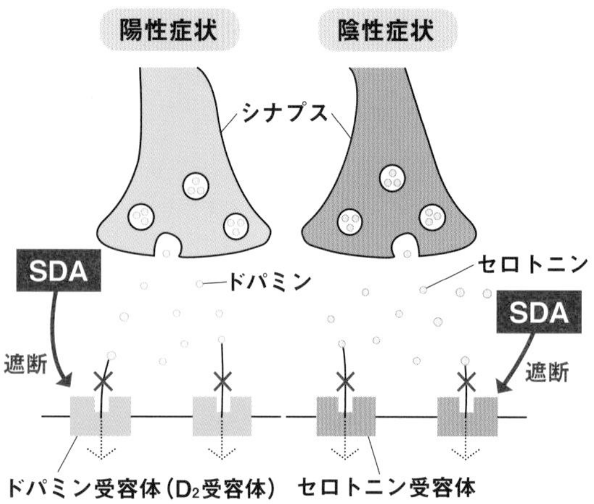

» DPA（ドパミン受容体部分作用薬）

DPAは、ドパミン量が少ないときはドパミン受容体を刺激し、多いときはドパミン受容体を拮抗阻害する部分作用を持ちます。ドパミン分泌を活発化するため、陰性症状にも効果があり、錐体外路症状が起きにくいとされます。主なDPAには**アリピプラゾール（エビリファイ）**があります。

また、セロトニンに対しても部分作用を示す**ブレクスピプラゾール（レキサルティ）**もあります。

図5 DPAの作用機序

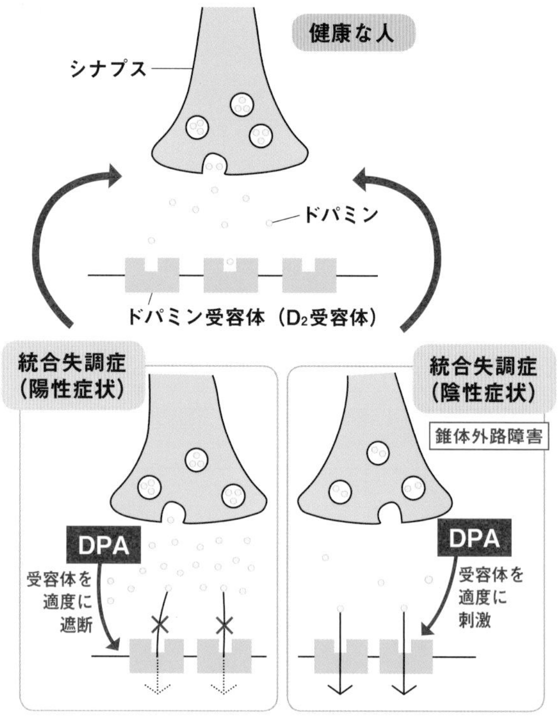

» MARTA（多元受容体作用拮抗薬）

MARTAはセロトニンやドパミンだけでなく、アドレナリン受容体、ヒスタミンH_1受容体、ムスカリン受容体などに作用します。ドパミン神経を介する作用が減ることにより、錐体外路症状が起こりにくい一方で、ノルアドレナリンやヒスタミンを阻害するため、眠気が起きやすくなります。

表6 主なMARTAの一覧

- クエチアピン（セロクエル）
- オランザピン（ジプレキサ）
- アナセピン（シクレスト）
- クロザピン（クロザリル）

※カッコ内は主な商品名

統合失調症治療薬の副作用

D_2受容体遮断による副作用として錐体外路症状（パーキンソニズム、アカシジアなど）や高プロラクチン血症（乳汁漏出、無月経など）があります。また、H_1、α_1受容体遮断による過鎮静、眠気、α_1受容体遮断による起立性低血圧、アセチルコリンM受容体遮断による便秘、口渇、排尿障害があります。また、非定型抗精神病薬（特にMARTA）では、体重増加、高血糖（耐糖能異常）の副作用に注意が必要です。

感染症治療薬

細菌感染症とは

微生物とは目で見ることができない小さな生物を意味し、細菌、真菌、ウイルスなどが含まれます。これらの微生物のうち、ヒトに病気を引き起こすものを病原微生物といいます。私たちの体は免疫機能により、これらの病原微生物から守られていますが、免疫機能が低下している場合や病原性が強い場合など、感染症として発症します。感染症は、病原微生物がヒトの臓器などに侵入し、増殖することで成立します。「細菌感染症」とは、細菌が原因で起こる感染症をいいます。

細菌の分類

細菌には細胞壁がありますが、目で見分けることはできません。見分ける方法の一つに「**グラム染色**」という方法があります。細菌に染色液をつけると、性質の違いで色の染まり方が異なり、青紫色（グラム陽性菌）と赤色（グラム陰性菌）に区別でき、さらに形によって、丸い形の細菌（球菌）と細長い細菌（桿菌）とに分けることができます。

グラム染色は、臨床現場での細菌の鑑別に利用されており、特にグラム陽性球菌とグラム陰性桿菌は、感染症の原因菌となることが多い細菌です。

また、原因菌が判明した場合、その細菌が「**薬剤耐性菌**」かどうかを明らかにすることも重要です。そのために行われるのが薬剤感受性試験であり、各薬剤に対する感性、中間、耐性などを判定します。

表1　細菌の分類

	球菌	桿菌
グラム陽性菌	グラム陽性球菌 ブドウ球菌 レンサ球菌 肺炎球菌 腸球菌　など	グラム陽性桿菌 クロストリジウム コリネバクテリウム　など
グラム陰性菌	グラム陰性球菌 髄膜炎菌 淋菌　など	グラム陰性桿菌 緑膿菌 大腸菌 アシネトバクター　など

薬剤耐性菌とは？

薬剤耐性とは、特定の種類の抗菌薬が効きにくくなる、または効かなくなることをいい、薬剤耐性を得た細菌を薬剤耐性菌といいます。抗菌薬の不必要な長期間使用や不十分な投与量・投与期間での使用など、不適正な使用が原因となり薬剤耐性菌が増加します。多くの抗菌薬が効かなくなった場合、感染症治療に難航し死に至るケースもあります。多くの国で薬剤耐性菌の増加が問題となっており、わが国においてもメチシリン耐性黄色ブドウ球菌（MRSA）、バンコマイシン耐性腸球菌（VRE）、基質特異性拡張型βラクタマーゼ（ESBL）産生菌、ペニシリン耐性肺炎球菌（PRSP）、多剤耐性緑膿菌（MDRP）、カルバペネム耐性腸内細菌科細菌（CRE）などの薬剤耐性菌による感染症の拡大が大きな問題となっています。薬剤耐性菌の出現や拡大を防止するためには、感染対策とともに抗菌薬の適正使用が重要です。

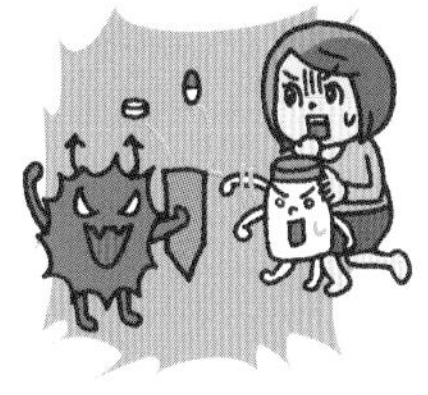

細菌感染症の治療

感染症治療には、感染臓器の特定とともに原因微生物の決定が重要となります。細菌感染症の治療では抗菌薬療法が基本となるため、感染臓器や原因菌に有効な抗菌薬を選択します。細菌を死滅させる効果があっても、抗菌薬が感染臓器に届かなければ意味がありません。体のどこに感染症の原因となる細菌がいるのか、またその移行性を考えたうえで抗菌薬を選択することが重要です。

図1 感染症治療のイメージ

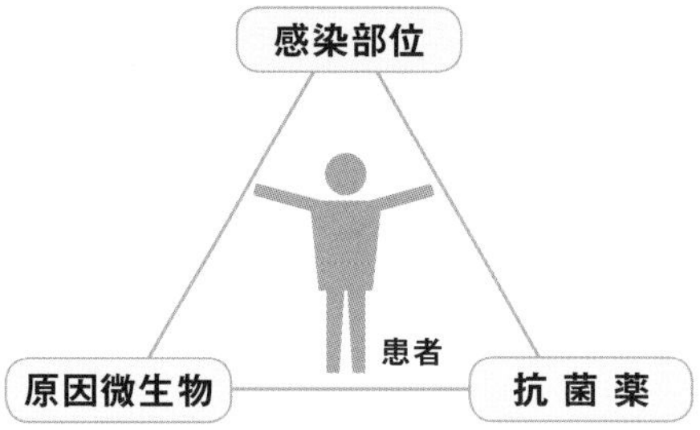

抗菌薬の種類と作用

細菌とヒトの細胞には、細胞壁の有無や細胞内のリボソーム（タンパク質合成の場）の形・大きさや遺伝子の合成にかかわる酵素など、様々な違いがあります。これらの違いに着目して、細菌のみに作用し、ヒトに影響を及ぼさない薬がつくられています。

たとえば、ペニシリンという抗菌薬は、細菌の細胞壁の合成を阻害しますが、ヒトには細菌がもつ細胞壁がないため、ペニシリンは細胞に影響を与えず、細菌のみを死滅させることができるのです。

図2 抗菌薬の作用機序

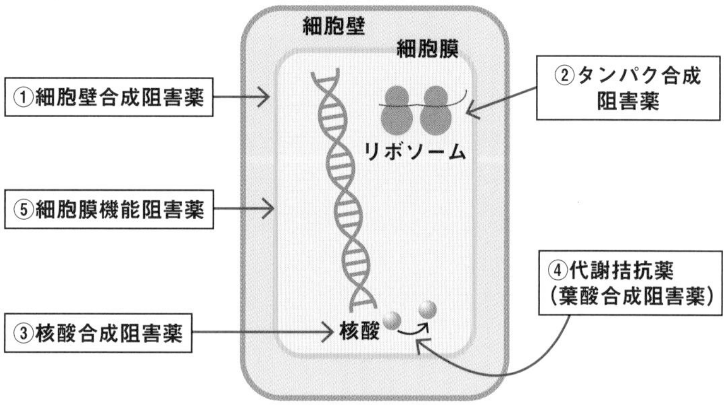

» ①細胞壁合成阻害薬

細菌の細胞壁の合成を阻害し、細菌を死滅させます。βラクタムという構造をもつペニシリン系薬、セフェム系薬、カルバペネム系薬、その他の薬剤としてグリコペプチド系薬などがあります。

❶ペニシリン系薬

ベンジルペニシリンは、グラム陽性球菌やグラム陰性球菌などの感染症治療に用いられます。アンピシリンは大腸菌などの一部のグラム陰性桿菌にも効果を示し、ピペラシリンは緑膿菌に対しても有効です。

ペニシリン系薬の使用増加により、ペニシリンを分解する細菌の出現が問題となりました。これを回避するために、ペニシリンを分解する酵素（βラクタマーゼ）を阻害するβラクタマーゼ阻害薬を配合した抗菌薬が開発されました。代表的な薬剤には、**アモキシシリン／クラブラン酸、アンピシリン／スルバクタム、ピペラシリン／タゾバクタム**などがあります。

ペニシリン系薬は、一般的に副作用は少ないものの、薬疹などのアレルギーが起こりやすく、特にアナフィラキシーには注意が必要です。

❷セフェム系薬

ペニシリン系薬と同様に、βラクタム環をもちますが、ペニシリンよりも抗菌スペクトラム（P.100「抗菌薬の特徴」参照）が広く、βラクタマーゼに分解されないように開発された薬です。

表2 セフェム系薬の分類

世代／代表的な薬剤	グラム陽性菌への効果	グラム陰性菌への効果
第1世代 セファゾリン　など	強	弱
第2世代 セフメタゾール　など	↓	↑
第3世代 セフトリアキソン　など	弱	強
第4世代 セフェピム　など	第1世代+第3世代	

アレルギーに注意が必要ですが、ペニシリンと比べて頻度は低く、最も多く用いられている薬です。抗菌作用などにより第1世代から第4世代に分類され、世代が進むほど、グラム陰性菌に対する抗菌作用が強くなります。

手術後の感染予防抗菌薬として、一般的な手術では表皮ブドウ球菌などからの感染を予防するために**セファゾリン**が使用されます。一方、下部消化管の手術などでは、嫌気性菌による感染も考慮して、**セフメタゾール**などが使用されます。

❸カルバペネム系薬

グラム陽性菌、グラム陰性菌、嫌気性菌など幅広い抗菌スペクトラムをもち、薬剤耐性菌の一種であるESBLを産生する大腸菌や肺炎桿菌などの感染症治療にも用いられます。MRSAには効果がありませんが、幅広い細菌に対して効果を有し、原因菌の特定が難しい感染症に対して使用することも有効です。そのため、乱用されやすい薬でもありますが、有効性の高い薬だからこそ、薬剤耐性菌の出現を防ぐため慎重に使用すべきです。

❹グリコペプチド系薬

βラクタム系薬以外の細胞壁合成阻害薬として、代表的な薬剤に**バンコマイシン**があります。バンコマイシンはMRSA感染症の治療に用いられます。有効域と中毒域が近いため、血中濃度のモニタリングをしながら、投与量を決めていきます。血中濃度が低すぎると治療効果が得られず、高すぎると腎機能障害などの副作用が発現するため、注意が必要です。

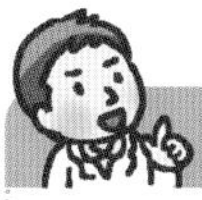

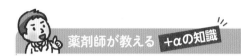

薬剤師が教える +αの知識

バンコマイシン投与時の注意点

短時間での投与により、顔、首、胸などに紅斑が出るレッドネック症候群や血圧低下などが発現することがあるため、点滴時間は60分以上かけることが重要です。また、濃度にも注意し、特別な場合を除いてバンコマイシン1gあたり100mℓの輸液に希釈して投与します。1回1gを超える場合、点滴時間を90〜120分に延長したり、輸液を100mℓ以上にする必要があります。

また、適切な血中濃度（トラフ値：最低血中濃度）測定をするために、投与直前（投与前30分以内）に採血を行う必要があります。例外として、血液透析（HD）中の患者の場合は、透析前に採血します。

» ②タンパク合成阻害薬

ヒトと細菌では、タンパク合成を行うリボソームの構造が異なるため、細菌のリボソームの合成を選択的に阻害します。

❶アミノグリコシド系薬

経口投与では吸収されにくいため、注射薬が一般的です。結核などの治療に用いられる**ストレプトマイシン**、緑膿菌に対しても抗菌作用をもつ**ゲンタマイシン**や**アミカシン**、MRSA感染症の治療に用いられる**アルベカシン**などがあります。めまい、耳鳴り、難聴などの第8脳神経障害の副作用がありますが、高音から聞き取りにくくなるため、発見が遅れることがあります。一度発症すると不可逆的であるため、細心の注意が必要です。また、腎機能障害を起こすことがありますが、こちらは早期に発見し投与を中止すれば改善します。

❷テトラサイクリン系薬

消化管からの吸収がよく、広い抗菌スペクトラムをもちます。リケッチア、クラミジア、マイコプラズマなどの感染症治療に用いられます。歯牙の着色・エナメル質形成不全や一過性の骨発育不全を起こすことがあるため、小児や妊婦への投与は避ける必要があります。

❸マクロライド系薬

気管支や肺への移行性が良好なため、主に気管支炎や肺炎などの呼吸器感染症に使用されます。**クラリスロマイシン**はヘリコバクター・ピロリの除菌にも使用されます。

❹オキサゾリジン系薬

リネゾリドは、MRSAやVREによる感染症治療に用いられます。リネゾリドは腎機能が低下している患者でも用法・用量調節が必要ありません。内服薬と注射薬があり、同じ量で切り替えることができます。副作用としては、14日以上の投与により、血小板減少などの骨髄抑制の発現頻度が高くなる傾向があるため注意が必要です。

» ③核酸合成阻害薬

細菌の遺伝子増殖にかかわる酵素であるDNAジャイレースを阻害し、DNAの合成を阻害します。ヒトはDNAジャイレースをもっていないため、ヒトの遺伝子の増殖には影響しません。

キノロン系薬

グラム陽性菌から緑膿菌などのグラム陰性菌まで幅広く効果があります。内服薬と注射薬があり、各組織に移行しやすいため、呼吸器系、泌尿生殖器系、消化器系など多くの感染症に使用されます。その一方で、使用量の増加による薬剤耐性菌の増加が問題となっています。

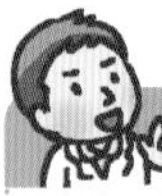

薬剤師が教える +αの知識

キノロン系薬服用の注意

アルミニウム、マグネシウム、カルシウム、鉄などを含む薬と併用すると、キノロン系薬の吸収が低下するため、併用の際には少なくとも1〜2時間ずらす必要があります。テトラサイクリン系薬も同様です（2〜4時間ずらして内服）。

» ④代謝拮抗薬（葉酸合成阻害薬）

ヒトは葉酸を合成できないため食物などから摂取しますが、細菌は自ら合成してDNAの材料として活用します。細菌が葉酸を合成する過程を阻害することで効果を示す代表的な薬に、**スルファメトキサゾール／トリメトプリム（ST合剤）**があります。グラム陽性菌、グラム陰性菌のほか、ニューモシスチス肺炎に効果があります。皮疹や高カリウム血症などの副作用に注意が必要です。

» ⑤細胞膜機能阻害薬

細胞膜を攻撃して透過性を変えることにより、細菌の生命維持に必要な物質を細胞外へと放出させ、細菌を死滅させます。代表的な薬として、ポリペプチド系薬の**コリスチン**があります。また、環状リポペプチド系薬である**ダプトマイシン**は、細菌の細胞膜に結合してカリウムイオンを細胞外へ放出させせます。その結果、タンパク質、DNAおよびRNAの合成を阻害し、細菌が死滅します。

❶ポリペプチド系薬

コリスチンは、ほかの抗菌薬で効果の期待できない多剤耐性菌感染症の治療に用いられ、大腸菌や緑膿菌などのグラム陰性菌に効果があります。腎機能障害、神経障害などの副作用があります。

❷環状リポペプチド系薬

ダプトマイシンは、MRSA感染症の治療に用いられます。肺の表面活性物質により不活化されてしまうため、肺炎には効果がありません。また、ブドウ糖との配合によりダプトマイシンの濃度が低下してしまうため、不適とされています。副作用にCK（クレアチニンキナーゼ）値の上昇が報告されており、定期的なモニタリングが必要です。

表3 代表的な抗菌薬

<table>
<tr><th>作用機序</th><th colspan="2">系統</th><th>一般名（代表的な商品名）</th></tr>
<tr><td rowspan="5">細胞壁合成阻害薬</td><td rowspan="3">βラクタム系薬</td><td>ペニシリン系薬</td><td>ベンジルペニシリン（ペニシリンG）
アンピシリン（ビクシリン）
アモキシシリン（サワシリン）
ピペラシリン（ペントシリン）
βラクタマーゼ阻害薬配合
アモキシシリン／クラブラン酸（オーグメンチン）
アンピシリン／スルバクタム（ユナシンS）
ピペラシリン／タゾバクタム（ゾシン）</td></tr>
<tr><td>セフェム系薬</td><td>第1世代
セファゾリン（セファメジンα）
セファレキシン（ケフレックス）
セファクロル（ケフラール）
第2世代
セフォチアム（パンスポリン）
セフメタゾール（セフメタゾン）
第3世代
セフトリアキソン（ロセフィン）
セフタジジム（モダシン）
セフカペン（フロモックス）
セフジニル（セフゾン）
第4世代
セフェピム（マキシピーム）</td></tr>
<tr><td>カルバペネム系薬</td><td>メロペネム（メロペン）
イミペネム／シラスタチン（チエナム）
ドリペネム（フィニバックス）</td></tr>
<tr><td colspan="2">グリコペプチド系薬</td><td>バンコマイシン（バンコマイシン）
テイコプラニン（タゴシッド）</td></tr>
<tr><td colspan="2" style="display:none"></td><td style="display:none"></td></tr>
<tr><td rowspan="4">蛋白合成阻害薬</td><td colspan="2">アミノグリコシド系薬</td><td>ストレプトマイシン（ストレプトマイシン）
カナマイシン（カナマイシン）
ゲンタマイシン（ゲンタシン）
トブラマイシン（トブラシン）
アルベカシン（ハベカシン）
アミカシン（アミカシン）</td></tr>
<tr><td colspan="2">テトラサイクリン系薬</td><td>ミノサイクリン（ミノマイシン）</td></tr>
<tr><td colspan="2">マクロライド系薬</td><td>エリスロマイシン（エリスロシン）
クラリスロマイシン（クラリシッド）
アジスロマイシン（ジスロマック）</td></tr>
<tr><td colspan="2">オキサゾリジン系薬</td><td>リネゾリド（ザイボックス）
テジゾリド（シベクトロ）</td></tr>
<tr><td>核酸合成阻害薬</td><td colspan="2">キノロン系薬</td><td>シプロフロキサシン（シプロキサン）
レボフロキサシン（クラビット）</td></tr>
<tr><td colspan="3">代謝拮抗薬
（葉酸合成阻害薬）</td><td>スルファメトキサゾール／トリメトプリム（バクタ、バクトラミン）</td></tr>
<tr><td rowspan="2">細胞膜機能阻害薬</td><td colspan="2">ポリペプチド系薬</td><td>コリスチン（オルドレブ）</td></tr>
<tr><td colspan="2">環状リポペプチド系薬</td><td>ダプトマイシン（キュビシン）</td></tr>
</table>

抗菌薬の特徴

》殺菌作用・静菌作用

抗菌薬の抗菌作用には、作用機序によって細菌を死滅する「殺菌作用」と、細菌の発育・増殖を抑える「静菌作用」に分けられます。明確に分類できない薬もありますが、一般的に細胞壁合成阻害薬、核酸合成阻害薬、細胞膜機能阻害薬は殺菌作用を示し、タンパク合成阻害薬、葉酸合成阻害薬は静菌作用を示します。例外的に、タンパク合成阻害薬でも殺菌的に作用する薬もあります。

》抗菌スペクトラム

抗菌薬は、どの細菌に対しても同じように効果があるわけではなく、薬により有効な菌種、無効な菌種があります。抗菌薬が抗菌作用を示す範囲を「抗菌スペクトラム」といい、多くの菌種に有効な薬を広域スペクトラム抗菌薬、限られた菌種に有効な薬を狭域スペクトラム抗菌薬といいます。広域スペクトラムの抗菌薬を選択して効果が得られた場合、耐性菌出現のリスクを軽減するため、原因菌が判明した段階で狭域スペクトラムの抗菌薬へ変更するデ・エスカレーションが推奨されます。

》濃度依存性と時間依存性

抗菌薬には、特性により1回あたりの投与量を増やしたほうがよい薬（濃度依存性抗菌薬）と、1日あたりの投与回数を増やしたほうがよい薬（時間依存性抗菌薬）があります。

図3　濃度依存性と時間依存性

濃度依存性
アミノグリコシド系薬、ニューキノロン系薬など

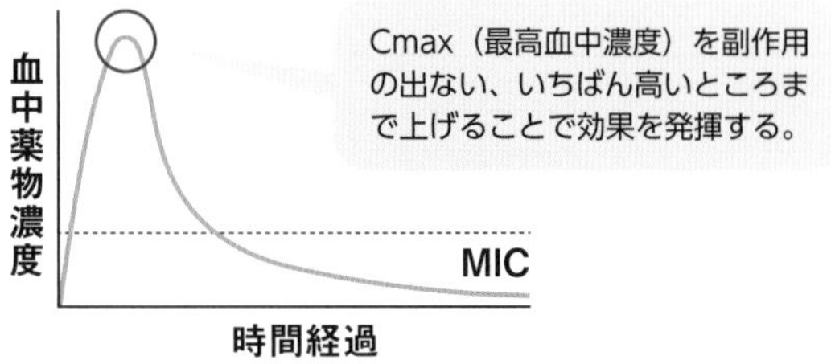

血中薬物濃度
Cmax（最高血中濃度）を副作用の出ない、いちばん高いところまで上げることで効果を発揮する。
MIC
時間経過

時間依存性
ペニシリン系薬、セフェム系薬、カルバペネム系薬など

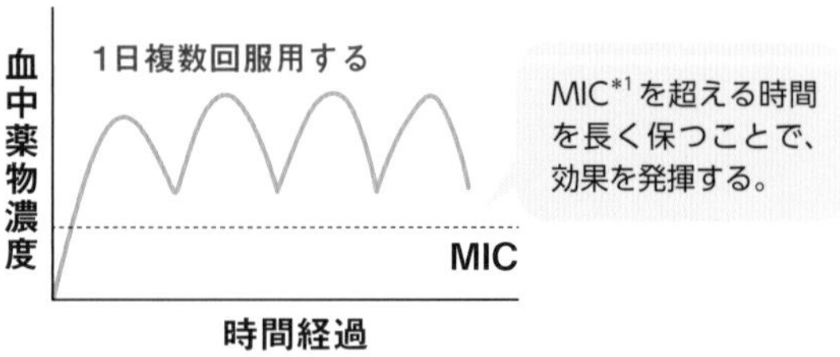

抗菌薬の副作用

抗菌薬の使用が、ヒトの体に悪影響を及ぼすことがあります。薬の直接作用による肝臓・腎臓・胃腸などの臓器障害や、免疫過敏反応による薬剤アレルギー、抗菌作用による菌交代症などです。薬剤アレルギーはすべての抗菌薬で起こる可能性があり、特に最も危険な**アナフィラキシーショック**は死に至るケースもあるため、アレルギー歴の聴取や投与後のモニタリング、適切に処置できる環境を整えておくなどの必要があります。

菌交代症は、生体内の常在細菌叢のうち薬剤に感受性のある細菌が死滅し、抵抗性のある細菌が増殖して病原性を発揮するようになる状態で、**クロストリディオイデス・ディフィシル腸炎**などがあげられます。この場合、抗菌薬の中止や別の薬による治療が必要になります。

真菌と細菌の違いと抗真菌薬の作用

》真菌と細菌の違い

真菌と細菌の最も大きな違いは、DNAなどの遺伝子を包む核があるかどうかです。細菌のように核がないために細胞の中に遺伝子がそのまま入っている生物を「原核生物」、真菌のように核で包まれている生物を「真核生物」といいます。ヒ

＊1　MIC：最小発育阻止濃度。細菌の発育を阻止できる抗菌薬の最小の濃度のこと。

トも真菌と同じ真核生物ですが、細胞膜を構成している主な成分が異なります。真菌の細胞膜は主にエルゴステロールという成分で構成されています。

» 抗真菌薬の作用

抗真菌薬は、真菌とヒトの細胞膜の違いを利用してつくられています。ヒトの細胞膜はエルゴステロールで構成されていないため、エルゴステロールを阻害する薬は真菌に対して選択的に効果を示します。また、真菌は細胞壁をもっているという点においてもヒトの細胞と違いがあるため、真菌の細胞壁を阻害する薬も存在します。

図4 真菌と細菌の違い

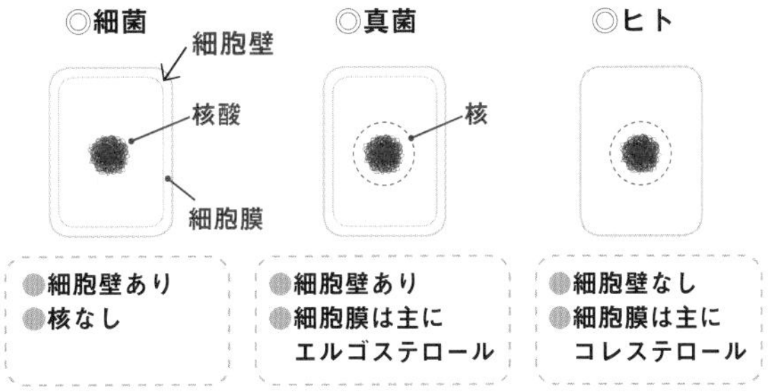

図5 抗真菌薬の作用

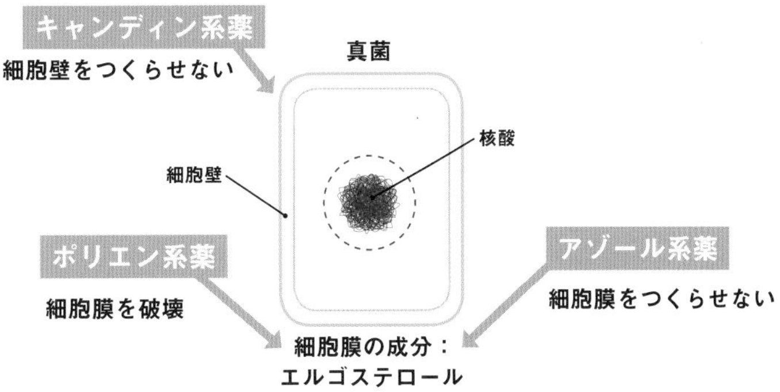

表4 代表的な抗真菌薬

系統	一般名（代表的な商品名）	作用機序	対象菌種	その他の特徴・注意点など
ポリエン系薬	アムホテリシンB（ファンギゾン） アムホテリシンBリポソーム製剤（アムビゾーム）	細胞膜の成分であるエルゴステロールに結合して、細胞膜を破壊する。	カンジダ、アスペルギルス、クリプトコッカス、ムコール	他の抗真菌薬と比べて副作用の発現頻度が高い。副作用として、腎機能障害や低カリウム血症などがある。 アムビゾームは、ファンギゾンによる腎機能障害の副作用が軽減された薬剤である。
アゾール系薬	フルコナゾール※（ジフルカン） ホスフルコナゾール※（プロジフ） イトラコナゾール（イトリゾール） ボリコナゾール（ブイフェンド）	細胞膜の成分であるエルゴステロールの合成を阻害する。	カンジダ、アスペルギルス、クリプトコッカス	薬物相互作用が多いため、注意が必要である。
キャンディン系薬	ミカファンギン（ファンガード） カスポファンギン（カンサイダス）	細胞壁の構成成分である1、3-β-Dグルカンの合成を阻害し、細胞壁の合成を阻害する。	カンジダ、アスペルギルス	アゾール系薬で十分に効果が得られなかったアスペルギルス感染症やアゾール系薬に耐性を示すカンジダなどに対しても有効である。肝機能障害などの副作用がある。

※フルコナゾール、ホスフルコナゾールはカンジダ、クリプトコッカスのみ対象菌種

ウイルスと細菌の違いと抗ウイルス薬の作用

ウイルスは、細菌や真菌と比べて非常に小さく、細胞壁や細胞膜、その他の細胞小器官などの構造がないため、自分自身で増殖することができません。そのため、ヒトや動物などの生きた細胞の増殖機能を利用して増殖します。

ウイルスの構造は、核酸とそれを取り囲むカプシドというタンパクの殻で構成されています。ウイルスによっては、カプシドの外側にエンベロープと呼ばれる膜で覆われているものも存在します。

» 抗ウイルス薬の作用

抗ウイルス薬は、ウイルスのみに存在する酵素や増殖機構を作用点とすることで、ヒトへの副作用を軽減して選択的に効果を示します。これらの作用点は、通常特定のウイルスにのみ存在するため、その効果は限定的で、多種の細菌に効果を示す抗菌薬とは異なります。

また、ウイルスと細菌では構造や増殖過程が異なるため、ウイルスの治療には抗菌薬は効果がありません。現在使用されている抗ウイルス薬には、インフルエンザウイルス、ヘルペスウイルス、肝炎ウイルス、ヒト免疫不全ウイルスなどに対する治療薬があります。

図6 抗ウイルス薬の作用機序

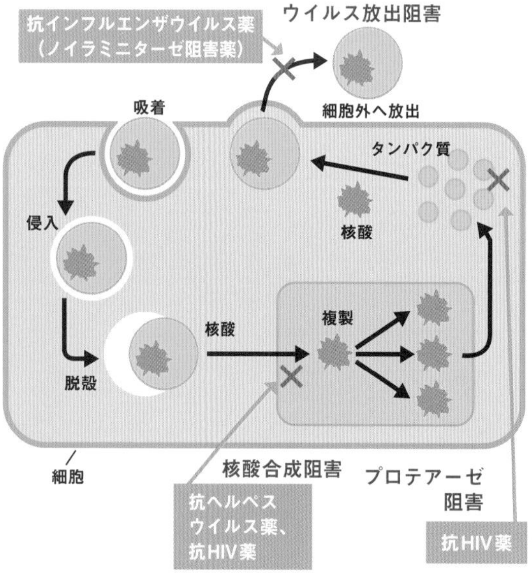

» 代表的な抗ウイルス薬

❶抗インフルエンザウイルス薬

ヒトの細胞内で増殖したインフルエンザウイルスが、細胞外へ拡散するために必要な酵素（ノイラミニダーゼ）を阻害して、ウイルスの増殖や拡散を防ぐ薬を**ノイラミニダーゼ阻害薬**といいます。内服薬として**オセルタミビル（タミフル）**、吸入薬として**ザナミビル（リレンザ）**、**ラニナミビル（イナビル）**、注射薬として**ペラミビル（ラピアクタ）**があります。このほか、キャップ依存性エンドヌクレアーゼという酵素を阻害することで、細胞内でインフルエンザウイルスが増殖するのを抑える、新しい作用機序の**バロキサビル（ゾフルーザ）**という薬があります。

インフルエンザウイルスの感染予防としては、ワクチン接種があります。インフルエンザワクチンは、感染後に発症する可能性を低減させる効果と発症した際の重症化防止に有効とされています。

図7 抗インフルエンザ薬の作用機序

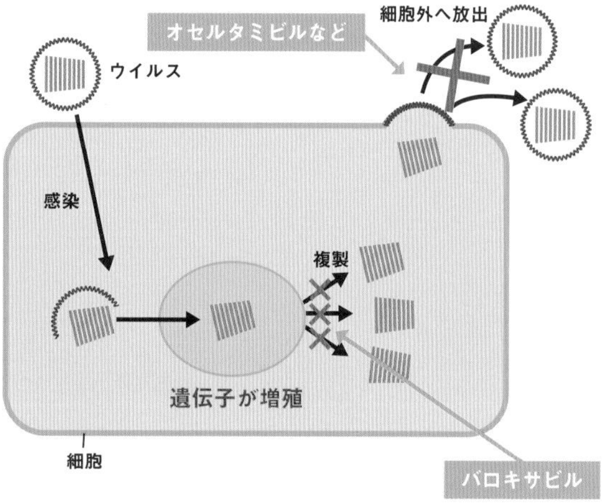

❷抗ヘルペスウイルス薬

単純疱疹、水痘、帯状疱疹などは、ヘルペスウイルスが原因で発症します。抗ヘルペスウイルス薬は、増殖に必要なDNAの複製を阻害することでヘルペスウイルスの増殖を抑えます。

代表的な薬として、**アシクロビル（ゾビラックス）**、**バラシクロビル（バルトレックス）**、**ファムシクロビル（ファムビル）**などがあります。これらの薬とは異なる作用点からDNA複製を阻害する**アメナメビル（アメナリーフ）**は、1日1回の投与による治療が可能であり、腎機能による用法・用量調節が不要な薬です。

ヘルペスウイルスの一種であるサイトメガロウイルスによる感染症の治療薬として、**ガンシクロビル（デノシン）**、**ホスカルネット（ホスカビル）**、**バルガンシクロビル（バリキサ）**があります。副作用として、ホスカルネットは腎機能障害や電解質異常に伴う発作に注意し、ガンシクロビル、バルガンシクロビルでは、好中球減少や血小板減少などの骨髄抑制の発現に注意が必要です。

❸抗B型肝炎ウイルス薬

B型肝炎の治療には、インターフェロンと核酸アナログ製剤が用いられます。核酸アナログ製剤には、**ラミブジン（ゼフィックス）**、**アデホビル（ヘプセラ）**、**エンテカビル（バラクルード）**、**テノホビル（テノゼット、ベムリディ）**などがあります。肝炎ウイルスのDNAの材料である核酸によく似た薬を投与することで、ウイルスの増殖時に間違えて取り込ませ、増殖を抑えます。核酸アナログ製剤は継続して投与することで効果が発揮され、投与を中止すると高頻度にウイルスが再増殖して肝炎が再燃するため注意します。核酸アナログ製剤の副作用として、頭痛、悪心、倦怠感などがあります。インターフェロンにおいては、ほぼすべての患者で副作用がみられ、特に全身倦怠感、発熱、頭痛などのインフルエンザ様症状は高頻度で出現します。抑うつ、不眠などの症状もみられます。

❹抗C型肝炎ウイルス薬

C型肝炎の治療薬はインターフェロンが中心でしたが、2014年からは**直接作用型抗ウイルス薬（DAA）**による治療が主流となりました。そのほか、C型肝炎ウイルスが増殖するために必要な酵素であるRNAポリメラーゼを阻害する**リバビリン製剤（コペガス、レベトール）**があります。

DAAの代表的な薬には、**ソホスブビル／レジパスビル（ハーボニー）**、**エルバスビル（エレルサ）**、**グラゾプレビル（グラジナ）**、**グレカプレビル／ピブレンタスビル（マヴィレット）**、**ソホスブビル／ベルパタスビル（エプクルーサ）**などがあります。DAAには、薬物相互作用の点から併用禁忌や併用注意になっている薬が多数あるため、注意が必要です。

❺抗ヒト免疫不全ウイルス（HIV）薬

抗ヒト免疫不全ウイルス（HIV）薬には、核酸系逆転写酵素阻害薬（**NRTI**）、非核酸系逆転写酵素阻害薬（**NNRTI**）、プロテアーゼ阻害薬（**PI**）、インテグラーゼ阻害薬（**INSTI**）、侵入阻害薬（**EI**）があります。これらは単独で使用すると薬剤耐性ウイルスが出現しやすくなるため、現在では３～４剤の抗HIV薬を組み合わせて併用する、抗レトロウイルス療法が標準となっています。一般的には、NRTIから2剤、NNRTI、PI、INSTIの中から1剤を組み合わせて使用します。初回治療として、**「ドルテグラビル／アバカビル／ラミブジン」（トリーメク）**、**「ドルテグラビル（テビケイ）＋エムトリシタビン／テノホビル」（デシコビ）**、**「ラルテグラビル（アイセントレス）＋エムトリシタビン／テノホビル」（デシコビ）**などの組み合わせが推奨されています。

アドヒアランスの低下は治療の成功率にも大きく影響します。また、初回治療に失敗しウイルスが耐性化した場合、次に選択する治療薬は初回よりも飲みづらい組み合わせになる可能性があるため、患者にアドヒアランスを維持していくことの重要性をよく説明し、副作用などについても十分に理解したうえで治療を開始することが重要です。

体内水分・電解質組成と輸液

輸液の目的とは

輸液の目的には、水・電解質の補給、栄養の補給、血管の確保、特殊病態の治療などがあります。輸液には様々な種類があり、目的や患者の容態に応じて選択されます。そのため、適切な輸液療法を行うためにも、それぞれの輸液の特徴を知っておくことが必要です。

体液の電解質組成

ヒトの体は水分、タンパク質、脂肪、無機質で構成されています。そのうち水分は体重の50〜80%を占めており、この体の中の水分を「体液」と呼びます。体液量の割合は、一般的に加齢とともに低下し、成人女性は成人男性に比べて脂肪量が多いため、体液量の割合は少なくなります（図1）。

体液は、細胞膜を隔てて細胞内にある「細胞内液（全体液の2／3）」と細胞外にある「細胞外液（全体液の1／3）」に大別されます。さらに細胞外液は、血管内の「血漿」と、血管と細胞間を埋める「間質液（組織液）」に分けられます（図2）。

細胞内液には、カリウムイオン（K^+）、マグネシウムイオン（Mg^{2+}）、リン酸イオン（HPO_4^{2-}）が多く、細胞外液にはナトリウムイオン（Na^+）、クロールイオン（Cl^-）、重炭酸イオン（HCO_3^-）が多く含まれています（表1）。細胞内と細胞外で電解質の組成が異なるのは、水は細胞膜を自由に通過できる一方で、電解質などのほとんどの物質は出入りを制御されているからです。細胞内外での電解質組成の違いは細胞内の代謝に必要なものであると考えられています。

図1　体液量の割合

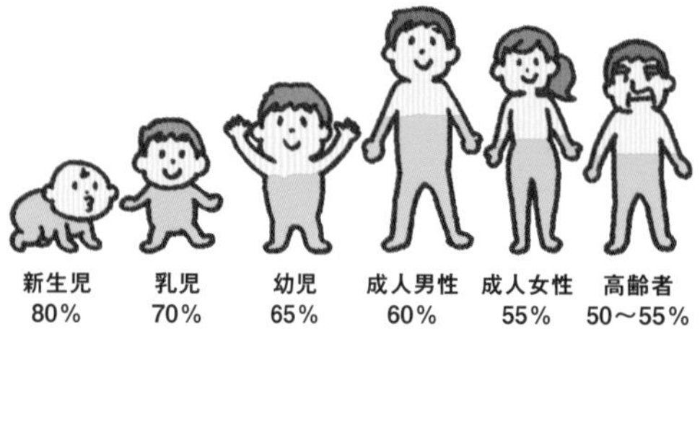

図2　成人男性の体液構成

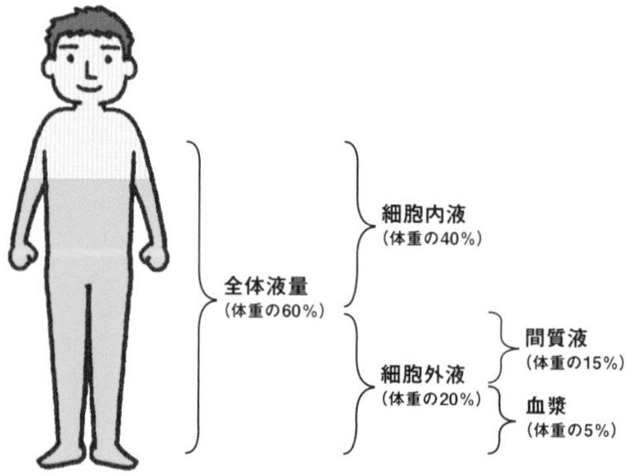

表1　体液の電解質組成

	mEq／L	細胞内液	細胞外液 間質液	細胞外液 血漿
陽イオン	Na^+	15	144	142
	K^+	150	4	4
	Ca^{2+}	2	2.5	5
	Mg^{2+}	27	1.5	3
	計	194	152	154
陰イオン	Cl^-	1	114	103
	HCO_3^-	10	30	27
	HPO_4^{2-}	100	2	2
	SO_4^{2-}	20	1	1
	有機酸	—	5	5
	タンパク質	63	0	16
	計	194	152	154

↑細胞膜　↑血管壁

北岡建樹「チャートで学ぶ輸液療法の知識」
南山堂 1995(P5-6)より引用一部改編

電解質輸液とは

輸液製剤を分類すると、電解質輸液、栄養輸液、その他の3つに大別できます。電解質輸液は不足した水・電解質を補い、体液の異常をもとに戻す目的で投与されます。さらに電解質輸液は電解質濃度が血漿とほぼ等しい等張電解質輸液と、血漿よりも低い低張電解質輸液の２種類に大別されます。栄養輸液はエネルギー補給やアミノ酸補給などの栄養管理を目的として投与されます（図3）。

その他に分類される輸液としては、血漿増量剤などがあります。血漿増量剤は血管内の循環血液量を維持させるため、急性出血や手術時の血圧低下、ショック時の血圧の維持・改善を目的として、主に外科領域において緊急的に用いられます。

図3　輸液製剤の分類

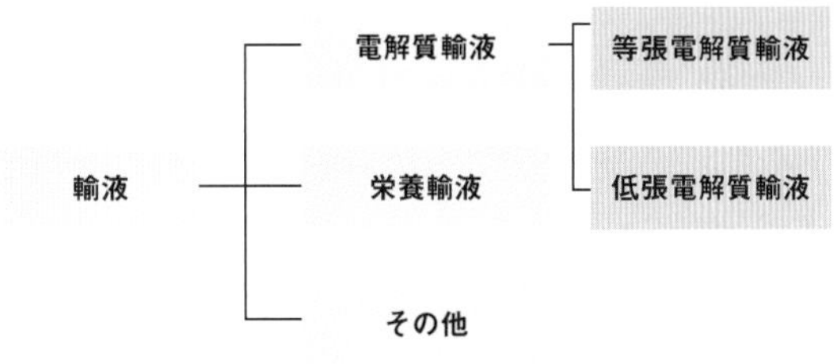

等張電解質輸液

等張電解質輸液は、血漿の電解質濃度とほぼ等しく、血漿の浸透圧とほぼ同等の浸透圧（285mOsm/L）です。そのため投与された輸液は細胞内には移動せず、細胞外に留まり細胞外液量を増します。こうした作用から、「細胞外液補充液」と呼ばれることもあります。血管内や血管と細胞間の水分や電解質を補充する目的で使用される輸液製剤です（図4）。

図4　等張電解質輸液による体液補充

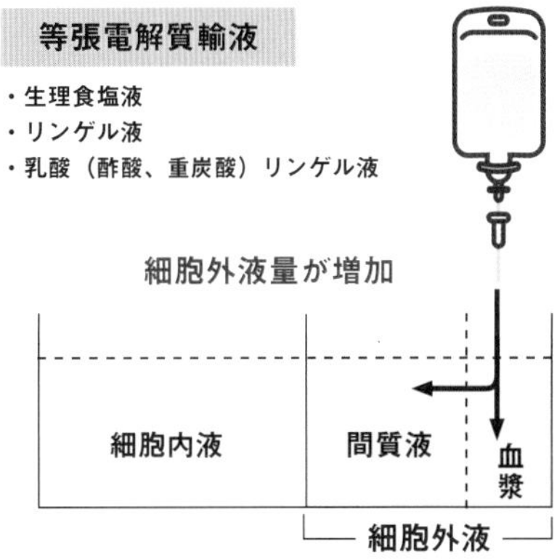

» 生理食塩液

生理食塩液は、最も単純な組成の等張電解質輸液で、0.9％の塩化ナトリウム溶液（NaCl）です。これは血漿の電解質のうち、陽イオンをNa^+に、陰イオンをCl^-に置き換えた組成です。生理食塩液にはいろいろな用途があり、細胞外液の補充以外にも、ほかの注射薬の溶解や希釈に広く用いられています。血漿中よりも多くのCl^-を含有しているため、大量投与により、高Cl血症を伴うアシドーシス（血液の酸塩基平衡を酸性側にしようとする状態）に注意が必要です。

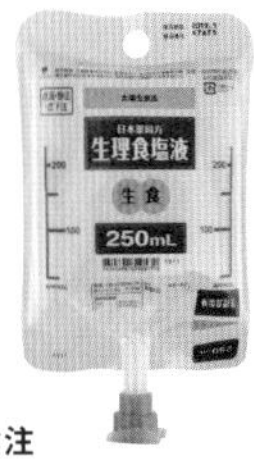

例：大塚生食注

» リンゲル液

リンゲル液は、より血漿の組成に近づけるために、生理食塩液のNaClを減量し、KClと$CaCl_2$を配合した輸液製剤です。生理食塩液と同様に、大量投与による高Cl性アシドーシスに注意が必要です。

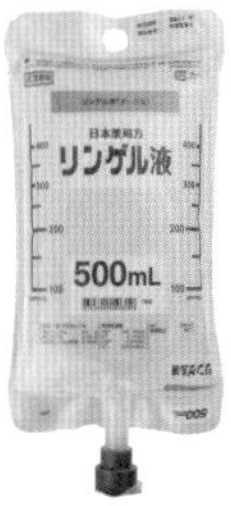

例：リンゲル液「オーツカ」

» 乳酸リンゲル液

乳酸リンゲル液は、リンゲル液をベースに乳酸イオンを加えることで、Cl^-濃度を下げて正常の血漿濃度に近づけた輸液製剤です。乳酸は、肝臓で代謝されてHCO_3^-を産生し、アルカリ化作用を示します。これにより、リンゲル液の欠点である大量投与時の高Cl性アシドーシスを防ぐことができます。高乳酸血症の患者には、症状が悪化するおそれがあるため、禁忌とされています。

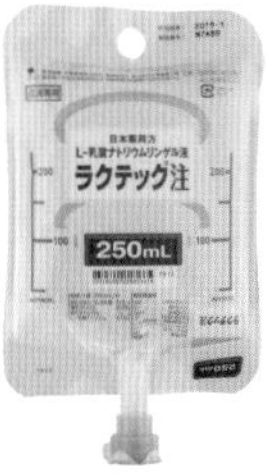

例：ラクテック注

» 酢酸リンゲル液

酢酸リンゲル液は、乳酸リンゲル液の乳酸イオンを筋肉などの全身で代謝される酢酸イオンに替えた輸液製剤です。酢酸イオンも乳酸イオンと同様に代謝されることでHCO_3^-を産生します。

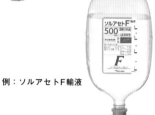

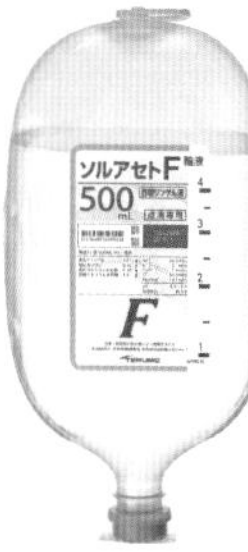

例：ソルアセトF輸液

表2 主な等張電解質輸液

分類/代表的な商品名		電解質（mEq/L）										糖質（g/L）	熱量（kcal/L）
		Na^+	K^+	Ca^{2+}	Mg^{2+}	Cl^-	HCO_3^-	乳酸イオン	酢酸イオン	グルコン酸イオン	クエン酸イオン		
＜参考＞血漿		142	4	5	3	103	27	−	−	−	−	−	−
生理食塩液		154	−	−	−	154	−	−	−	−	−	−	−
リンゲル液「オーツカ」		147	4	4.5	−	155.5	−	−	−	−	−	−	−
乳酸リンゲル液	ラクテック注	130	4	3	−	109	−	28	−	−	−	−	−
	ソルラクト輸液	131	4	3	−	110	−	28	−	−	−	−	−
糖加乳酸リンゲル液	ラクテックD輸液	130	4	3	−	109	−	28	−	−	−	グルコース（50）	200
	ラクテックG輸液	130	4	3	−	109	−	28	−	−	−	ソルビトール（50）	200
酢酸リンゲル液	ソルアセトF輸液	131	4	3	−	109	−		28	−	−	−	−
	ヴィーンF輸液	130	4	3	−	109	−		28	−	−	−	−
糖加酢酸リンゲル液	ソルアセトD輸液	131	4	3	−	109	−		28	−	−	グルコース（50）	200
	ヴィーンD輸液	130	4	3	−	109	−		28	−	−	グルコース（50）	200
	フィジオ140輸液	140	4	3	2	115	−		25	3	6	グルコース（10）	40
重炭酸リンゲル液	ビカーボン輸液	135	4	3	1	113	25	−		−	5	−	−
	ビカネイト輸液	130	4	3	2	109	28	−		−	4※	−	−

※添加物に由来するもの

» 重炭酸リンゲル液

重炭酸リンゲル液は、乳酸（酢酸）イオンの代わりに、体内で代謝を必要としない重炭酸イオン（HCO_3^-）を配合した輸液製剤です。重炭酸イオンは体内で代謝を必要とせずにアルカリ化作用を示すため、救命救急や手術時の体液管理で多く用いられます。

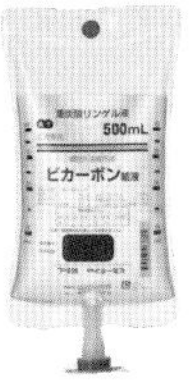

例：ビカーボン輸液

薬剤師が教える ＋αの知識

糖加乳酸（酢酸）リンゲル液とは

乳酸（酢酸）リンゲル液に、糖質としてブドウ糖、ソルビトール、マルトースなどを加えた輸液を糖加乳酸（酢酸）リンゲル液と呼びます。輸液を必要とする病態は経口摂取量が不足、または不能な場合が多く、水分や電解質とともに血糖値を維持するため糖質が必要となります。そのため、最低限のエネルギーを補給する目的で、5%糖加乳酸（酢酸）リンゲル液が用いられます。上記糖質を各々5%配合されている輸液は、いずれも200kcal/Lのエネルギーを補給することができます。

低張電解質輸液

低張電解質輸液は、配合されている電解質濃度が血漿よりも低い輸液で、電解質のみの浸透圧は血漿の浸透圧よりも低くなります。実際の製剤は、ブドウ糖を配合することで血漿の浸透圧と同等に調整されていますが、ブドウ糖は代謝されて水になるので、結果的には血漿よりも浸透圧の低い液を投与したことになります。水は浸透圧の低い方から高い方へと移動するため、細胞内液を含む体全体に水分を補給することができます（図5）。

図5 低張電解質輸液による体液補充

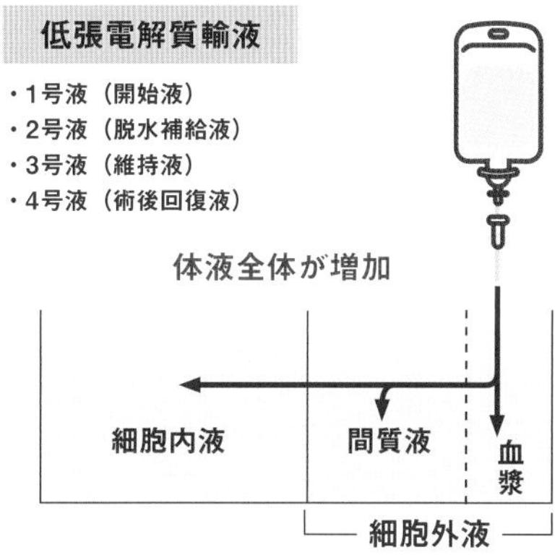

基本的に、生理食塩液と５％ブドウ糖液の2つの等張な輸液によって成り立っています。その配合割合を変えることで、**1号液（開始液）、2号液（脱水補給液）、３号液（維持液）、4号液（術後回復液）**に分類されます（図6）。生理食塩液の割合が多い1号液はナトリウムの補給効果が大きく、5%ブドウ糖液の割合が多くなるにつれて、水分補給効果が大きくなります。

図6 低張電解質輸液の成り立ち

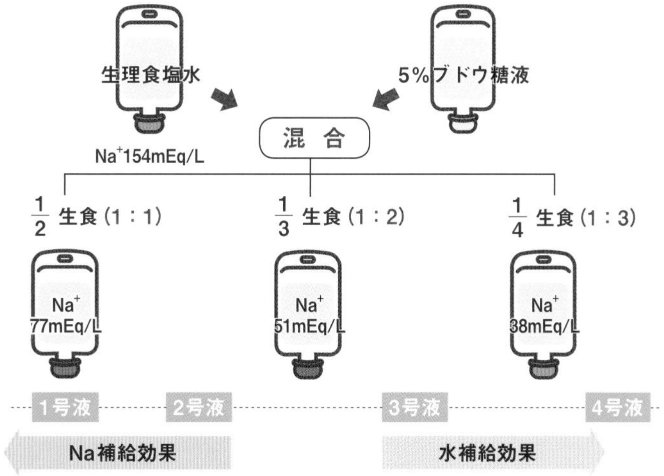

» 1号液（開始液）

1号液は、カリウムを含まないのが特徴です。病態不明時の水分や電解質の補充に用いられるため、「開始液」と呼ばれています。単独長期投与により、低K血症を起こすため注意が必要です。

» 2号液（脱水補給液）

2号液のNa$^+$、Cl$^-$濃度は1号液とほぼ同じですが、カリウムとリンが加えられています。細胞内電解質の喪失を伴う病態の電解質補給を目的とした輸液です。低張性脱水（Na欠乏型脱水）、下痢や嘔吐などの細胞内脱水に使用されます。

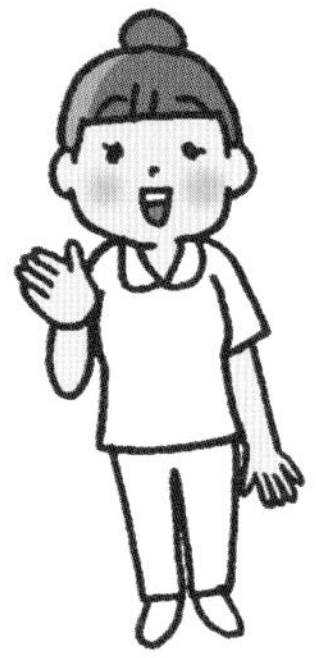
それぞれ用途が
違うんですね。

» 3号液（維持液）

3号液は、乳酸（酢酸）リンゲル液を1／2～1／3程度に希釈した輸液です。水分、電解質の１日必要量が組成の基準となっています。経口摂取不能または不十分な病態への水分、電解質の補給と維持に用いられることから、「維持液」と呼ばれ、臨床現場では最もよく使用されています。しかし、維持液のみの長期投与では、カルシウム、マグネシウム、リン、ナトリウムが不足するので注意が必要です。高張性脱水の水分補給にも使用されます。

» 4号液（術後回復液）

4号液は、3号液からカリウムを抜いた液で、電解質濃度が最も低く、水分の補給を目的とした輸液です。腎機能の未熟な新生児や乳幼児、腎機能が低下している高齢者や術後早期の患者に用いられます。そのため、「術後回復液」と呼ばれます。

表3 主な低張電解質輸液（商品名）

1号液（開始液）
● ソリタ-T1号輸液 ● KN1号輸液 ● ソルデム1輸液
2号液（脱水補給液）
● ソリタ-T2号輸液 ● KN2号輸液 ● ソルデム2輸液
3号液（維持液）
● ソリタ-T3号輸液 ● KN3号輸液 ● ソルデム3A輸液
4号液（術後回復液）
● ソリタ-T4号輸液 ● KN4号輸液 ● ソルデム6輸液

栄養輸液

生物が生きていくためには、水・電解質に加えて栄養素を補給していかなければなりません。ヒトは通常、食事から糖質、タンパク質（アミノ酸）、脂質、ビタミン、ミネラルの五大栄養素をバランスよく摂っています。栄養素は「体の構成成分」「エネルギー源」「体の機能調節」の3つの大きな役割をもっています。もし、十分な栄養が摂れない場合には、肝臓や筋肉のグリコーゲン（ブドウ糖が結合した多糖類）、体内の脂質やタンパク質を分解してエネルギー源として利用します。栄養が摂れない状況が長期間続くと脂質や筋肉の分解が進み、生命の危機状態に近づきます（図7）。

栄養補給の方法は、経腸栄養法（経口栄養、経管栄養）と経静脈栄養法の2つに大別されます。消化管の機能が保たれており、かつ安全に使用できる場合は、経腸栄養法が第1選択となります。

図7 飢餓時の生体反応

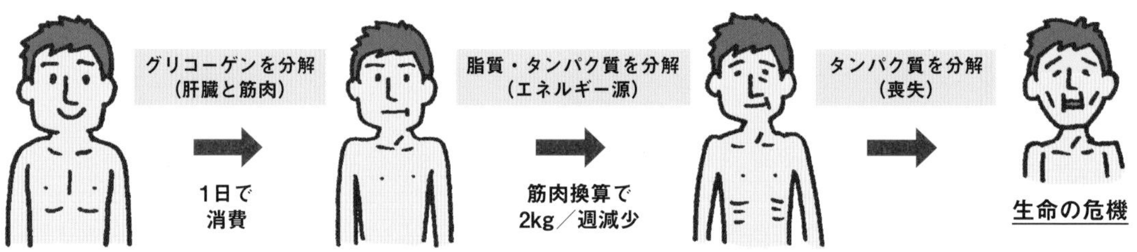
グリコーゲンを分解
（肝臓と筋肉）
1日で
消費
脂質・タンパク質を分解
（エネルギー源）
筋肉換算で
2kg／週減少
タンパク質を分解
（喪失）
生命の危機

経静脈栄養法は、原則として経腸栄養法の実施が不可能か、経腸栄養法を一時的に中止したほうが治療上有用な場合に行います。経静脈栄養法に使用される輸液を栄養輸液といい、糖質輸液製剤、アミノ酸製剤、脂肪乳剤、微量元素、ビタミン製剤および高カロリー輸液用製剤があります。さらに経静脈栄養法は、投与経路から**末梢静脈栄養法**(Peripheral Parenteral Nutrition：**PPN**)と**中心静脈栄養法**(Total Parenteral Nutrition：**TPN**)に分けられます。一般的に食事ができない期間が1週間〜10日までの場合はPPNが、それ以上の長期間にわたると予想される場合はTPNが選択されます(図8)。

図8 **PPN、TPNの適応**

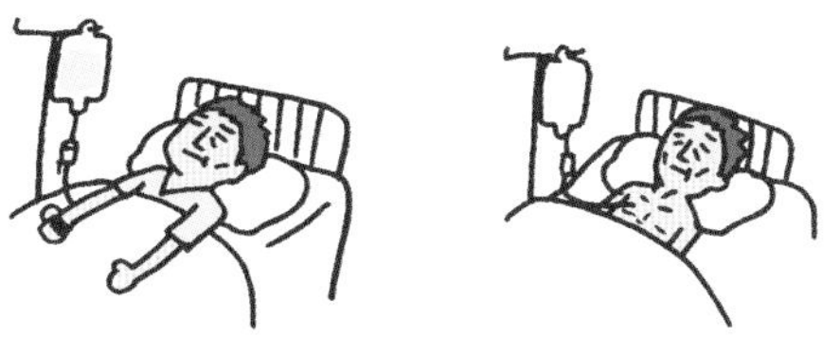

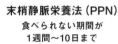

» 糖質輸液製剤

糖質輸液製剤は、水分およびエネルギー量の補充を目的としており、最も一般的で基本となる製剤です。糖質にはブドウ糖、キシリトール、フルクトース、ソルビトール、マルトースなどがあります。最も利用効率が高いブドウ糖は多くの製剤で使用されおり、5〜70%の様々な濃度があります。キシリトール、フルクトース、ソルビトールは、インスリン非依存的に細胞に取り込まれて代謝されるため、主に糖尿病患者に用いられます。

» アミノ酸製剤

アミノ酸は、生命維持に不可欠な臓器タンパク、酵素、ホルモンなどのタンパク合成の素材であり、常に一定量を補給する必要があります。特に体内では合成されない必須アミノ酸は、外部から補わなくてはなりません。アミノ酸製剤は組成により用途が異なります。

❶総合アミノ酸輸液

各種アミノ酸がバランスよく配合されており、長期処方に向いています。アミノ酸濃度は10〜12%、必須アミノ酸(E)と非必須アミノ酸(N)の比(**E/N比**)は約1、分岐鎖アミノ酸(Branched Chain Amino Acid：BCAA)は21〜23%に調整されています。

❷高濃度分岐鎖アミノ酸輸液

BCAAは30〜36%と高く、総合アミノ酸輸液と比べ必須アミノ酸を増量(E/N比1.3〜1.7)した製剤です。術後の創傷治癒の促進、タンパク異化作用の軽減などを目的に、侵襲が大きい病態に有用なアミノ酸輸液です。

❸肝不全用アミノ酸輸液

肝性脳症では、BCAAの血中濃度が低く、芳香族アミノ酸(Aromatic Amino Acid：AAA)、メチオニン、トリプトファンの血中濃度が高いという特徴的なアミノ酸パターンを示します。また、Fischer比と呼ばれるBCAA量をAAA量で割った比(健常人では3〜4)が、2以下に低下することが多いとされています。肝不全用アミノ酸輸液は、BCAA含量が多く、フェニルアラニン、メチオニン、トリプトファンの含量が少なく、チロシンを含まない特殊組成で、意識障害の改善効果があることが報告されています。

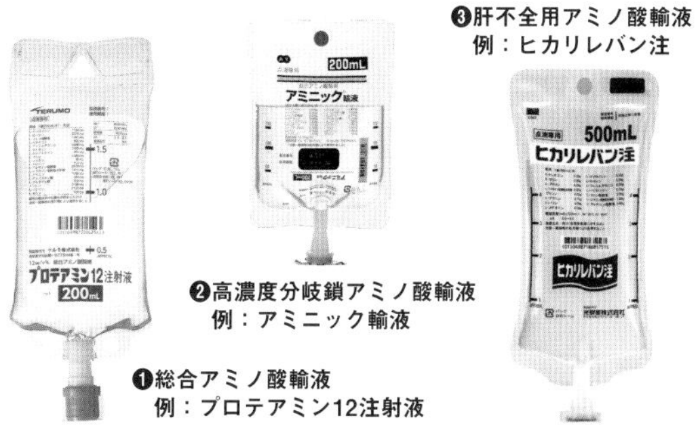

❹腎不全用アミノ酸輸液

腎不全では腎臓でのアミノ酸代謝が阻害され、治療としてのタンパク質摂取の制限をすることにより必須アミノ酸が低下し、チロシン以外の非必須アミノ酸は高値を示していることが多くなります。そのため腎不全用アミノ酸輸液は必須アミノ酸を中心に最低限の非必須アミノ酸を配し、E/N比は2.6～3.21※、BCAAの配合比は42～46%と高くなっています。

※添付文書上のE／N比はヒスチジンを非必須アミノ酸で計算しています。

❺新生児・小児用アミノ酸輸液

新生児、乳児および1～3歳の幼児においては、アミノ酸代謝能が未熟です。そのため、新生児・小児用アミノ酸輸液は、BCAA配合比は39%と高く、脳・神経、網膜組織の発育に必要で母乳に多く含まれているタウリンを配合し、チロシン、システインおよびアルギニンを増量しています。また、小児では過量投与により脳障害や成長障害を起こすおそれがあるメチオニン、フェニルアラニンを減量し、さらに高アンモニア血症や成長障害が懸念されるグリシン、スレオニンを減量しています。

❹腎不全用アミノ酸輸液
例：キドミン輸液

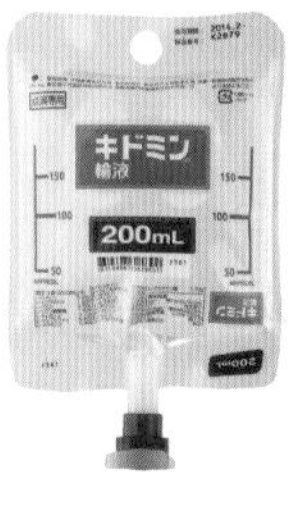

❺新生児・小児用アミノ酸輸液
例：プレアミン-P注射液

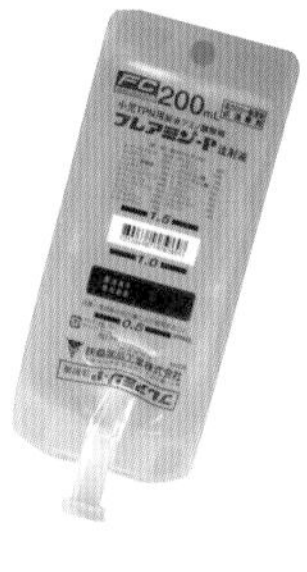

表4 主なアミノ酸輸液製剤（商品名）

総合アミノ酸輸液
●モリプロンF輸液 ●プロテアミン12注射液
高濃度分岐鎖アミノ酸輸液
●アミニック輸液 ●アミゼットB輸液 ●アミパレン輸液
肝不全用アミノ酸輸液
●アミノレバン点滴静注 ●ヒカリレバン注
腎不全用アミノ酸輸液
●キドミン輸液 ●ネオアミユー輸液
新生児・小児用アミノ酸輸液
●プレアミン-P注射液

» 脂肪乳剤

脂肪乳剤は、必須脂肪酸の補給とエネルギー補給を目的とした製剤です。長期間にわたって脂肪を摂取しないと、特徴的な皮膚症状や脱毛、成長障害などの必須脂肪酸欠乏症が起こることがあります。また、投与速度が速すぎると、体内で有効に活用できず、血中トリグリセリド値が上昇することがあります。そのため、添付文書では0.3/kg/時以下となっていますが、0.1g/kg/時以下の速度での投与が推奨されています。連日投与する場合には血中トリグリセリド値を定期的にモニタリングしながら投与することが大切です。pHや電解質の影響で凝集するため、脂肪乳剤は単独投与が基本です。

現在、国内では脂肪乳剤のみの製剤としてイントラリポス輸液、アミノ酸・糖・脂肪・電解質液としてミキシッドL輸液・H輸液が発売されています。

» 微量元素

一般に、体内貯蔵量が鉄よりも少ない金属を微量元素といいます。微量元素は体内の代謝や生理機能に不可欠であり、体内で生合成されないため、食事から補給する必要があります。長期間食事が摂取できない、または慢性的な吸収不良などの場合には欠乏症を生じることがあります。長期間中心静脈栄養法のみを行う場合には、微量元素も補充する必要があります。

表5 微量元素の作用および欠乏症

元素	主な生理作用	欠乏症
鉄（Fe）	酸素運搬、造血	鉄欠乏性貧血
銅（Cu）	ヘモグロビン合成	貧血
亜鉛（Zn）	タンパク質代謝	成長減退、味覚異常
マンガン（Mn）	脂肪酸代謝、酵素の活性化	成長遅延
ヨウ素（I）	甲状腺ホルモン	甲状腺腫
コバルト（Co）	ビタミンB_{12}の構成成分、造血	悪性貧血
クロム（Cr）	糖・脂肪代謝	耐糖能異常
セレン（Se）	過酸化物分解、グルタチオン酸化	克山病（心臓疾患）
モリブデン(Mo)	酸化酵素の分解	成長遅延
スズ（Sn）	酸化還元触媒	成長遅延

表6 主な微量元素製剤（商品名）

- エレジェクト注シリンジ
- エレメンミック注
- ミネリック-5配合点滴静注シリンジ

» ビタミン製剤

水溶性ビタミン（9種類）と脂溶性ビタミン（4種類）に大別され、いずれにおいても欠乏症が生じるため、長期間食事が摂取できない場合には、経静脈的な補給を考慮する必要があります（表8、9）。

水溶性ビタミンの多くは補酵素として働くため、糖質・脂質・タンパク質などの代謝に欠かせない栄養素です。特にビタミンB_1はエネルギー産生に必須であり、欠乏すると乳酸が蓄積して乳酸アシドーシスとなり、最悪の場合は死に至ることもあります。そのため、高カロリー輸液には**総合ビタミン製剤**を混注して投与します。ビタミンは光で分解するため、混合時は必ず遮光します。

表7 主な総合ビタミン製剤（商品名）

- ビタジェクト注
- ダイメジンマルチ注
- オーツカMV注
- マルタミン注射用

表8 水溶性ビタミンの作用および欠乏症

	関連した作用	欠乏症
ビタミンB_1	神経・精神機能維持、脂質・糖・アミノ酸代謝	Wernicke脳症、神経炎、心拡大、脚気、乳酸アシドーシス
ビタミンB_2	粘膜・神経機能維持、脂質・糖・アミノ酸代謝、成長促進	口角炎、脂漏性皮膚炎、眼膜炎、舌炎、創傷治癒遅延、成長不良、口唇炎
ビタミンB_6	ヘモグロビン合成、アミノ酸代謝	貧血、皮膚炎、末梢神経炎、口角炎、舌炎
ビタミンB_{12}	造血・神経機能維持、脂肪代謝、タンパク合成、骨髄における細胞分化	悪性貧血、巨赤芽球性貧血、末梢神経障害
ビタミンC	造血機能維持、膠原繊維・細胞間組織形成	貧血、壊血病、骨形成不全、創傷治癒遅延、成長不良
ナイアシン	末梢血管拡張、代謝促進	認知症、皮膚炎、食思不振、ペラグラ
パントテン酸	脂肪・タンパク質・糖代謝	皮膚炎、末梢神経障害（灼熱足症）
ビオチン	脂質・糖代謝、アミノ酸代謝	脱毛、知覚異常、皮膚炎
葉酸	造血機能維持、アミノ酸代謝	巨赤芽球性貧血、神経障害、腸機能不全

表9 脂溶性ビタミンの作用および欠乏症

	関連した作用	欠乏症
ビタミンA	視覚、生理機能維持、成長作用、生殖作用、上皮組織機能維持、細胞の増殖・分化	夜盲症、眼球乾燥、角膜軟化、皮膚炎、生殖機能低下、味覚異常
ビタミンD	Ca・Pの調節、骨石灰化	骨・歯発育障害、くる病、骨軟化症
ビタミンE	発育促進、細胞増殖機能維持、生体膜の抗酸化	溶血性貧血、過酸化脂質増加、深部感覚障害、小脳失調
ビタミンK	血液凝固機能維持、骨形成	出血傾向、新生児メレナ、突発性乳児ビタミンK欠乏症

» 高カロリー輸液

高カロリー輸液は、中心静脈栄養法（TPN）時に使用する、高濃度の糖液、電解質、アミノ酸などを含む栄養輸液のこと。高張性であるため中心静脈から24時間かけて投与します。

TPNでは通常、慣らし期間（導入期）が必要であり、血糖値などをみながら2〜3日かけて徐々に投与量を上げていきます。離脱期も同様に、投与量を徐々に落としていきます。急にTPNを中止すると、糖質の補給がなくなり、低血糖を起こすことがあるため注意が必要です。TPN離脱後は、末梢静脈栄養（PPN）や経腸栄養を併用しながら、経口栄養へと移行していきます。

患者の状態に応じて組成を変更しますが、現在は必要な組成が隔壁で分かれて1袋に入っている**キット製剤**も多く使用されています。PPN用のキット製剤もあります（表10）。キット製剤は必ず投与前に隔壁が開通されているか確認しましょう。

表10 主な輸液キット製剤〈TPN・PPN用〉（商品名）

中心静脈栄養法（TPN）用

〈糖・電解質・アミノ酸液〉

- ピーエヌツイン-1号輸液・2号輸液・3号輸液

〈糖・電解質・アミノ酸・総合ビタミン液〉

- ネオパレン1号輸液・2号輸液
- フルカリック1号輸液・2号輸液・3号輸液

〈糖・電解質・アミノ酸・総合ビタミン・微量元素液〉

- エルネオパNF1号輸液・2号輸液
- ワンパル1号輸液・2号輸液

〈糖・電解質・アミノ酸・脂肪乳剤〉

- ミキシッドL輸液・H輸液

末梢静脈栄養法（PPN）用

- ビーフリード輸液
- ツインパル輸液
- パレセーフ輸液
- パレプラス輸液

鎮痛薬（麻薬性鎮痛薬を除く）

術後疼痛やがん性疼痛など、鎮痛薬は病棟で最も使用頻度が高い薬です。鎮痛薬には、**アセトアミノフェン、非ステロイド抗炎症薬（NSAIDs）、オピオイド鎮痛薬（麻薬性鎮痛薬）、神経障害性疼痛治療薬（プレガバリン）**などがあります。ここでは、NSAIDsとアセトアミノフェンを中心に、作用機序や使い分けを紹介します。

図1 NSAIDsとアセトアミノフェンの作用機序

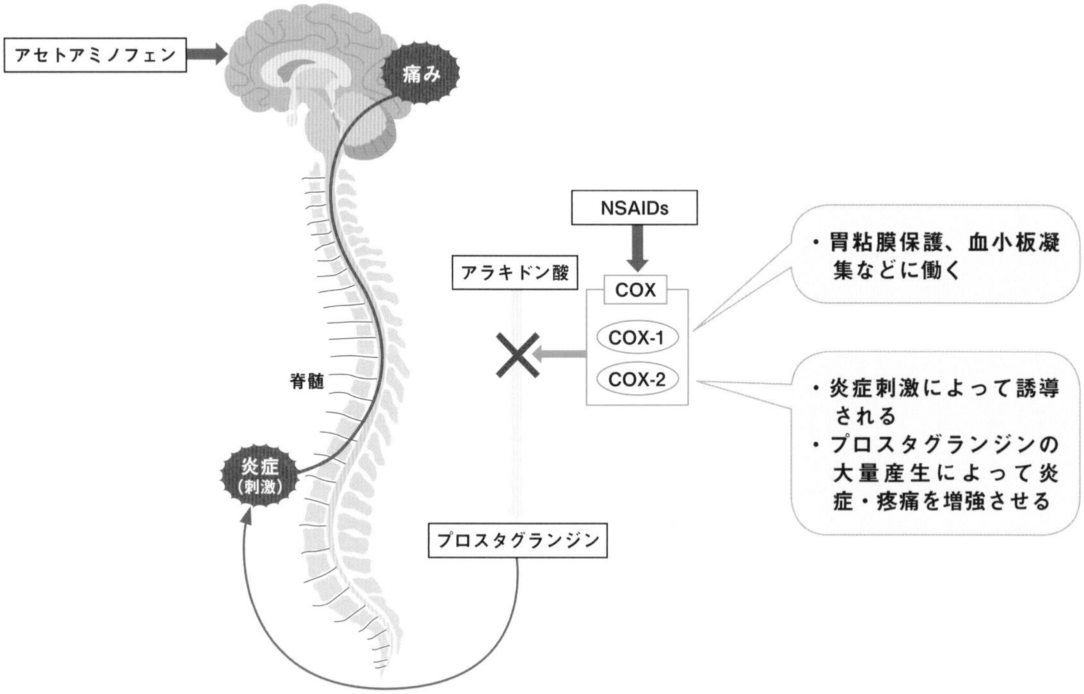

「月刊ナーシング」vol.39 No.7 2019.6 p17 引用・改変

非ステロイド抗炎症薬（NSAIDs）

組織の損傷など生体に異常が生じると、細胞膜のリン脂質から遊離されたアラキドン酸が、シクロオキシゲナーゼ（COX）によりプロスタグランジン（PG）を合成します。PGは痛み、炎症や発熱の原因となります。非ステロイド抗炎症薬（NSAIDs）は、COXを阻害し、PG合成を抑制することで鎮痛効果を発揮します（図1）。NSAIDsは、市販の頭痛薬や風邪薬などにも用いられている、最も一般的な抗炎症薬です。

» NSAIDsの使い分け

代表的なNSAIDsを表1に示します。NSAIDsは❶化学構造による分類、❷効果発現・持続時間、❸COX選択性で使い分けることができます。

また、NSAIDsは内服薬（錠剤、散剤）、外用薬（坐薬、貼付薬など）、注射薬があり、患者の状態や疼痛部位に応じて選択が可能です。

❶化学構造による分解

NSAIDsは酸性、中性、塩基性の3種類に分け

表1 代表的なNSAIDs一覧

分類		一般名（代表的な商品名）	剤形
酸性	サリチル酸系	アスピリン（バファリンA330）	錠剤・末
	アントラニル酢酸系	メフェナム酸（ポンタール）	カプセル・シロップ　など
	アリール酢酸系	ジクロフェナク（ボルタレン）	錠剤・カプセル・坐薬・パップ・テープ　など
		エトドラク（ハイペン）	錠剤
	プロピオン酸系	イブプロフェン（ブルフェン）	錠剤・注射・軟膏　など
		ナプロキセン（ナイキサン）	錠剤
		ロキソプロフェン（ロキソニン）	錠剤・細粒・パップ・テープ　など
		フルルビプロフェン（フロベン、ロピオン）	錠剤・顆粒・注射
	オキシカム系	ロルノキシカム（ロルカム）	錠剤
		メロキシカム（モービック）	錠剤
中性	コキシブ系	セレコキシブ（セレコックス）	錠剤
塩基性		チアラミド（ソランタール）	錠剤

られます。大部分は酸性NSAIDsに分類され、抗炎症、鎮痛、解熱作用が強く、頻用されています。一方、塩基性NSAIDsは抗炎症や鎮痛作用は弱く、酸性NSAIDsが副作用などで使用できない場合に選択します。

表2 代表的なNSAIDsの血中半減期による分類

血中半減期	一般名	血中半減期（時間）	錠剤の場合の用法
長い	メロキシカム	28	1日1回
	エトドラク	7	1日2回
	セレコキシブ	7	1日2回
短い	イブプロフェン	2	1日3回
	ロキソプロフェン	1.3	1日3回
	ジクロフェナク	1.3	1日3回

❷効果発現・持続時間

血中半減期が長い**セレコキシブ**は、1日2回の服用で効果が持続しますが、効果発現までに時間がかかるため初回負荷投与（ローディング）が必要となります。

一方、**ロキソプロフェン**は血中半減期が短いため1日3回の服用が必要ですが、効果発現までの時間が短く頓用薬としての使用に適しています（表2）。

❸COX選択性

COXにはCOX-1、COX-2、COX-3がありますが、作用が明らかになっているのはCOX-1、COX-2です。COX-1は胃粘膜保護や血小板凝集などの臓器の恒常性維持に必要なPG類を産生します。

一方、COX-2は炎症などで誘導され、炎症を促進するPGE_2などを産生します。COX-2阻害の選択性が高いNSAIDsは消化管障害が少ないとされています。**セレコキシブ**はCOX-2を選択的に阻害するNSAIDsで、**エトドラク**や**メロキシカム**も比較的COX-2阻害の選択性が高いとされています。

» NSAIDsの副作用

❶消化管障害

最も頻度が高く代表的な副作用で、COX-1が阻害されることで起こります。高齢者、消化性潰瘍の既往歴がある患者などでは発生リスクが高くなります。予防法としては空腹時の投与を避けるほか、プロトンポンプ阻害薬（ランソプラゾールなど）、H_2受容体拮抗薬（ファモチジン）を併用します。抗NSAIDs潰瘍薬（ミソプロストール）も発売されています。

❷腎機能障害

消化管障害に次いで頻度が高い副作用です。PGは腎での血流維持に重要な役割を果たしていますが、NSAIDsがPGの生成を抑制するため腎血流量が減少し、タンパク尿、浮腫、急性腎不全などを生じます。高齢者や腎疾患既往のある患者では特に注意が必要です。

❸アスピリン喘息

NSAIDsによって発作が誘発される喘息です。NSAIDs使用後に鼻水や鼻づまり、急激な喘息発作が生じた場合は、アスピリン喘息の疑いがあります。アスピリン、NSAIDsのアレルギー歴を確認しましょう。

❹その他

肝障害、血小板凝集作用、皮膚障害、心血管系障害などがあります。ワルファリン、スルホニル尿素系血糖降下薬（　グリメピリドなど）、ニューキノロン系抗菌薬（レボフロキサシン）などは併用に注意が必要です。

薬剤師が教える +αの知識

ジクロフェナクナトリウム坐薬使用時のチェックポイント

ジクロフェナクナトリウムは最も鎮痛効果が強い一方で、消化性障害も起こしやすくなります。ジクロフェナクナトリウム坐薬（ボルタレンサポ）は、内服薬に比べて効果が発現するのが早いため頻用される薬ですが、坐薬においても消化管障害を起こすことがあります。また、投与後は急激な体温低下、血圧低下に注意が必要です。

アセトアミノフェン

臨床での使用頻度が高い**アセトアミノフェン**ですが、実は作用機序の詳細は明らかになっていません。主に中枢に直接的に作用すると推察されており（図3）、弱いCOX阻害性があるとの報告もあります。鎮痛や解熱作用を発揮しますが、抗炎症作用はほとんどありません。内服薬・外用薬・注射薬と様々な剤形があり、用途に合わせて選択が可能です（表3）。

表3 代表的なアセトアミノフェン（商品名）

- 内服薬：カロナール錠・細粒・シロップ
- 外用薬：アンヒバ坐薬、アルピニー坐薬
- 注射薬：アセリオ静注液1000mgバッグ

» アセトアミノフェンの注意点

2011年1月に用量の上限が1日4000mgとなり、高用量の使用が可能となりました。NSAIDｓと比較して、消化性障害や腎機能障害は少ないといわれています。ただし、肝機能障害には注意が必要です。また、ＯＴＣ医薬品にもアセトアミノフェンは含まれているため、併用により過量投与にならないように注意が必要です。

薬剤師が教える +αの知識

アセリオ静注液1000mgバッグ投与時は体重に注意

アセトアミノフェンの注射薬である「アセリオ静注液1000mgバッグ」は、術後疼痛などに使用されています。希釈済のバッグ製剤で投与が簡便で、体重50kg以上の成人では1回１袋（1000mg）で使用されます。一方で体重50kg未満の成人には、1回15mg/kgが上限（1日総量として60mg/kgが限度）とされています。つまり、体重40kgの場合１回600mgとなり、１回１袋では過量になってしまいます。

神経障害性疼痛治療薬（プレガバリン）

プレガバリン（リリカ）は、中枢と末梢神経系の神経末端のCaチャネルに結合し、神経伝達物質の放出を抑制するとともに、過剰興奮したニューロンを鎮め鎮痛効果を示します。神経障害性疼痛の第1選択薬です。2019年には同じ作用機序の**ミロガバリン（タリージェ）**も発売されました。

図2 プレガバリンの作用機序

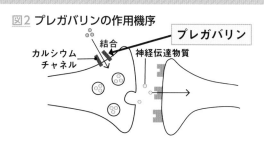

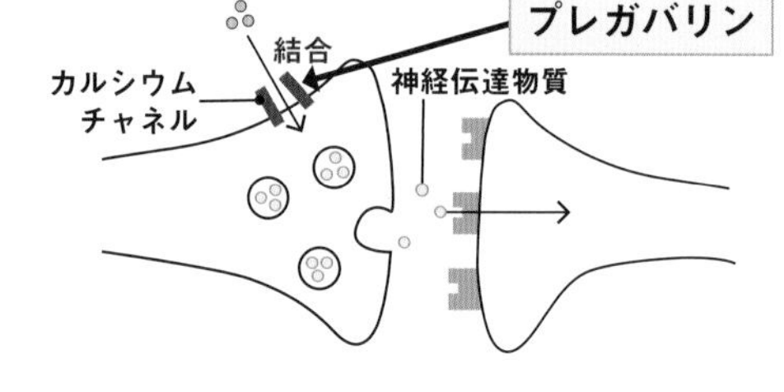

» プレガバリンの副作用・注意点

副作用として傾眠、浮動性めまい、体重増加があります。特に高齢者では少量から投与を開始するとともに、転倒・転落に注意が必要です。内服中は自動車などの運転や危険を伴う機械の操作をしないよう、患者へ指導しましょう。

また、腎臓から排泄されるため、患者の腎機能に応じて投与量の調整が必要です。

トラマドール

トラマドール（トラマール）は、オピオイド受容体への結合、セロトニン・ノルアドレナリン再取り込み阻害による下行性疼痛抑制系活性により鎮痛効果を示し（図3）、NSAIDsやアセトアミノフェンが効かないときの選択肢となります。作用機序からオピオイドに分類されますが、麻薬指定されていないため麻薬処方せんは不要です。

１日１回服用製剤（**ワントラム**）やアセトアミノフェンとの配合剤（**トラムセット配合錠**）も発売されています。

» トラマドールの副作用・注意点

ほかの麻薬性鎮痛薬と同様に、悪心・嘔吐、便秘、眠気などの副作用があります（詳細はP.153「麻薬および類似薬」を参照）。また、高齢者　与量の調整も必要です。

図3 トラマドール・アセトアミノフェンの作用機序

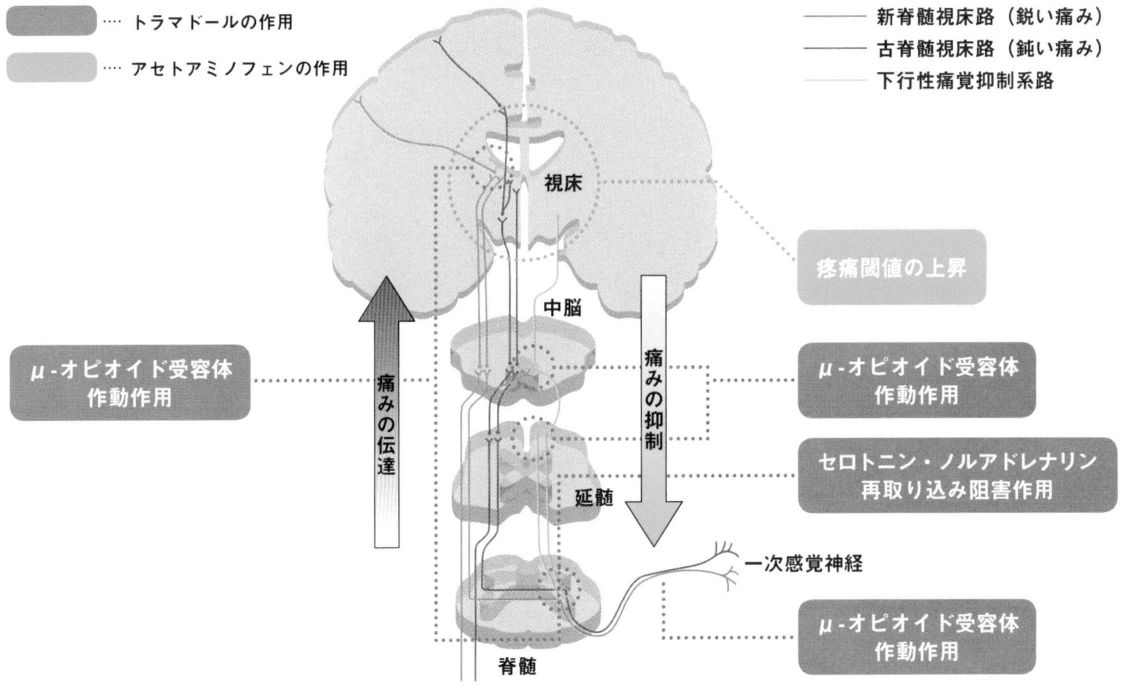

持田製薬株式会社 トラムセット®配合錠インフォメーションより引用
(http://www.mochida.co.jp/dis/medicaldomain/circulatory/tramcet/info/mechanism.html)

観察・ケアのポイント

臨床で使用頻度が高い鎮痛薬ですが、それぞれの作用機序・副作用を理解することが重要です。患者の中には長期に鎮痛薬を内服している場合もありますが、副作用が発現していないか注意します。NSAIDs投与時は急激な体温低下、血圧低下のモニタリングもポイントとなります。

Step3

おさえておきたいハイリスク薬

先輩看護師からのアドバイス③

患者さんは何十年も飲んでいた薬でも「これ何の薬？」とよく聞いてきます。知らずに飲んでいたのか？と突っ込みたくなるけれど、看護師として「分かりません」じゃ失格ですよ。頑張りましょう！
（15年目看護師）

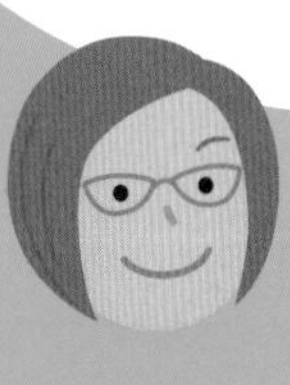

「あれ？同じ効果の薬？」その気づきが誤薬を防ぎます。看護師は安全な投薬の最後の砦です！
（15年目看護師）

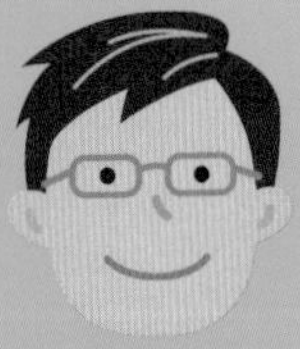

同姓同名の患者さんがいる場合、薬を渡し間違える危険性大です。どちらの薬か分かるように、薬袋に目立つように印をつけて気をつけましょう。

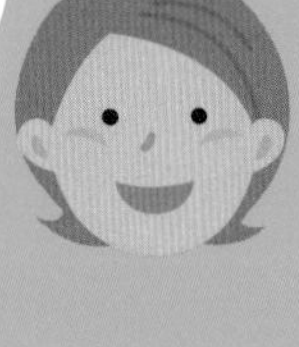

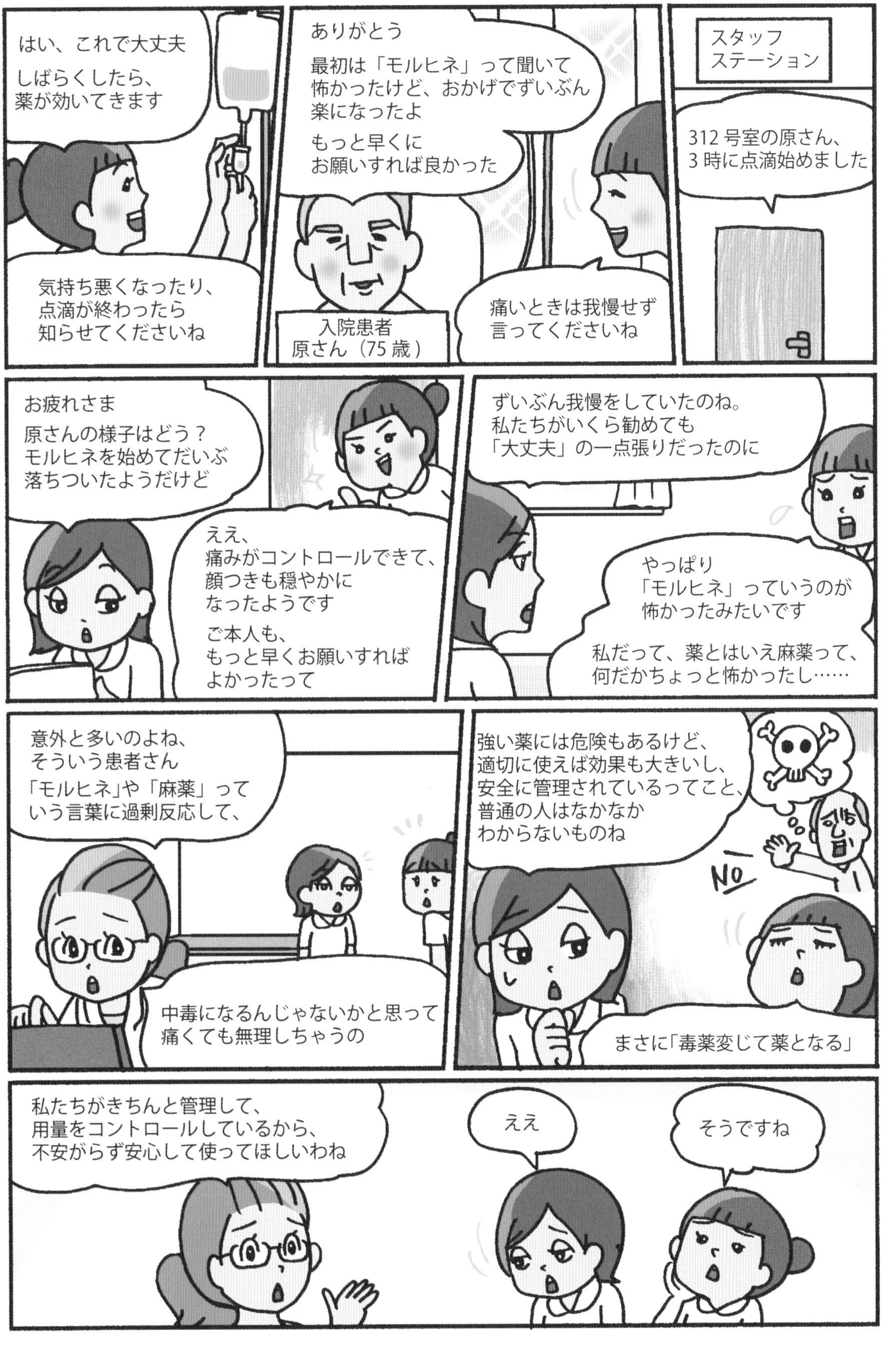
はい、これで大丈夫
しばらくしたら、薬が効いてきます
気持ち悪くなったり、点滴が終わったら知らせてくださいね
ありがとう
最初は「モルヒネ」って聞いて怖かったけど、おかげでずいぶん楽になったよ
もっと早くにお願いすれば良かった
入院患者 原さん（75 歳）
痛いときは我慢せず言ってくださいね
スタッフステーション
312 号室の原さん、3 時に点滴始めました
お疲れさま
原さんの様子はどう？ モルヒネを始めてだいぶ落ちついたようだけど
ええ、痛みがコントロールできて、顔つきも穏やかになったようです
ご本人も、もっと早くお願いすればよかったって
ずいぶん我慢をしていたのね。私たちがいくら勧めても「大丈夫」の一点張りだったのに
やっぱり「モルヒネ」っていうのが怖かったみたいです
私だって、薬とはいえ麻薬って、何だかちょっと怖かったし……
意外と多いのよね、そういう患者さん
「モルヒネ」や「麻薬」っていう言葉に過剰反応して、
中毒になるんじゃないかと思って痛くても無理しちゃうの
強い薬には危険もあるけど、適切に使えば効果も大きいし、安全に管理されているってこと、普通の人はなかなかわからないものね
NO
まさに「毒薬変じて薬となる」
私たちがきちんと管理して、用量をコントロールしているから、不安がらず安心して使ってほしいわね
ええ
そうですね

糖尿病治療薬

糖尿病とは

糖尿病とは、**インスリン**の作用不足による慢性の高血糖状態のことをいいます。インスリンの作用不足は、インスリンの分泌不足やインスリンの効き具合の低下（インスリン抵抗性＊[1]の増大）のほか、体質（遺伝因子）や生活習慣（食事、運動、ストレスなどの環境因子）、年齢の影響などによっても起こります。

インスリンの作用不足により、高血糖が持続します。よって全身の血管に障害が発生して、網膜や腎臓の細小血管の血流障害や全身の動脈硬化を起こし、種々の合併症を引き起こします。

糖尿病は1型糖尿病、2型糖尿病、妊娠糖尿病、その他の機序・疾患による糖尿病の4つに分類されます。国内の糖尿病患者の約95％は2型糖尿病です。

インスリンの働き（血糖降下作用）

インスリンは、すい臓のランゲルハンス島という組織にあるβ細胞から分泌されるホルモンで、図1のとおり血液中のブドウ糖を臓器細胞などへ取り込ませ、血糖値＊[2]を一定に保つよう機能しています（インスリンがブドウ糖を分解するわけではありません）。健康な人では、血糖値の上昇に伴ってインスリンの分泌量が増加し血糖値を下げますが、糖尿病の患者では、インスリンの分泌量の低下やインスリン抵抗性が増大しているため、血糖値を十分に下げることができず、高血糖が持続してしまいます。

図1　インスリンの働くイメージ

①インスリンの働きが正常な状態　　②インスリンの働きが悪い状態

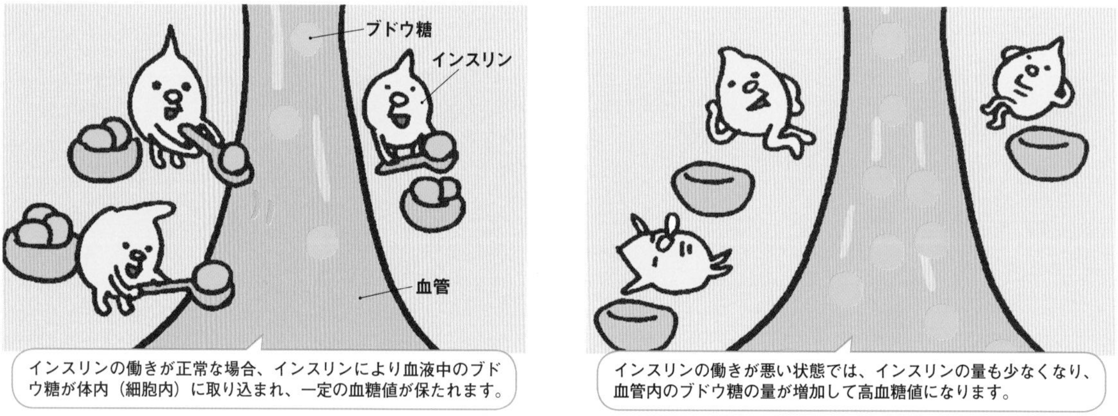
ブドウ糖
インスリン
血管
インスリンの働きが正常な場合、インスリンにより血液中のブドウ糖が体内（細胞内）に取り込まれ、一定の血糖値が保たれます。
インスリンの働きが悪い状態では、インスリンの量も少なくなり、血管内のブドウ糖の量が増加して高血糖値になります。

＊1　インスリン抵抗性：血中インスリン濃度に見合ったインスリン作用が得られない状態。インスリン受容体の減少、インスリン拮抗物質の存在、インスリン受容体からの細胞内へのシグナル伝達異常などがある。インスリン抵抗性には、内臓脂肪の蓄積に関連があるとされる。
＊2　血糖値：血液中に溶けているブドウ糖（グルコース）の量。測定した時点での値を示す。

表1　1型糖尿病と2型糖尿病の違い

	1型糖尿病	2型糖尿病
成因	主に自己免疫を基礎とした膵β細胞の破壊	インスリン分泌低下、インスリン抵抗性
病態	主にインスリン依存状態（絶対的なインスリン欠乏） 生命維持にインスリン治療が不可欠な状態	主にインスリン非依存状態（相対的なインスリン不足） 生命維持にインスリン治療は必須ではない
発症年齢	若年期に多い（中高年でも認められる）	40歳以上に多い（近年は若年発症も増加）
肥満との関係性	なし	肥満、または肥満の既往が多い
家族歴	血縁者における糖尿病は、2型糖尿病と比べると少ない	血縁者にしばしば糖尿病が認められる
症状の進行	急激に症状があらわれる場合が多い	進行につれて症状がゆるやかにあらわれる

糖尿病の診断と治療目標

» 糖尿病の診断

診断は、表2の判断基準に基づき行われます。

同時測定において、診断基準の④と①～③のいずれかが満たされた場合、1度の検査で糖尿病と診断できます。それ以外は、別の日に実施した検査と合わせて、①～④が確認された場合に診断できます。だたし、④のみでは糖尿病と診断できません。

⑤⑥の基準が満たされた場合は「正常型」、上記のいずれにも属さない場合は「境界型」と判定します。

糖尿病は、早期から生活習慣を改善することにより合併症を予防することができるため、境界型も糖尿病に準ずる状態として評価し、肥満の解消や食習慣の見直し、運動量の増加などを進めていく必要があります。

表2　糖尿病の診断基準

① 早朝空腹時血糖値126mg/dℓ以上
② 75g 経口ブドウ糖負荷試験*3で2時間値200mg/dℓ以上
③ 随時血糖値200mg/dℓ以上
④ HbA1c*4が6.5%以上
⑤ 早朝空腹時血糖値110mg/dℓ未満
⑥ 75g 経口ブドウ糖負荷試験で2時間値140mg/dℓ未満

日本糖尿病学会編，糖尿病治療ガイド 2018-2019　より一部改変

» 糖尿病治療の目標

糖尿病の治療は、単純に血糖値を下げるのではなく、「健康な人と変わらない日常生活の質（QOL）の維持、健康な人と変わらない寿命の確保」を目指す必要があります。

血糖コントロール目標値は、目標と、年齢、罹患期間、合併症の状況、低血糖の可能性、サポート状況に応じて個々に設定されます。65歳以上の高齢者では、患者の認知機能や併存疾患も考慮した目標設定（低血糖回避を含めた）が行われます。いずれにしても、合併症の発症・進展措置のためには、HbA1c7.0%未満を維持する必要があります。

表3　血糖コントロール目標

	コントロール目標値※1		
目標	血糖正常化を目指す際の目標※2	合併症予防のための目標※3	治療強化が困難な際の目標※4
HbA1c（%）	6.0未満	7.0未満	8.0未満

日本糖尿病学会編，糖尿病治療ガイド 2018-2019　より一部改変

※1　いずれも成人に対しての目標値。妊娠例は除く。
※2　適切な食事療法や運動療法だけで達成可能な場合、または薬物療法中でも低血糖などの副作用なく達成可能な場合の目標。
※3　合併症予防の観点から、HbA1cの目標値を7.0%未満とする。対応する血糖値としては、空腹時血糖値130mg/dℓ未満、食後2時間血糖値180mg/dℓ未満をおおよその目安とする。
※4　低血糖などの副作用、そのほかの理由で治療の強化が難しい場合の目標。

*3　経口ブドウ糖負荷試験（Oral Glucose Tolerance Test：OGTT）：空腹の状態で、ブドウ糖75gを溶かしたものを服用させ、30分、1時間、2時間と採血を行い、血糖値に基づいた判定を行う試験。
*4　HbA1c：ヘモグロビンにくっついているブドウ糖の状況。過去1～2カ月の平均血糖値を反映する。

適正な血糖コントロールの重要性

糖尿病では、口渇、多飲、多尿、体重減少などの症状がみられますが、病状が進行してくると種々の合併症を生じます。そのため、血糖コントロールを適切に行い、発症予防と伸展阻止に向けて取り組む必要があります。

» 急性の合併症

①糖尿病ケトアシドーシス

急激な高血糖に伴い、ケトン体（体内の脂肪分解により発生する酸性物質）が増加し、血液が酸性に傾き意識障害が起こります。

②高血糖高浸透圧症候群

急激な高血糖と高度な脱水に伴って血液の浸透圧が高くなり、循環不全を起こして意識障害が起こります（血液は酸性に傾きません）。

» 慢性の合併症

①大血管障害

冠動脈疾患（心筋梗塞や不整脈、心不全）、脳血管障害（脳梗塞、脳内出血）、末梢動脈疾患（四肢の動脈硬化に伴う疼痛、痙攣など）などが起こります。

②細小血管障害

糖尿病性網膜症（視力障害の原因第2位）、糖尿病腎症（透析の原因第1位）、糖尿病神経障害（非外傷性下肢切断の原因第1位）などが起こります。

» その他

感染症や歯周病に罹りやすくなったり、認知症発症のリスクや骨折リスクの増加などがあります。

糖尿病の治療

糖尿病の治療は、インスリンの分泌の有無により、治療法が大きく異なります。

1型糖尿病では、インスリンが欠乏しているため、**インスリン注射**による治療が行われます。

2型糖尿病では、食事療法、運動療法を継続した後、治療が不十分な場合、薬物療法を開始します。

2型糖尿病に使用できる薬は、**内服薬、注射薬（インスリン、GLP-1受容体作動薬）**があります。内服薬は、大きく分けてインスリンの抵抗性を改善し、インスリンの効きをよくする薬とインスリンそのものの分泌を促進する薬、糖の吸収や排泄を調整する薬の3つに分類できます。

図2 糖尿病治療薬の作用機序

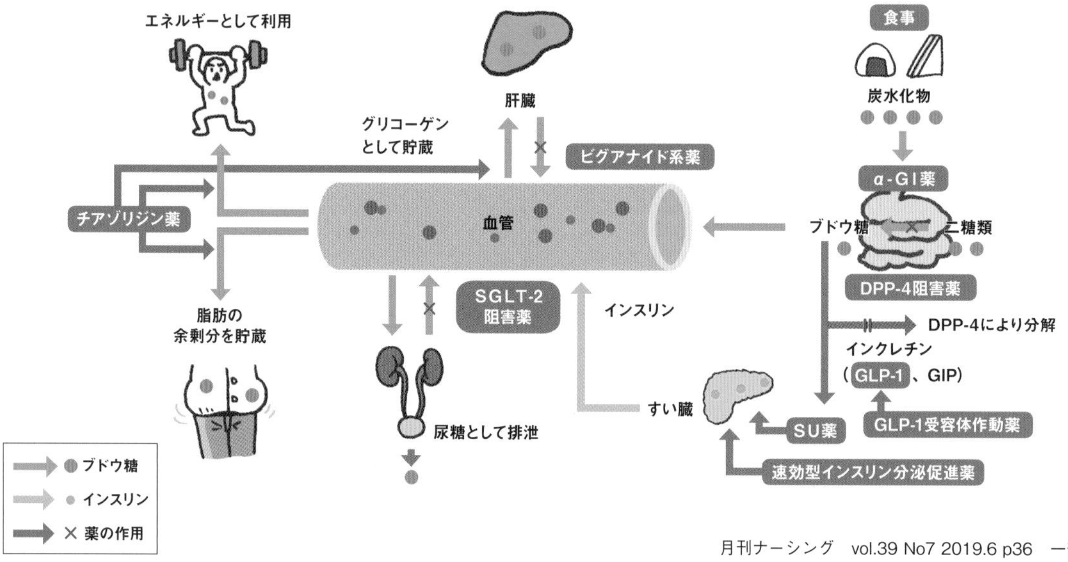

月刊ナーシング　vol.39 No7 2019.6 p36　一部改変

表4 糖尿病治療薬（内服薬）の種類

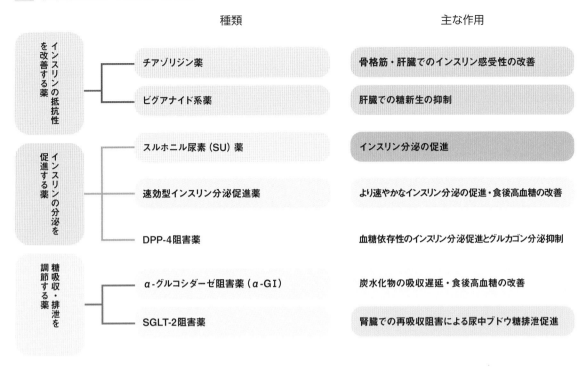

	種類	主な作用
インスリンの抵抗性を改善する薬	チアゾリジン薬	骨格筋・肝臓でのインスリン感受性の改善
	ビグアナイド系薬	肝臓での糖新生の抑制
インスリンの分泌を促進する薬	スルホニル尿素（SU）薬	インスリン分泌の促進
	速効型インスリン分泌促進薬	より速やかなインスリン分泌の促進・食後高血糖の改善
	DPP-4阻害薬	血糖依存性のインスリン分泌促進とグルカゴン分泌抑制
糖吸収・排泄を調節する薬	α-グルコシダーゼ阻害薬（α-GI）	炭水化物の吸収遅延・食後高血糖の改善
	SGLT-2阻害薬	腎臓での再吸収阻害による尿中ブドウ糖排泄促進

インスリンの抵抗性を改善する薬

» チアゾリジン薬

チアゾリジン（アクトス）は、末梢の筋肉組織や脂肪組織でのブドウ糖の取り込みを促進し、インスリンの感受性を改善します。肝臓ではブドウ糖の放出を抑制することにより、血糖上昇を抑制します。インスリン分泌作用はないため、単剤の使用では、低血糖の危険性は高くありません。主な副作用は浮腫と体重増加で、女性やインスリン併用の患者では、浮腫が起こりやすいことから、最小用量（1回15mg）から開始します。

» ビグアナイド系薬

メトホルミン塩酸塩（メトグルコ）を代表とするビグアナイド系薬は、肝臓での糖新生（脂質やアミノ酸からグルコースをつくる過程）を抑制し、消化管からの糖吸収の抑制や末梢組織でのインスリン感受性の改善作用があります。体重が増加しにくいため、肥満型の2型糖尿病患者では、第1選択薬の1つになります。

主な副作用に乳酸アシドーシス（血清乳酸値の上昇によりpHが低下する状態）があり、重度以上の腎機能障害や脱水、過度のアルコール摂取の患者には使用を避けます。ヨード造影剤との併用は注意が必要で、造影剤投与前は服用を中止する必要があります（P.164「手術前に休薬が必要な薬」参照）。

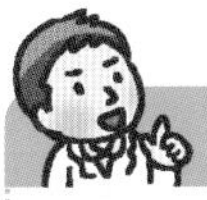

薬剤師が教える +αの知識

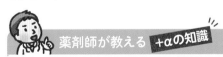

メトホルミン塩酸塩の投与量について

メトホルミン塩酸塩の1日最大投与量は2009年まで750mg/日でした。海外において、1日投与量を大きく上回る試験が実施され、有効性、安全性が証明されたことから、日本においても2010年より維持量として、2250mg/日までの投与が承認されています。また、メトホルミン塩酸塩は安価なので、海外では第1選択薬として使用されています。

インスリンの分泌を促進する薬

» スルホニル尿素（SU）薬

スルホニル尿素（SU）薬は、すい臓のβ細胞膜上にあるSU受容体に結合し、インスリンの分泌を促進させ、血糖降下作用を発揮します。インスリン分泌能が比較的保たれている患者に使用されますが、高度の肥満など、インスリン抵抗性の強い患者には不適です。体重が増加しやすく、長期投与によりすい臓が疲弊を起こし、効果が減弱する（二次無効）場合があります。

主な副作用は低血糖で、内服の糖尿病治療薬の中でも特に低血糖を起こしやすい特徴があります。他の糖尿病治療薬と併用することにより、低血糖のリスクが高まるため、より注意が必要となります。

表5　主なスルホニル尿素薬

- グリベンクラミド（オイグルコン、ダオニール）
- グリクラジド（グリミクロン）
- グリメピリド（アマリール）

※カッコ内は主な商品名

» 速効型インスリン分泌促進薬

速効型インスリン分泌促進薬は、すい臓のβ細胞膜上にあるSU受容体に結合し、服用後短時間でインスリン分泌を促進させ、血糖降下作用を発揮し、短時間で効果が消失します。SU薬に比べて、吸収と血中からの消失が速い薬です。そのため、食直前（食事の10分前）に服用する必要があり、食後高血糖を起こす患者に使用します。

主な副作用は低血糖で、食事のタイミングがズレると低血糖のリスクが高まるため、特に注意が必要となります。

表6　主な速効型インスリン分泌促進薬

- ナテグリニド（スターシス、ファスティック）
- ミチグリニド（グルファスト）
- レパグリニド（シュアポスト）

※カッコ内は主な商品名

» DPP-4阻害薬

ジペプチジルペプチダーゼ（DPP-4）の選択的阻害により、インクレチンの作用を増強し、血糖依存性依存的にインスリン分泌促進作用を示します。インクレチンはインスリン分泌や血糖上昇を抑えるホルモンで、DPP-4はインクレチンを分解する酵素です。食事の影響は少ないため、食前・食後のどちらも選択可能です。他剤と比較して、体重増加のリスクは低いとされています。

主な副作用は消化器症状です。単独では低血糖を起こすリスクは低いものの、他のインスリン分泌促進薬との併用で重症低血糖や、皮膚疾患（類天疱瘡）が報告されています。

表7　主なDPP-4阻害薬

1日1回
- シタグリプチン（グラクティブ、ジャヌビア）
- アログリプチン（ネシーナ）
- リナグリプチン（トラゼンタ）
- テネグリプチン（テネリア）

1日2回
- ビルダグリプチン（エクア）
- アナグリプチン（スイニー）

1週間に1回
- トレラグリプリン（ザファテック）
- オマリグリプチン（マリゼブ）

※カッコ内は主な商品名

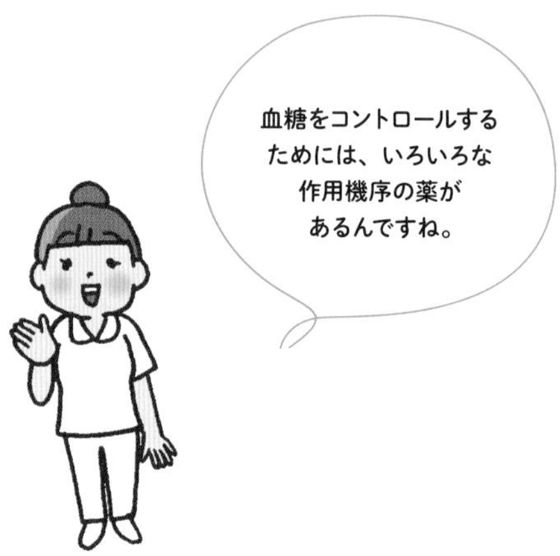
血糖をコントロールするためには、いろいろな作用機序の薬があるんですね。

糖吸収・排泄を調節する薬

» α-グルコシダーゼ阻害薬

α-グルコシダーゼ阻害薬は、小腸内での糖分解酵素（α-グルコシダーゼ）を阻害し、糖の分解を抑制します。単糖類（ブドウ糖や果糖）への分解が抑制されるため、食後の血糖の上昇抑制効果があります。食事に合わせた内服が必要なため、食直前（食事の10分前）に内服します。

主な副作用としては、腹部膨満感、放屁の増加、下痢などの消化器症状がみられ、内服開始後が特に多いのが特徴です。α-グルコシダーゼ阻害薬内服時の低血糖には、必ずブドウ糖を使用する必要があります。

表8　主なα-グルコシダーゼ阻害薬

- アカルボース（グルコバイ）
- ボグリボース（ベイスン）
- ミグリトール（セイブル）

※カッコ内は主な商品名

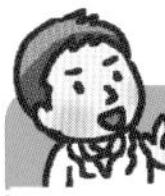

α-グルコシダーゼ阻害薬とブドウ糖

α-グルコシダーゼ阻害薬は、腸でブドウ糖への分解が必要な砂糖などの二糖類、多糖類の吸収を抑制することで、食後の高血糖、高インスリン血症を改善します。そのため、α-グルコシダーゼ阻害薬内服中の低血糖にはブドウ糖での対応が必要となります。

α-グルコシダーゼ阻害薬以外の血糖降下薬（内服薬、インスリン）を使用中の低血糖時には、砂糖でも問題ありません。ただし、「カロリーゼロ」「ノンカロリー」「カロリーオフ」「低カロリー」「糖分ゼロ」「ノンシュガー」などと表示されているものは、低血糖時の糖分補給には適しません。

» SGLT-2阻害薬

SGLT-2（Sodium glucose co transporter）阻害薬は、ブドウ糖の取り込みに作用するSCLT2というタンパク質を阻害し、腎臓（近位尿細管）でのグルコースの再吸収を抑制します。尿から排出されるグルコースが増加するため、血液中のグルコース量が低下します。インスリンとは無関係な部位で作用するため、すい臓の疲弊を防ぐことができます。

主な副作用としては、低血糖、尿路や性器の感染症、脱水などがあります。脱水により血液濃縮を引き起こし、脳梗塞等のイベントが増加するため、1日500mℓ以上の水分摂取が必要となります。また、腎機能が悪い患者には使用できません。

表9　主なSGLT-2阻害薬

- イプラグリフロジン（スーグラ）★
- ダパグリフロジン（フォシーガ）★
- トホグリフロジン（アプルウェイ、デベルザ）
- ルセオグリフロジン（ルセフィ）
- カナグリフロジン（カナグル）
- エンパグリフロジン（ジャディアンス）

※カッコ内は主な商品名
★ 1型糖尿病への適応あり

» 配合薬について

配合薬とすることにより、内服する錠数の減少が見込めます。しかし、初回投与から配合薬を使用することは原則認められておらず、どちらか一方の有効成分を少なくとも内服し、追加投薬により効果が期待できる場合などに用いられます。商品名の後についているHD、LDによって含有量が異なるので注意が必要です。

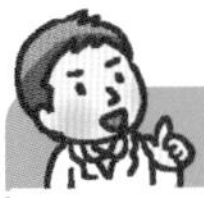

内服の1型糖尿病治療薬があるの？

SGLT-2阻害薬の中で、イプラグリフロジン、ダパグリフロジンは1型糖尿病の適応を取得しており、インスリンと併用する場合に限り、使用が認められています。併用により、インスリンの減量が期待できますが、血糖値が正常でもケトアシドーシスを起こすことがあるため、全身倦怠感や悪心・嘔吐などの発現に注意が必要です。また、α-グルコシダーゼ阻害薬のミグリトールも適応は「糖尿病」となっていて、ほかの薬と異なり、2型糖尿病以外の糖尿病にも使用できます。

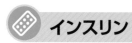

インスリン

インスリンには、肝臓の糖新生を抑制し、空腹時の血糖値をコントロールする基礎インスリン（基礎分泌）と、主に、食事摂取等に伴う食後高血糖をコントロールする追加インスリン（追加分泌）に分かれます。近年では、いろいろな作用時間のインスリンが開発されており、2型の糖尿病でも早期からインスリンを導入することが望ましいとされています。

また、デバイスも薬液と注射器一体の**プレフィルド型（フレックスペン、フレックスタッチ、ミリオペン、ソロスター、イノレット）**、薬液のみで専用のペン型に装着する**カートリッジ型（ペンフィル、カート）**、**バイアル型**などがあります。

また、インスリンは凍結を避け2～8℃で保管する必要があります。使用を開始したインスリンは、製品ごとに異なるものの、1ヵ月を目安に交換してください。インスリンの種類と使い分けについて紹介します。

» 基礎インスリン

注射後、緩徐に吸収され、1日にわたり作用が持続します。明確なピークのない薬の方では、基礎インスリン由来の低血糖のリスクは低くなります。中間型インスリンは攪拌してから使用する必要があります。

» 追加インスリン

超速効型は食直前に投与します。速効型は食事の30分前に投与します。静脈内注射が可能なのは速効型インスリンのみです。

» 混合型インスリン

超速効型インスリン（超速効）、速効型インスリン（速効）、中間型インスリン（中間）、持効型インスリン（持効型）を混合した薬です。混合型は攪拌して使用する必要があります。

表10　基礎インスリン

	商品名	作用発現時間	最大作用時間	持続時間
持効型	レベミル	約1時間	3～14時間	約24時間
	ランタス	1～2時間	明確なピークなし	約24時間
	ランタスXR	1～2時間	明確なピークなし	約24時間
	トレシーバ	—	明確なピークなし	42時間超
中間型	ノボリンN	約1.5時間	4～12時間	約24時間
	ヒューマリンN	1～3時間	8～10時間	18～24時間

表11　追加インスリン

	商品名	作用発現時間	最大作用時間	持続時間
超速効型	ノボラピッド	10～20分	1～3時間	3～5時間
	ヒューマログ	15分未満	30分～1.5時間	3～5時間
	アピドラ	15分未満	30分～1.5時間	3～5時間
速効型	ノボリンR	約30分	1～3時間	約8時間
	ヒューマリンR	30分～1時間	1～3時間	5～7時間

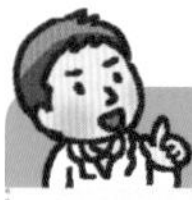

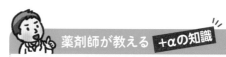

薬剤師が教える +αの知識

インスリン注射薬特有のにおい

インスリン注射液からは、特有のにおいがします。においの正体は、クレゾールという保存剤です。通常、注射薬に保存剤は含まれませんが、インスリンは繰り返し使用するため、無菌性を保持するためにも保存剤が含まれています。また、インスリン注射薬の無菌性を保つためには、適切な手技が大事になります。特に、注射時の血液の逆流を防止する必要があります。具体的には、注入ボタンを押し込んだ後も、持続的に注入ボタンを押し続け、注射部位から針を抜いたのち、注入ボタンから指を離すことが重要です。血液が逆流した場合、そのインスリン注射薬は使用せず、新しいものを使用するよう指導します。

表12 混合型インスリン

	商品名	配合比率	作用発現時間	最大作用時間	持続時間
混合型	ノボラピッド30ミックス	超速30% 中間70%	10～20分	1～4時間	約24時間
	ノボラピッド50ミックス	超速50% 中間50%	10～20分	1～4時間	約24時間
	ノボラピッド70ミックス	超速70% 中間30%	10～20分	1～4時間	約24時間
	ノボリン30R	速効30% 中間70%	約30分	2～8時間	約24時間
	ヒューマログミックス25	超速25% 中間75%	15分未満	30分～6時間	18～24時間
	ヒューマログミックス50	超速50% 中間50%	15分未満	30分～4時間	18～24時間
	ヒューマリン3/7	速効30% 中間70%	30分～1時間	2～12時間	18～24時間
配合溶解	ライゾデグ	超速30% 持効70%	10～20分	1～4時間	約24時間

図3 インスリンの投与例

①速効型または超速効型インスリンを毎食前3回、就寝前に中間型または持効型溶解インスリンを注射（強化インスリン療法の1例）

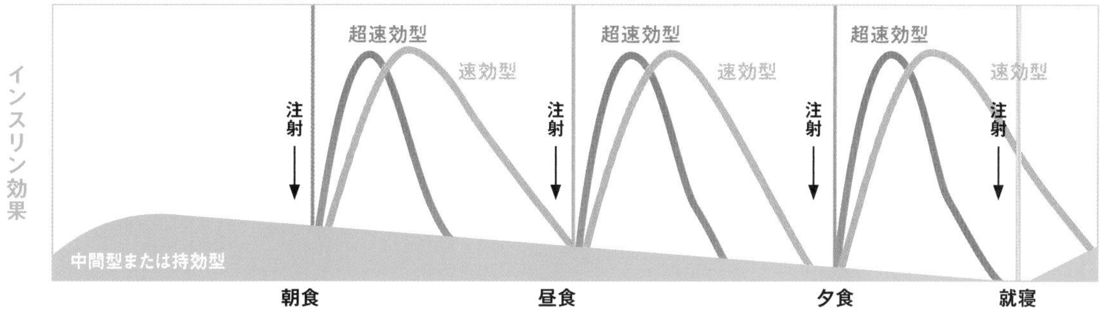

②混合型インスリンを1日2回注射

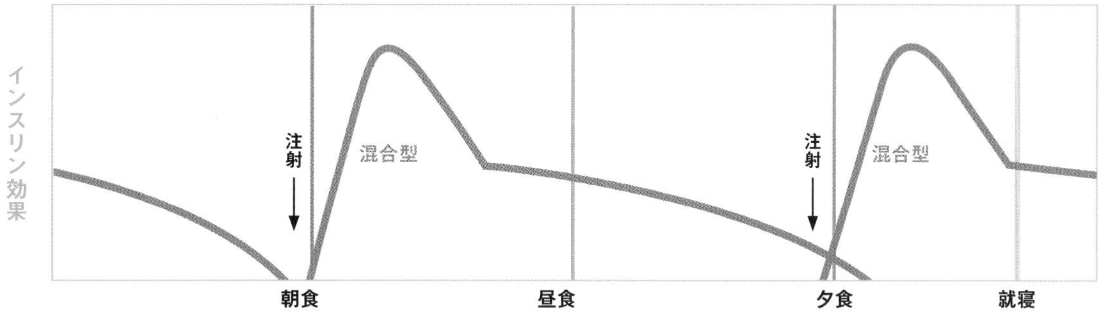

日本糖尿病学会編，糖尿病治療ガイド 2018-2019　一部改変

Step 3 おさえておきたいハイリスク薬

GLP-1受容体作動薬

消化管から分泌されるGLP-1（グルカゴン様ペプチド1：Glucagon-like peptide-1）は、すい臓β細胞膜上の受容体に結合し、インスリン分泌促進作用を発揮します。また、グルカゴン（血糖を上昇させるホルモン）の分泌抑制作用があり、血糖値を下げます。胃内容物の排出抑制作用もあるため、空腹時・食後の両方の血糖値を下げ、食欲を抑制する働きもあります。主な副作用としては、下痢や便秘、吐き気などの消化器症状があります。まれですが、急性すい炎を発症した報告もあり、すい炎の既往がある患者は慎重投与となります。持効型インスリンとGLP-1受容体作動薬が配合された注射薬（ゾルトファイ）も発売されています。

表13　GLP-1受容体作動薬一覧

一般名	商品名	投与回数
リラグルチド（遺伝子組み換え）	ビクトーザ	1日1回（朝又は夕）
エキセナチド	バイエッタ	1日2回（朝・夕食前）
	ビデュリオン	週1回
デュラグルチド（遺伝子組み換え）	トルリシティ	週1回

観察・ケアのポイント

インスリン分泌促進薬を使用（併用）している患者では、低血糖が起きるリスクが高いため、空腹時の低血糖に注意する必要があります。一方で、内服順守が不良の患者が多い疾患であるため、実際にきちんと服用できているか、内服量やタイミングを確認するなど、患者の知識の確認をしながら、理解に合わせた指導をしていく必要があります。

インスリンは複数の種類があるので、種類ごとの違いを理解させましょう。また、重篤な低血糖を起こす可能性も高いため、低血糖時の対策についても、正しい知識を持たせることが大切です。

1型糖尿病では、食事がとれなくてもインスリンを継続する必要があり、シックデイ時の対応についてルールを決めておきましょう。血糖値の変動が大きい場合、**HbA1c** (P.119参照) の値によらず合併症が進行するため、安定的な血糖コントロールを行う必要性を理解させることが大切です。

CHECK 低血糖時の対応について

低血糖は、発汗、動悸、頻脈、頭痛、目のかすみ等様々な症状が現れます。糖分の補給以外に対処法はないので、糖分（特にブドウ糖）を速やかに摂取させることが重要です。特に低血糖の頻度が多い患者では、ブドウ糖を携帯させるよう指導する必要があります。

また、車を運転する際は低血糖にならないよう、血糖測定を行ったり、空腹時の運転は避けるなどの対処が求められます。

CHECK シックデイについて

糖尿病患者が発熱、下痢、嘔吐などの風邪症状がある場合、血糖コントロールが大きく乱れることがあります。血糖値が上がることが多いですが、食事がとれない場合など、対処は状況に応じて進める必要があります。

1型糖尿病の場合は、インスリンを中止せず、主治医に連絡し投与量を調節します。内服薬で治療している場合は、ビグアナイド薬とSGLT-2阻害薬は中止し、脱水にならないよう特に注意します。日頃から主治医と対応を話し合っておきましょう。

がん化学療法

がんの治療について

がんは、もともと自分自身の体を構成するはずの細胞が、遺伝子に異常を起こすことによって発生する病気です。遺伝子に異常が生じた細胞は、正常な細胞に成長（分化）する前の未熟な状態で無秩序に増殖し、また本来あった臓器から血流やリンパ液を介して離れた場所にある別の臓器に移動して、増殖（転移）する特徴があります（図1）。

図1　がん細胞の発生機序

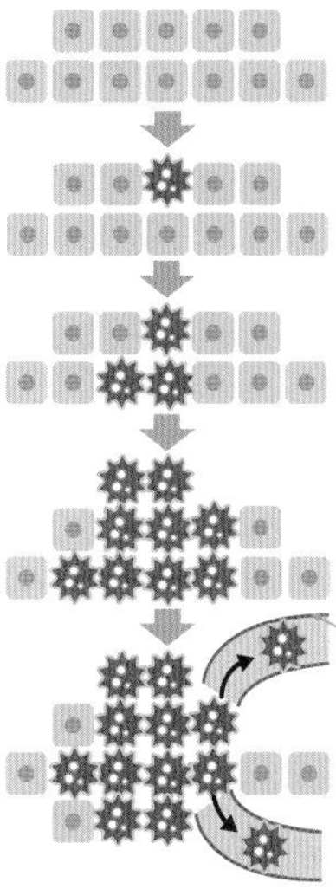

がんの治療手段は、**外科治療、放射線治療、抗がん薬を用いた薬物治療（がん化学療法）**の3手段に大別されます。がん化学療法は、抗がん薬を注射または内服することでがん病巣部位に抗がん薬を届け、がん細胞を殺滅させることを目指した治療です。手術・放射線による局所治療と対比して、全身治療といわれています（図2）。

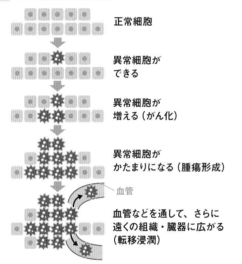

図2　がん化学療法の特徴

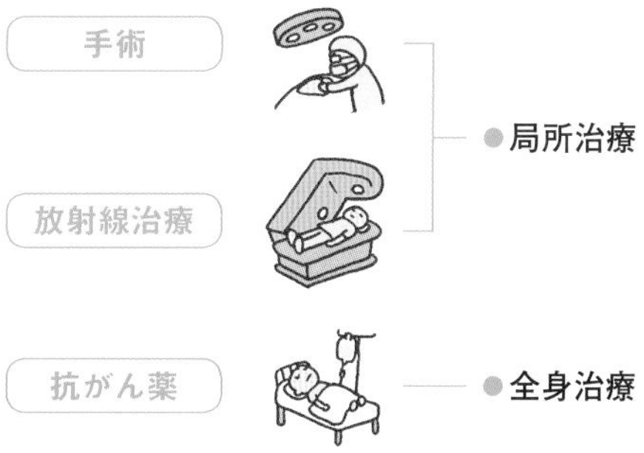

がん化学療法の目的

がんの治療手段として抗がん薬が選ばれる場面は、次の4シーンです。

» 抗がん薬で治癒を目指す場合

抗がん薬が効きやすいがん種（小児のリンパ性白血病、ホジキンリンパ腫、急性白血病など）は、治癒を目指すことができます。

» 術後補助療法（アジュバント・ケモセラピー）

外科治療によりがん病巣を切除した後に、外科治療だけでは再発するリスクが高い患者を対象として、再発予防の目的で抗がん薬を用います。

たとえば腋窩のリンパ節に転移した乳がんでは、手術後に抗がん薬を一定の期間投与することで、再発率をおよそ3分の1に低下させることができます（図3）。

図3　リンパ節転移陽性乳がんの術後の再発率

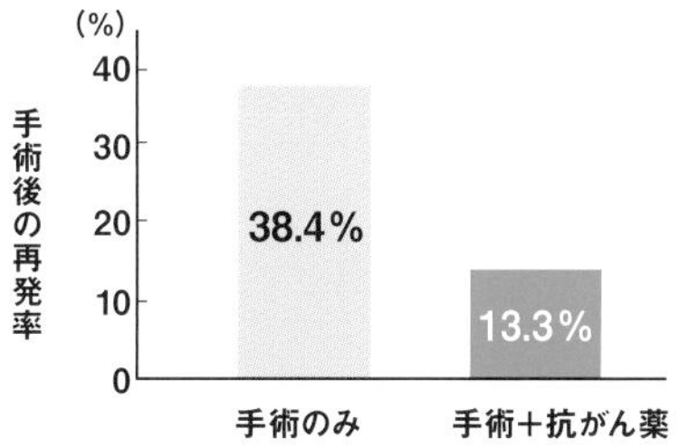

» 術前化学療法（ネオアジュバント・ケモセラピー）

がん病巣が大きく外科切除が困難な場合、あるいは切除範囲が大きいため、切除により大きな機能障害が生じる、外観が大きく異なってしまう（整容性が損なわれる）場合に、がん病巣を縮小させることを目的として、手術前に抗がん薬を使用します（図4）。

図4 術前化学療法を行う目的

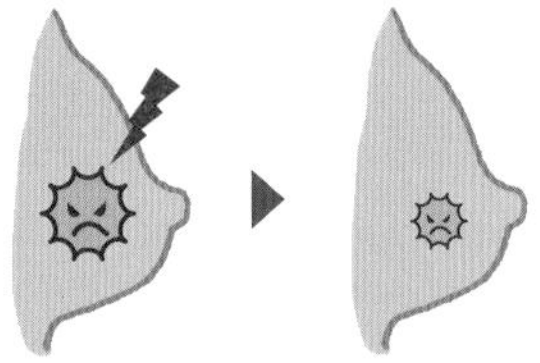

①抗がん薬の効果がわかる
②切除可能になる（切除範囲が縮小する）
③機能・外見を維持できる

» 進行がんの治療

がんがほかの臓器に転移している進行がんでは、外科治療や放射線治療ではすべてのがんを除去することができません。進行がんに対しては抗がん薬治療を行うことで、血液によって各臓器に届けられた抗がん薬により、がん細胞の増殖を妨げます。

進行がんに対して抗がん薬による治療を行う目的は、がんの治癒ではなく、がんの進行を防ぎ、その結果、生存期間（元気に日常生活を送ることができる期間）を延長させることです。また、がんの進行によるつらい症状を緩和し、QOLを向上させる効果を期待して行います。

がん治療にかかわる医療従事者にとって、最も重要なことは、患者の治療の目的（ゴール）を知ったうえで患者とかかわることです。同じ薬による治療を受けていても、患者にとってのゴールが異なる場合があるため注意が必要です。

抗がん薬の分類と作用機序

抗がん薬の働きは、がん細胞の増殖を抑えることです。現在、臨床で使用されている抗がん薬は、殺細胞性抗がん薬、分子標的薬、免疫療法薬（免疫チェックポイント阻害薬）の3つに分類されます。

» 殺細胞性抗がん薬

殺細胞性抗がん薬は、がん細胞が増える（細胞分裂する）ために必要なDNA合成・たんぱく合成・微小管の働きを妨げることで**アポトーシス**（細胞死）を誘導します。細胞が分裂するために必要な通り道（＝細胞周期）のどの過程を妨げるかで分類することにより、作用機序の違いを理解することができます（図5、表1）。

図5 細胞周期と殺細胞性抗がん薬の作用機序

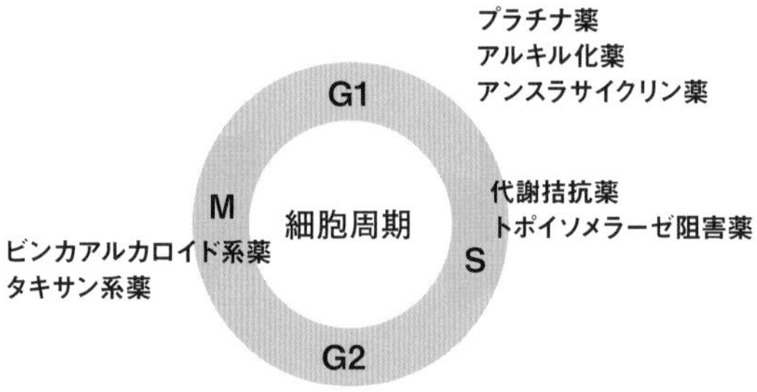

Biochimica et Biophysica Acta2008;1785p96より引用・改変

表1 殺細胞性抗がん薬

細胞周期	分類	一般名
G1	プラチナ薬	シスプラチン、カルボプラチン
	アルキル化薬	シクロホスファミド
	アンスラサイクリン薬	ドキソルビシン、エピルビシン
S	代謝拮抗薬	フルオロウラシル、メトトレキサート、ゲムシタビン
	トポイソメラーゼ阻害薬	イリノテカン、エトポシド
M	ビンカアルカロイド系薬	ビンクリスチン
	タキサン系薬	パクリタキセル、ドセタキセル

» 分子標的薬

分子標的薬は、がん細胞が増える原因となる生体内の分子（標的分子）の働きを抑えて、がん細胞のみ増殖を抑制する薬です。バイオテクノロジーの急速な進歩により、がんの増殖にかかわる物質やその構造が明らかになり、その働きを抑える分子標的薬の開発が進んでいます。実際に、多くのがんの治療薬として分子標的薬が登場し、治療において重要な位置を占めています（表2）。

図6 殺細胞性抗がん薬と分子標的薬の違い

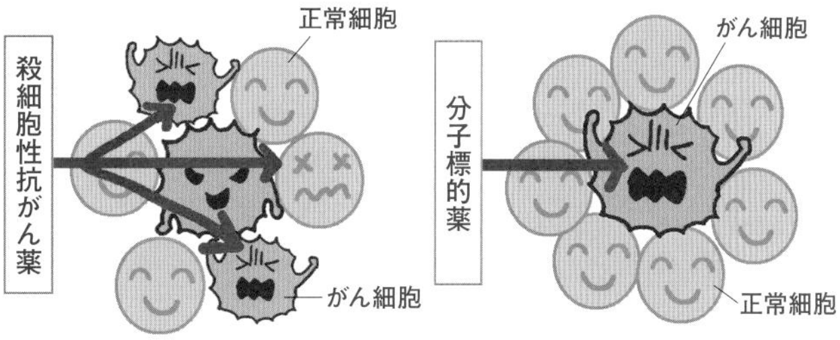

NPO法人キャンサーネットジャパン　もっと知ってほしい分子標的薬のこと（2014年）より引用・改変

表2 主な分子標的薬

	分類	一般名（代表的な商品名）	標的分子	適応
抗体薬	リガンド阻害薬	ベバシズマブ（アバスチン）	VEGF	結腸・直腸がん、非小細胞肺がん、卵巣がん、子宮頸がん　ほか
	膜受容体阻害薬	セツキシマブ（アービタックス）	EGFR	結腸・直腸がん、頭頸部がん
		パニツムマブ（ベクティビックス）		結腸・直腸がん
		トラスツズマブ（ハーセプチン）	HER2	乳がん、胃がん
	膜上分化抗原標的薬	リツキシマブ（リツキサン）	CD20	非ホジキンリンパ腫　ほか
小分子薬	受容体チロキンシナーゼ阻害薬	ゲフィチニブ（イレッサ）	EGFR	非小細胞肺がん
		アファチニブ（ジオトリフ）		非小細胞肺がん
		オシメルチニブ（タグリッソ）		非小細胞肺がん
		アキシチニブ（インライタ）	VEGFR-1,2,3	腎細胞がん
	融合遺伝子産物チロキンシナーゼ阻害薬	イマチニブ（グリベック）	Bcr-Abl PDGFR KIT	慢性骨髄性白血病 フィラデルフィア染色体陽性急性リンパ性白血病 消化管間質腫瘍
		ダサチニブ（スプリセル）	Bcr-Abl PDGFR-β、KIT SRCFK（SRC, LCK, YES, FYN） EPHA2、PDGFR-β	慢性骨髄性白血病 フィラデルフィア染色体陽性急性リンパ性白血病
	マルチキナーゼ阻害薬	ソラフェニブ（ネクサバール）	VEGFR-1, 2, 3 FLT-3 PDGFR-α, β CSF-1R KIT、RET	肝細胞がん 腎細胞がん 甲状腺がん
		スニチニブ（スーテント）	VEGFR、FLT-3 PDGFR、C-Raf KIT、B-Raf	消化管間質腫瘍 腎細胞がん 膵神経内分泌腫瘍
	mTOR阻害薬	エベロリムス（アフィニトール）	mTOR	腎細胞がん、神経内分泌腫瘍、再発乳がん
		テムシロリムス（トーリセル）		腎細胞がん
	プロテアソーム阻害薬	ボルテゾミブ（ベルケイド）	26Sプロテアソーム	多発性骨髄腫

分子標的薬は、抗体薬と小分子薬に分類されます。抗体薬は分子量が大きいため、細胞膜を通過できず、細胞膜表面の標的分子に作用します。マウス由来とヒト抗体由来の成分がありますが、マウス由来成分が多いとインフュージョン・リアクション（P.141参照）が出現しやすくなります。小分子薬は分子量が小さいため細胞内に取り込まれ、細胞内のシグナル伝達を阻害します。

» 免疫療法薬（免疫チェックポイント阻害薬）

がん細胞は、体にとっては異物であるため、本来は免疫の働き（**T細胞**）により排除されるはずです（図7）。しかし、がん細胞は免疫細胞（T細胞）の表面にあるPD-1、CTLA-4を刺激することで、T細胞ががん細胞を攻撃できないようにしています（図8）。**免疫チェックポイント阻害薬**は、免疫を抑制する免疫チェックポイント（PD-L1・PD-1、CTLA-4）を標的として阻害します。がん細胞によって弱められた免疫細胞の攻撃力をもとに戻す・強化することで、がん細胞を自分の免疫力で排除できるようにすることを狙った薬です（図9）。

なお、免疫チェックポイント阻害薬以外の免疫療法（ワクチン、健康食品など）は確固たるエビデンスはなく、保険承認されていません。

図7 がん細胞と免疫の関係

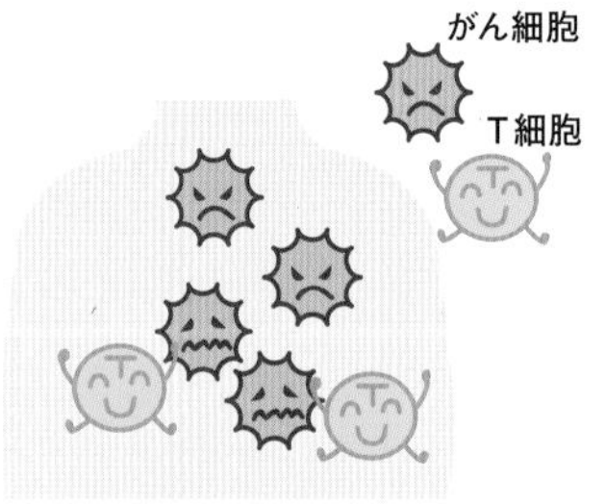
がん細胞
T細胞
T細胞はがん細胞を
見つけると攻撃する

図8 免疫チェックポイント阻害機構

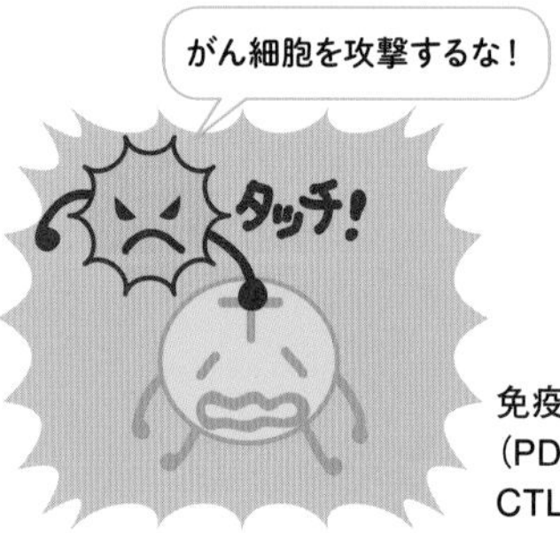
がん細胞を攻撃するな！
タッチ！
免疫チェックポイント
（PD-L1・PD-1、
CTLA-4）

図9 免疫チェックポイント阻害薬の作用機序

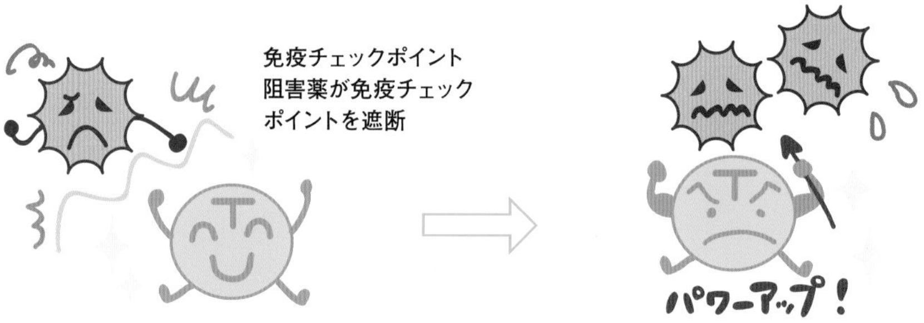
免疫チェックポイント
阻害薬が免疫チェック
ポイントを遮断
パワーアップ！

表3 主な免疫チェックポイント阻害薬

分類	一般名（商品名）	適応
PD-1阻害薬	ニボルマブ（オプジーボ）	悪性黒色腫、非小細胞肺がん、腎細胞がん、ホジキンリンパ腫、頭頸部がん、胃がん、悪性胸膜中皮腫、食道がん、MSI-Highを有する結腸・直腸がん
	ペムブロリズマブ（キイトルーダ）	悪性黒色腫、非小細胞肺がん、尿路上皮がん、ホジキンリンパ腫、MSI-Highを有する固形がん、腎細胞がん、頭頸部がん
PD-L1阻害薬	デュルバルマブ（イミフィンジ）	非小細胞肺がん
	アテゾリズマブ（テセントリク）	非小細胞肺がん、小細胞肺がん
	アベルマブ（バベンチオ）	メルケル細胞がん、腎細胞がん
CTLA-4阻害薬	イピリムマブ（ヤーボイ）	悪性黒色腫、腎細胞がん

抗がん薬の副作用

抗がん薬が、がん細胞以外の正常細胞にも作用し、体の本来の機能を果たすために必要な細胞の増殖も抑制され、副作用が現れます。

殺細胞性抗がん薬の影響を受けやすいのは、体の中で特に細胞分裂が活発な骨髄、口腔内・消化管粘膜、皮膚、爪、毛髪などです。そのため、副作用症状として骨髄抑制（好中球減少、ヘモグロビン減少、血小板減少）、口内炎、下痢、皮疹、皮膚乾燥、色素沈着、脱毛などが認められます。また細胞の増殖抑制以外のメカニズムにより、吐き気・嘔吐やしびれなどの副作用も現れます。副作用はおおよその発現時期が予測されるため、予防するための支持療法を行うことで、重症化させないようにすることが大切です（図10）。

分子標的薬は、骨髄抑制や吐き気・嘔吐などは殺細胞性抗がん薬と比較すると起こりにくいといわれています。一方で、特徴的な副作用があることがわかってきています。代表的な副作用にベバシズマブ（アバスチン）の高血圧や出血、セツキシマブ（アービタックス）の低マグネシウム血症、ソラチニブ（ネクサバール）の手足症候群などがあります。

免疫チェックポイント阻害薬は、その作用機序から免疫細胞が正常な組織を攻撃することがあります。その結果、**免疫関連有害事象（irAE）**と呼ばれる自己免疫疾患に似た症状が起こり、発現時期も殺細胞性抗がん薬と異なります。irAEの中でも間質性肺障害、腸穿孔、心筋炎、劇症型1型糖尿病などは致死的となりえるため、注意が必要です。

図10 抗がん薬投与後の主な副作用と発現時期

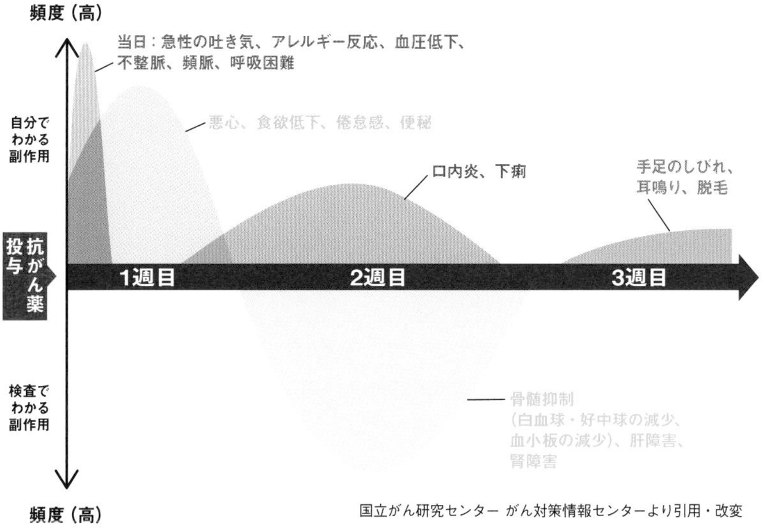

国立がん研究センター がん対策情報センターより引用・改変

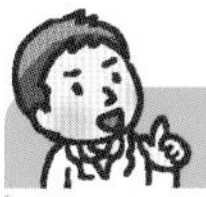

薬剤師が教える +αの知識

〝レジメン〟って何のこと？

抗がん薬による治療では、〝レジメン〟という用語が頻繁に用いられます。レジメンとは、①抗がん薬、②抗がん薬で起こりえる副作用の予防薬、③抗がん薬を溶解・希釈するための補液（注射の場合）の3つから成り立ち、①～③の投与方法を時間を追って具体的に記したもの（投与計画書）です。抗がん薬治療を行うときは、レジメンの内容を患者および治療にかかわるすべての職種が共有し、理解していることが大切です。

代表的な副作用① 骨髄抑制

» 原因と症状

抗がん薬が骨髄に作用し、造血幹細胞の増殖を抑えてしまうと赤血球（ヘモグロビン）、白血球、血小板の数が減少します。これを「骨髄抑制」といいます。骨髄抑制は自分ではわかりにくい副作用ですが、ヘモグロビンの減少は貧血症状の原因となり、血小板が減少すると鼻血や歯肉からの出血が起こりやすくなります。

骨髄抑制はすべての血液細胞が同時に減少するのではなく、寿命が短い血液細胞から数が減っていきます。赤血球の寿命は約120日、血小板は約７～10日であるのに対して、白血球の一つである好中球は寿命が７～12時間と短いため、白血球数が最も早く減少します。好中球は感染の原因となる細菌やウイルスから体を守る役割を果たしているため、好中球が減少すると細菌やウイルスに対する抵抗力が低下し、特に好中球数が500以下となった場合は感染症にかかりやすくなることが知られています。

好中球減少は自覚症状がありません。そのため感染症による発熱で、好中球減少が発症していることに気づきます。好中球減少を伴う発熱を**発熱性好中球減少症**といい、抗がん薬による治療では致死的になる可能性がある副作用のため、速やかに抗菌薬による治療を開始することが必要です。

好中球減少が起こりやすい期間は、抗がん薬投与後７～14日ごろです（図12）。その後は造血幹細胞の増殖が再開し、好中球数は元の値に戻ります。

図11　骨髄抑制が起こる機序

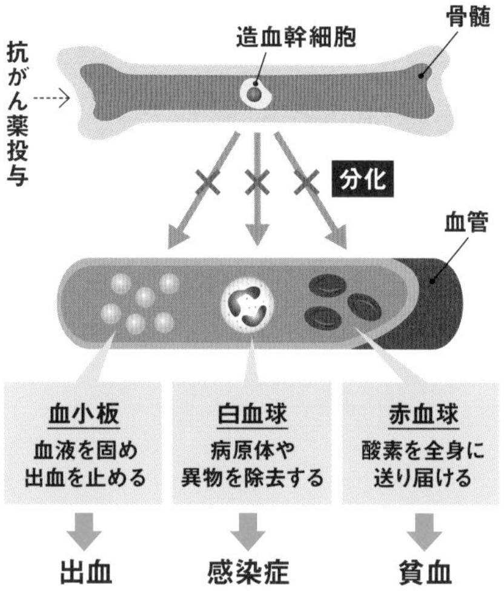

図12　好中球減少が起こりやすい時期

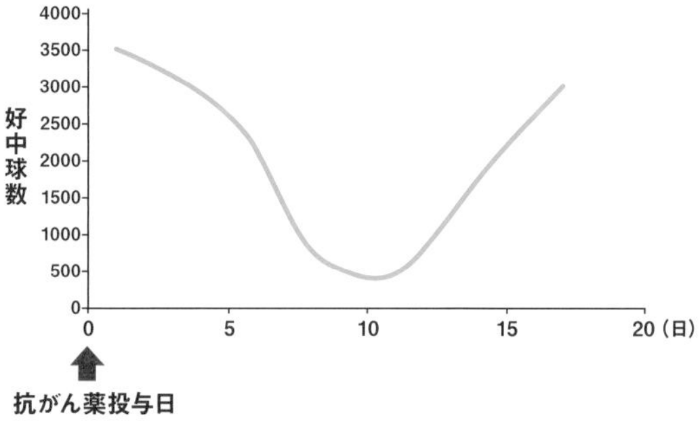

» 感染症予防と顆粒球コロニー刺激因子

抗がん薬による治療中は、好中球減少の期間に感染を起こさないことが非常に重要です。感染症を予防するためには、患者自身が手洗い・うがいをこまめに行い、入浴やシャワー浴で体を清潔に保つことが大切です。

好中球減少を予防または好中球減少が起こった場合に治療する薬が、**顆粒球コロニー刺激因子（G-CSF）**です。G-CSFは好中球の元になる細胞に作用し、成長を促すことで顆粒球（好中球）数を増やす働きがあります。G-CSFを投与するときの注意点は、抗がん薬投与から24時間経過後に投与することです。抗がん薬投与と同日にG-CSFを投与すると、好中球減少予防効果が低下することが知られています。

G-CSFは主に皮下注射により連日投与を続け、好中球数が最も少なくなる時期を過ぎて5,000に達した時点で終了します。最近では、抗がん薬投与後に1回だけ投与することで、好中球減少を予防できる**持続型G-CSF製剤ペグフィルグラスチム（ジーラスタ）**も登場したため、連日投与が回避できる場合もあります。

表4 G-CSF製剤

- フィルグラスチム（グラン、フィルグラスチムBS）
- レノグラスチム（ノイトロジン）

※カッコ内は主な商品名

代表的な副作用② 吐き気（悪心・嘔吐）

» 原因と症状

悪心・嘔吐は患者のQOLを下げるため、その症状を軽減させる薬の開発が行われ、多くの制吐薬が登場しています。

悪心・嘔吐は、症状が現れる時期により大きく3種類に分けられます（表5）。悪心・嘔吐の原因は、症状の発現時期によって異なると考えられています。抗がん薬の投与直後に起きる急性悪心・嘔吐はセロトニンの関与を受けやすく、翌日以降に起きる遅発性悪心・嘔吐は、消化管運動障害や抗がん薬投与後徐々に放出される細胞崩壊産物の影響で生じると考えられています。

図13 悪心・嘔吐のメカニズムと制吐薬の作用点

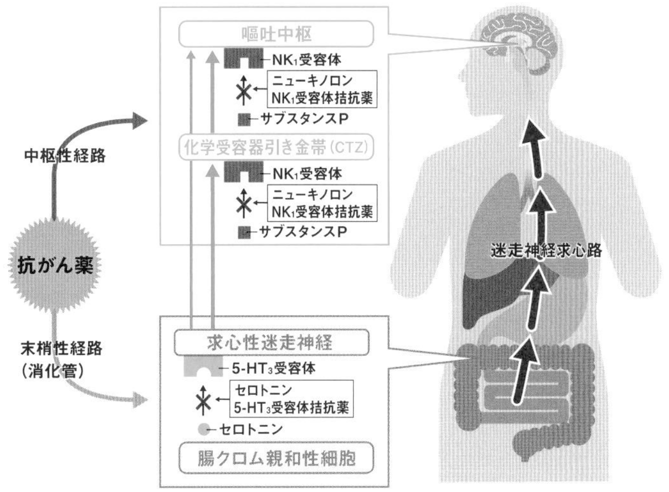

表5 悪心・制吐の分類

分類	概要
❶ 急性悪心・嘔吐	抗がん薬投与後、数時間以内に起こり24時間以内に消失するもの
❷ 遅発性悪心・嘔吐	抗がん薬投与後、24時間以降に起こるもの
❸ 予測性悪心・嘔吐	以前の化学療法で悪心・嘔吐のコントロールが不良だった際に、治療前から起こるもの

» 抗がん薬による悪心・嘔吐に使用される制吐薬

抗がん薬による悪心・嘔吐は、図13に示すように、上部消化管に優位に存在する$5\text{-}HT_3$受容体と第4脳室の化学受容器引き金帯（CTZ）に存在するNK_1受容体、ドパミンD_2受容体が複合的に刺激され、延髄の嘔吐中枢が興奮することで悪心を感じ、さらに遠心性に臓器の反応が起こることで嘔吐すると考えられています。代表的な制吐薬を表6で紹介します。

» 催吐リスク分類と推奨される制吐薬

抗がん薬投与後の悪心・嘔吐の起こりやすさは、投与する抗がん薬によって異なります。現在では「100名の患者に投与したとき、何人に悪心・嘔吐が起きたか（悪心・嘔吐の発生率）」を、その抗がん薬が吐き気を起こす指標（＝催吐リスク）としています。催吐リスクは高度・中等度・軽度・最小度の4段階に分類され、リスクに応じた制吐薬が推奨されています。

表6 抗がん薬による悪心・嘔吐に使用される制吐薬

分類	作用機序	一般名（代表的な商品名）／成人の用法・用量
セロトニン 5-HT_3 受容体拮抗薬	化学受容器引き金帯や消化管の5-HT_3受容体へのセロトニンの結合を阻害し、嘔吐を抑制	**グラニセトロン（カイトリル）** 1回2mgを1日1回経口投与※ **パロノセトロン（アロキシ）** 0.75mgを1日1回静注又は点滴静注
ニューロキニンNK_1 受容体拮抗薬	化学受容器引き金帯や嘔吐中枢のNK_1受容体へのサブスタンスPの結合を阻害し、嘔吐を抑制	**アプレピタント（イメンド）** 1日目は125mgを、2日目以降は80mgを1日1回、経口投与（通常3日間、最大5日間） **ホスアプレピタント（プロイメンド）** 150mgを抗がん薬投与1日目に1回、点滴静注
オランザピン （抗精神病薬）	ドパミンD_2受容体、 セロトニン5HT_2/5HT_3受容体、 アドレナリンα1受容体、ヒスタミンH_1受容体、 ムスカリン受容体など様々な刺激を遮断する	**オランザピン（ジプレキサ）** 抗がん薬による悪心・嘔吐に対しては5mgを1日1回経口投与
デキサメタゾン （副腎皮質ステロイド）	有効性は認められているが、作用機序不明	**デキサメタゾン（デカドロン）** 1日4～20mgを1～2回に分割経口投与（最大20mg）

※添付文書では1回2mgとなっているが、実臨床上1mgで投与されることが多い。

また、抗がん薬投与後の悪心は、患者自身のリスク因子も関係するといわれています（表7）。吐き気のリスク因子を有する患者では、予防薬をより強力にすることが必要になる可能性があります。

表7 悪心・嘔吐の発現に影響するリスク因子

- 若年者（50歳未満）
- 女性
- アルコール常用なし
- 乗り物酔い
- つわりの経験あり
- 前治療において悪心・嘔吐の経験あり
- 副作用への不安

» 予測性悪心・嘔吐に使用される薬

抗がん薬治療を受ける前日や当日の朝に起きる悪心・嘔吐のことを、「予測性悪心・嘔吐」と呼びます。予測性悪心・嘔吐を起こさないためには、初回の抗がん薬治療から催吐リスクに応じた制吐薬を使用することが大切です。もし予測性悪心・嘔吐と思われる症状がある場合は、**ベンゾジアゼピン系抗不安薬（ロラゼパム、アルプラゾラム）**の使用で、症状が緩和される場合があります。

» 予防薬を使用しても悪心・嘔吐が起きた場合の治療方法

予防薬を使用しても、悪心・嘔吐を発症してしまうことはあります。これを「突出性悪心・嘔吐」といいます。

突出性悪心・嘔吐の治療方針は、これまで使用した制吐薬とは作用機序の異なる制吐薬を使用することです。**メトクロプラミド、ハロペリドール、オランザピン**は、抗がん薬の種類にかかわらず、突出性悪心・嘔吐の症状を和らげる効果があります。

» 指導のポイント

嘔吐まではいかなくとも、悪心によって食欲が低下し、飲水にも支障をきたすと、脱水症状になるリスクがあります。ドラマなどのイメージで、抗がん薬は気持ち悪くてもしょうがないと考えている患者もいます。我慢せずに制吐薬を使用するように促すことも大切です。

代表的な副作用③　手足症候群

皮膚障害は、患者のQOLにかかわる副作用であると同時に、時には脆弱になった皮膚組織から感染を引き起こし、治療の遅延や中断に繋がることもあるため注意が必要です。抗がん薬による皮膚障害には手足症候群、爪囲炎・爪障害、色素沈着、皮膚乾燥、ざ瘡性皮疹などがありますが、ここでは、手足症候群を中心に紹介します。

図14　手足症候群の症状

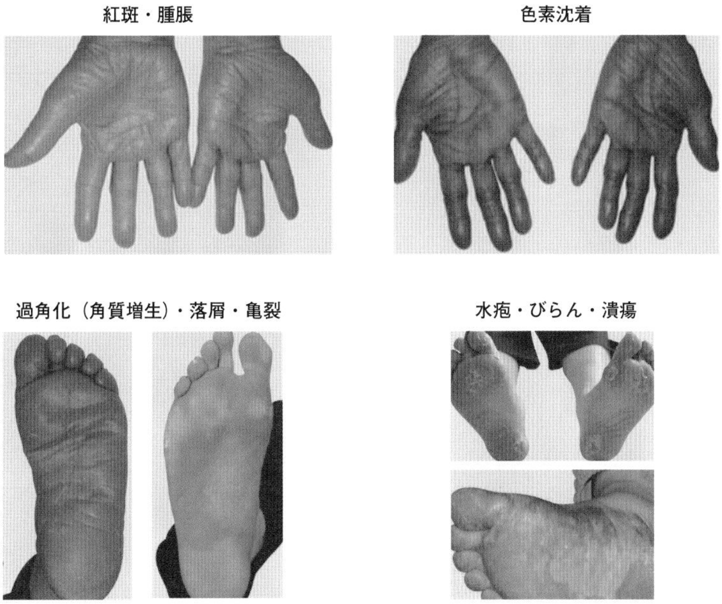

出典：「重篤副作用疾患別対応マニュアル　手足症候群」平成22年3月　厚生労働省

» 手足症候群とは

手足症候群の好発部位は、反復した物理的刺激をうけやすい手・足です。最もわかりやすい初期症状は、手のひらが赤くなる、手指の皮膚がかさかさすることです。症状が進行すると疼痛を伴う浮腫や皮膚の肥厚、水疱、亀裂、潰瘍、落屑などが出現し、治療薬を一時中断せざるを得なくなります。疼痛は「熱傷のような痛み」と表現されることが多く、ひどいときには日常生活に支障をきたします。治療中は手足の感覚の異常、発赤の有無を頻繁に確認し、初期症状を見落とさないことが必要です。

手足症候群の原因となる代表的な抗がん薬を表8に示します。

表8　手足症候群の原因となる抗がん薬

フッ化ピリミジン系薬
- カペシタビン（ゼローダ）
- テガフール・ギメラシル・オテラシル（ティーエスワン）
- フルオロウラシル（5-FU）

マルチキナーゼ阻害薬
- スニチニブ（スーテント）
- ソラフェニブ（ネクサバール）
- アキシチニブ（インライタ）

※カッコ内は主な商品名

» 予防方法

手や足などの圧力のかかる部分を観察し、長時間または反復して同じ部分に圧力がかからないように指導します。日常生活では、物理的刺激を避ける（締めつけの強い靴下を着用しないなど）、熱刺激を避ける、皮膚の保護（保湿剤を塗布するなど）、清潔を心がける、直射日光に当たらないようにする、など指導します。

また、予防として角質融解作用のない保湿薬の使用をすすめます。尿素軟膏など角質融解作用がある保湿薬を用いる場合は、角質が厚い部分に対し短期間の使用にとどめます。

» 治療方法

最も効果が明らかな治療法は、原因薬を中止・減量することです。多くの場合、休薬後は薬を減量して再開します。症状に対しては保湿を目的とした保湿薬の塗布に加え、紅斑や亀裂部分にはステロイド軟膏を使用してもよいでしょう。保湿薬を用いる場合、角質融解効果をもつ尿素を含む軟膏は、角質が厚い部分に使用します。フッ化ピリミジン系薬による手足症候群では、尿素軟膏の塗布で刺激や痛みを感じる場合があるため、使用は短期間にとどめます。

» 指導のポイント

患者本人が皮膚の症状をチェックしておく必要があります。前述の予防方法を行ったうえで疼痛や発赤、腫脹がある場合は医療従事者に連絡するように指導しましょう。ステロイド軟膏が処方された場合、塗布する部位が指定されていることがあります。吸収率の差などを説明し、なぜ使い分けが必要か理解させることが大切です。

また、ステロイド軟膏は症状のないところまでむやみに塗り広げないように指導が必要です。

代表的な副作用④　下痢

» 原因と症状

下痢は殺細胞性抗がん薬から分子標的薬に至るまで、共通して注意が必要な副作用です。多くは便回数の増加と便性状の変化で始まり、重度になると水様便でしぶり腹になりトイレから離れられない状況になることもあります。

腹痛は伴わないこともありますが、進行して脱水や循環不全を示唆する症状を呈すため、見過ごしてはならない副作用です。

» 治療方法

下痢を発症した場合は、まずは脱水による循環障害・電解質異常・アシドーシスなどにより緊急対応が必要か否かが問題です。その場合の治療の原則は、原因薬の把握と中止、適切な補液などによる循環動態の安定、電解質異常の補正です。

軽症例では**止瀉薬（ロペラミド）**の使用なども考慮しますが、感染症の場合は止瀉薬の使用は推奨されません。疾患の鑑別をきちんと終えてから使用を検討しましょう。

表9　下痢の原因となる代表的な抗がん薬

分類	主な抗がん薬・レジメン（一般名）	発現時期
殺細胞性抗がん薬	イリノテカン	早発性：24時間以内 遅発性：投与開始後7～10日以降
	フルオロウラシル テガフール・ギメラシル・オテラシル カペシタビン メトトレキサート、ペメトレキセド ドセタキセル、パクリタキセル　など	遅発性：投与開始後7～10日以降
分子標的薬	イマチニブ、スニチニブ、ソラフェニブ エルロチニブ、ゲフィチニブ、アファチニブ セツキシマブ　など	投与開始後1～2週間後
免疫チェックポイント阻害薬	ニボルマブ、イピリムマブ、ペムブロリズマブ	投与開始2週目以降　投与終了後もあり

国立がん研究センターがん情報サービス「副作用・合併症に関すること／下痢」

» 指導のポイント

患者の普段の排便コントロールを把握し、普段よりも何回排便回数が増えたかなどをていねいに聴取しましょう。大腸がんの患者ではストマ（人工肛門）の場合もありますので、ストマからの便の排出量の変化を確認するように指導します。明らかに増えているときは経口での水分摂取を促すことが大切です。

常に感染性腸炎や菌交代症による腸炎との鑑別を心がけることが重要です。特に好中球減少時期に発熱や腹痛を伴った下痢がある場合は、細菌感染による腸管の炎症が疑われます。

代表的な副作用⑤　口内炎

» 原因と症状

殺細胞性抗がん薬の場合、直接DNA合成が阻害されると、その際に細胞内に炎症が生じて発生するフリーラジカルが原因と考えられています。治療開始５～７日目ごろから発症し、多くは10日～２週間で軽快します。口腔粘膜が薄くなり、唾液の分泌量も低下するため、低栄養状態・好中球減少となり、口腔内に細菌感染が起こりやすくなります。細菌感染を起こすと、口内炎は重症化し、治るまで長期間かかります。

分子標的薬による口内炎は、起きる仕組みが明らかになっていません。治療開始３～５日ごろから発症し、１週間程度で軽快します。また、治療を継続すると、起きる頻度が低下する傾向があります。

口内炎の原因となる抗がん薬を表10に示します。

表10　口内炎の原因となる抗がん薬（一般名）

- シクロホスファミド
- フルオロウラシル
- ドキソルビシン
- ブレオマイシン
- ドセタキセル
- シスプラチン
- テガフール・ギメラシル・オテラシル
- メトトレキサート
- エピルビシン
- パクリタキセル
- エトポシド
- カルボプラチン

» 予防方法

基本は口腔ケアを行い、感染症を起こさないこと、痛みを緩和させること、粘膜を保護することです。具体的にはブラッシングによる汚染物の除去と、口腔内の保清・保湿を維持するための含嗽（がんそう）です。

ブラッシングは毎食後と起床時・就寝前に実施するよう指導しますが、悪心が強い場合は1日1回完璧に清掃することを目標にします。含嗽は1日4回以上、水（水がしみる場合は生理食塩液）で行います。含嗽だけでは保湿が難しい場合には、市販の保湿薬（マウスウォッシュ、スプレーなど）を使用してもよいでしょう。

また、抗がん薬投与中に氷のかけらを口に含み、口腔内の毛細血管を収縮させることで口内炎の軽減をねらう「クライオセラピー」もあります。しかし、口腔がんでは推奨されません。

また、オキサリプラチンは冷感刺激により末梢神経障害が発生するため、この方法は実施しないよう注意しましょう。

図15　口内炎の症状

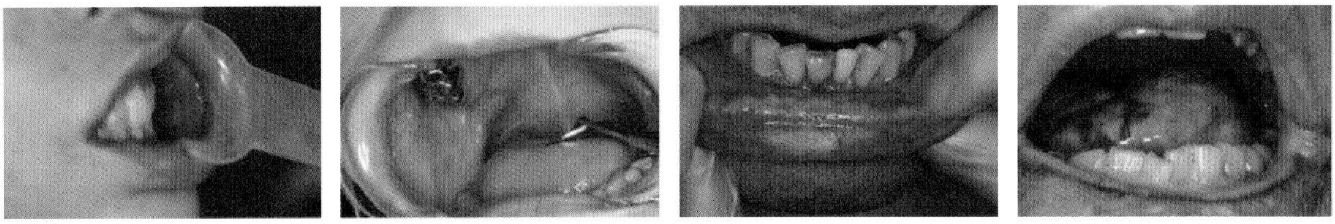

Grade1	Grade2	Grade3	Grade4
粘膜の紅斑 摂食に支障なし	斑状潰瘍・偽膜 食べ易くした食事の摂取可能	融合した潰瘍や偽膜・出血 十分な食事摂取不可能	組織壊死、顕著な 自然出血　生命の危機

出典：「重篤副作用疾患別対応マニュアル　抗がん剤による口内炎」平成21年5月　厚生労働省

» 治療方法

口内炎には確立した治療法はなく、口腔ケア、含嗽や口腔用軟膏などを使用した疼痛緩和、粘膜保護剤の使用などの対症療法が中心になります。

軽度・中等度の疼痛には、**内服薬（アセトアミノフェン、NSAIDs）**、**局所麻酔薬の含嗽（リドカイン）**での鎮痛を行います。高度の疼痛に対して医療用麻薬を使用することもあります。**ステロイドの口腔用軟膏（デキサルチン）**も使用できますが、カンジダ口内炎に注意が必要です。

口腔内に滴下するとゲル化し、口腔粘膜に接着して口内炎部位を覆う**ハイドロゲル創傷被覆・保護剤（エピシル）**もあります。エピシルは、歯科医師と連携することで使用可能になります。

» 指導のポイント

口内炎は、疼痛による食事・水分摂取制限による脱水のリスクや、組織損傷による感染に注意が必要です。清潔を保つこと、歯磨きの励行を促しましょう。

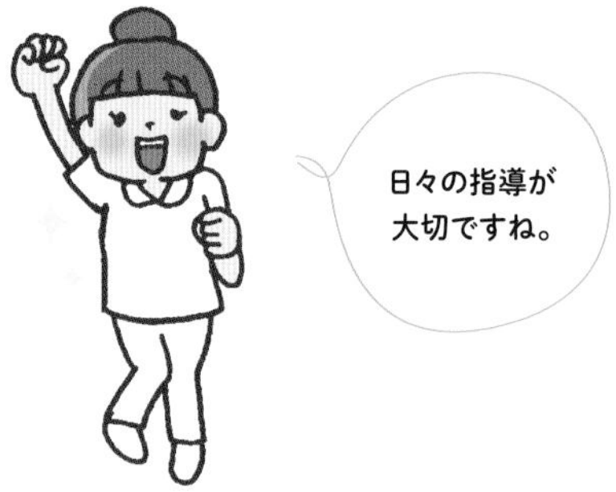

代表的な副作用⑥　末梢神経障害

» 原因と症状

末梢神経には筋肉を動かす運動神経や痛覚・触覚を司る感覚神経、体温調整などを行う自律神経があります。抗がん薬によりそれらの３つの神経が障害されると、手足のしびれだけでなく、多彩な症状が現れます（表11）。

表11　末梢神経障害の症状

	特徴	具体例
運動神経	四肢遠位部優位の筋萎縮、筋力低下、弛緩性麻痺を呈する。また、四肢の腱反射の低下や消失がみられ、それは遠位に行くほど顕著となる。	つまずきやすい
感覚神経	痺れや感覚鈍麻、チクチク感、疼痛などと表現され、圧覚、温冷覚、触覚、振動覚などが含まれる。主観的な感覚であるため定量的に伝えることが難しい。	手足の痺れ 冷感刺激に過敏になる
自律神経	血圧や腸管運動、不随意筋に障害が発生し、排尿障害、発汗異常、起立性低血圧を引き起こすことがある。	便秘 麻痺性ウイルス

末梢神経障害が重症化するとペットボトルの蓋が開けにくい、つまずきやすいなど日常生活に支障がでて患者のQOL（生活の質）を下げる原因となります。また、抗がん薬の投与を中止してもすぐに改善しないこともあるため、QOLの低下が長期間にわたるリスクがあり、注意が必要となる副作用です。　末梢神経障害の原因となる抗がん薬と発現時期を表12に示します。タキサン系、ビンカアルカロイド系、プラチナ系の抗がん薬は、末梢神経障害の発現に注意が必要となります。

表12　末梢神経障害の原因となる代表的な抗がん薬

分類		一般名	発現時期・症状など
殺細胞性抗がん薬	プラチナ系	シスプラチン	投与1-7回後、用量依存
		オキサリプラチン	・急性（投与2日以内） ・慢性（用量依存）
		カルボプラチン	蓄積性（65歳以上の患者や以前シスプラチンの治療歴のある患者に多いとされている）
	タキサン系	パクリタキセル	・高用量：初回投与後 1-3日程度 ・低用量：投与3回以降
		ドセタキセル	蓄積性の感覚・運動障害がパクリタキセルよりも少ないとされている
	ビンカアルカロイド系	ビンクリスチン	投与後2ヵ月以内
		ビンブラスチン	
		ビノレルビン	
分子標的薬		ボルテゾミブ	用量依存（30mg/m^2以上）

» 予防・治療方法

末梢神経障害の明確な予防・治療方法は確立されていません。薬により末梢神経障害の症状を緩和し、治療を続けることもあります。末梢神経障害の症状緩和に使用される薬の一部を下記にまとめました（表13）。

これらの薬はどれも十分なエビデンスが得られていません。また、薬によっては保険承認されていない場合があるため、使用する際は注意が必要です。

表13　末梢神経障害の症状緩和に用いられる薬

一般名（代表的な商品名）	作用機序
デュロキセチン（サインバルタ）	セロトニンおよびノルアドレナリンの再取り込みを阻害することで、下行性疼痛抑制系神経のシナプス間隙のセロトニンおよびノルアドレナリンの濃度を高め、賦活することで疼痛を抑制する。
ビタミンB_{12}（メチコバール）	ビタミンB_{12}欠乏による神経障害を改善させる。
プレガバリン（リリカ）	脊髄後角の電位依存性Caチャネルのα2δサブユニットに結合し、グルタミン酸やサブスタンスPなどの神経伝達物質の遊離に必要なCa流入を防ぐことで疼痛を抑制する。
NSAIDs （ロキソニン、セレコックス　など）	COX阻害することで、痛覚閾値を低下させるプロスタグランジンの生成を抑制し鎮痛作用を示す。
アセトアミノフェン（カロナール）	正確な作用機序は不明。
オピオイド鎮痛薬 （モルヒネ、オキシコンチン　など）	オピオイドμ受容体を刺激することによって、上行性痛覚情報伝達系の抑制および、下行性疼痛抑制系の賦活化作用によって鎮痛効果を示す。
牛車腎気丸	正確な作用機序は不明だが、中枢レベルでの下行性疼痛抑制系の賦活化が考えられている。

» 指導のポイント

十分なエビデンスに基づく内容ではありませんが、一般的に行われている生活指導を紹介します。

①**症状出現時は軽度であっても報告する**…早期から症状を把握し重篤化を防ぐために必要です。

②**血液循環をよくする**…血流をよくすることで、症状悪化を防ぐことが期待されます。

③**やけどに気をつける**…温度感覚が低下した場合、熱いものに気づかずにやけどする危険性があります。

④**転倒、怪我に注意する**…運動神経や感覚神経が障害されるため、転倒する危険性があります。

代表的な副作用⑦　脱毛

» 原因と症状

毛根にある毛母細胞は同様に細胞分裂が活発であり、殺細胞性抗がん薬の影響を反映しやすく、結果として脱毛が生じます。投与後およそ１～３週間後に症状が現れてきます。近年がん患者の生存期間が延長し、日常生活を続けることが可能となってきていますが、脱毛はそういった生活を送る患者にとって大きなストレスになります。患者の生活の質（QOL）を保つために対応方法を知っておきましょう。脱毛の原因となる抗がん薬を表14に示します。

表14　脱毛の原因となる抗がん薬

リスク	一般名
高	**殺細胞性抗がん薬** ドキソルビシン、エピルビシン、パクリタキセル、ドセタキセル イリノテカン、エトポシド、シクロホスファミド、イホスファミド ビンデシン、ビノレルビン
中	**殺細胞性抗がん薬** テガフール・ギメラシル・オテラシル フルオロウラシル、シタラビン、ゲムシタビン ブレオマイシン、ビンブラスチン、ビンクリスチン **分子標的薬** ゲフィチニブ
低	**殺細胞性抗がん薬** シスプラチン、カルボプラチン、カペシタビン、メトトレキサート

» 治療方法

現時点では確立した治療方法が見つかっていません。育毛剤として使用される**ミノキシジル**の研究が、婦人科系がん、乳がんなどの女性患者対象に行われ、２％ミノキシジルでは再発毛期間の短縮が報告されましたが、予防効果は示されませんでした。一方、睫毛（まつげ）の脱毛に対しては、緑内障点眼のビマトプロストの副作用である眼周囲の多毛症状を利用した医療用医薬品（**グラッシュビスタ**）も承認されています（保険適用外）。

脱毛はQOLを低下させないことが目標となりますので、患者の希望次第でウィッグの作成は推奨されます。

また、睫毛脱毛が生じた場合、眼球に直接異物が入りやすくなるため、美容的・機能的側面において支障が生じる可能性があります。パッチテストを行ったうえでつけ睫毛の使用は推奨できますが、地睫毛が脱落しやすくなる睫毛エクステンションは推奨できません。

眉毛の脱毛は、完全脱毛後も自分の眉の位置がわからなくならないよう、脱毛発生前からアイブロウで日常的に書いていくことが推奨されます。

» 指導のポイント

抗がん薬＝脱毛と考える患者は多いです。使用する抗がん薬の脱毛頻度などを伝えたうえで、抗がん薬開始直後、急に抜けたりはせず、1週間以上かけて徐々に症状が出てくること、洗髪の際には優しく洗うことなどを伝えるとよいでしょう。また、患者のご希望を聞いて、対応方法を検討することが大切です。

投与時反応

» 投与時反応とは

抗がん薬投与中もしくは投与後に生じる一連の症状を表しています。主に炎症性サイトカイン放出に伴うとされる Infusion reaction と、アレルギー反応に分類されます。この２つは一部の症状が重なっているため、発現時に区別することが難しいことがありますが、早期に対応することが重要となる副作用の一つです。

①インフュージョン・リアクション

抗がん薬投与に伴い、炎症性サイトカインが放出されることで引き起こると考えられています。症状としては皮膚紅潮、悪寒、発熱、皮疹、呼吸困難、血圧低下などがあります。また、一般的に抗がん薬の投与中断や投与速度の減速で速やかに症状が改善することが多いのが特徴です。

一般的にインフュージョン・リアクションは分子標的薬で発現頻度が高い傾向がみられます（表15）。

②アレルギー反応（アナフィラキシーショック）

症状としては、皮疹、浮腫、嘔吐、呼吸困難、失神、血圧低下などがあります。致死的な反応では呼吸停止や心停止までに5分程度との報告もあり、迅速な対応が必要となります。アナフィラキシーはどの薬においても発現する可能性があります。

表15　投与時反応を起こしやすい抗がん薬

分類	一般名	発現頻度	発現時期
殺細胞性抗がん薬	シスプラチン	5-20%	4-8コース目での発現頻度が高い
	オキサリプラチン	10-19%	6-8コース目での発現頻度が高い
	カルボプラチン	9-27%	6-8コース目での発現頻度が高い
	パクリタキセル	8-45%	95%が1-2コース目に発現
	ドセタキセル	5-20%	95%が1-2コース目に発現
分子標的薬（抗体製剤）	リツキシマブ	70-80%	初回投与時に発現頻度が高い
	トラスツズマブ	40%	
	セツキシマブ	20%	
	パニツムマブ	5%	
	ベバシズマブ	3%以下	

» 予防方法

一般的に投与時反応を起こしやすい抗がん薬は、投与前にステロイド薬やNSAIDs、抗ヒスタミン薬などを投与して予防します。

また、発現頻度の高い抗がん薬などでは投与速度が厳密に決まっている場合もあるので、投与速度を遵守することも予防法となります。前投薬として使用される薬を表16にまとめました。

表16　投与時反応の予防に使用される薬

- 副腎皮質ステロイド：デキサメタゾン静注
- 抗ヒスタミン薬：ジフェンヒドラミン、d-クロルフェニラミン静注・経口
- H_2ブロッカー：ファモチジン静注
- 解熱鎮痛薬：アセトアミノフェン、イブプロフェン経口

» 発現時の対応方法

投与時反応が発現した際は、速やかに適切な処置を行うことが必要です。また、投与する前から、いかなる薬でも投与時反応が起こりうるという認識のもと、救急物品・救急薬品は常備しておくことが重要です。

アナフィラキシーを発症した抗がん薬の再投与は行いませんが、抗体製剤によるInfusion reactionでは再投与を検討することもあります。表17に発現時の対応の一例を紹介します。

» 指導のポイント

投与時反応は早期発見、早期対応が重要となります。そのため、患者に投与時反応の具体的な症状を伝えて、体調に異変を感じた際は我慢せずにすぐに報告するように指導しましょう。

表17 投与後反応が発現した際の対応方法

【軽症の場合】

①原因薬剤の投与中止

②抗ヒスタミン薬や副腎皮質ステロイドなどを症状に応じて投与する

例：ジフェンヒドラミン塩酸塩 50mg静注

ファモチジン 20mg静注

ヒドロコルチゾンコハク酸エステルナトリウム100mg静注

【重症の場合（初期対応）】

①原因薬剤の投与中止

②患者を仰位にする

③酸素を投与する

④アドレナリンを投与する

アドレナリン0.01mg/kg（最大量成人：0.5mg、小児：0.3mg）を大腿部の中央の前外側に筋注。必要に応じて5～15分ごとに再投与

⑤大量補液

必要に応じて生理食塩液を5～10分で5～10mℓ/kg投与

⑥昇圧薬

ノルアドレナリンの使用を検討

⑦抗ヒスタミン薬（血圧上昇作用はないことに注意）

ジフェンヒドラミン塩酸塩50mg　静注

ファモチジン 20mg　静注

⑧糖質コルチコイド（即効性はないが遅発性のアナフィラキシー予防には効果がある）

メチルプレドニゾロンコハク酸エステルナトリウム 125mg　静注

⑨グルカゴン

グルカゴン1～5mgを5分以上かけて静注→5～15μg/minで持続投与

血管外漏出

» 血管外漏出とは

血管外漏出（EV）とは、静脈注射した薬や輸液が、血管外の周辺組織に漏れたときに、組織の炎症や壊死をもたらすものです。抗がん薬の場合、血管外漏出直後は、ほかの薬と同様に無症状あるいは、軽い発赤・腫れ・痛みの皮膚症状が出現しますが、数時間～数日後にその症状が増悪し、水疱→潰瘍→壊死形成へと移行していきます。さらに重症化すると瘢痕が残ったりケロイド化したりしてしまい、漏出部位によっては運動制限をきたして外科的処置（手術）が必要になることもあります。

図16 血管外漏出後の症状

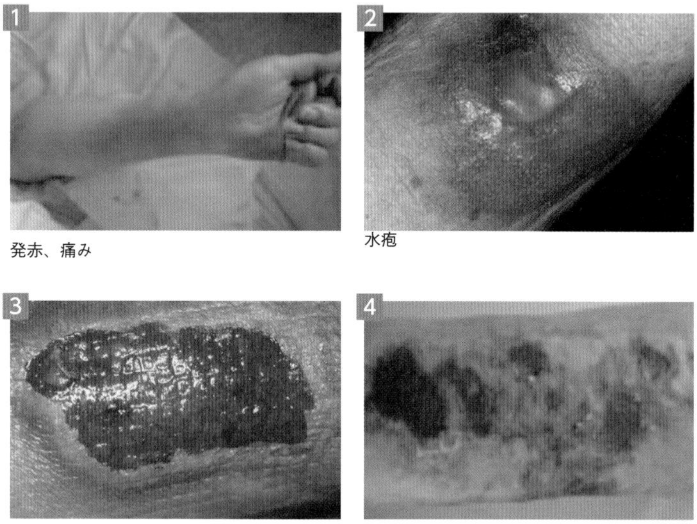

1 発赤、痛み

2 水疱

3 びらん

4 硬結、壊死

出典：「抗がん剤の血管外漏出の予防と対応ガイド」キッセイ薬品工業株式会社

» 組織障害の強さによる抗がん薬の分類

抗がん薬の種類や濃度、量によって障害の程度は大きく異なります。組織障害の強さによって**壊死起因性抗がん薬**[*1] **(ビシカント)**、**炎症性抗がん薬**[*2] **(イリタント)**、**非壊死性抗がん薬**[*3] **(ノンビシカント)** の3段階に分類されています (表18)。

» 予防方法

血管外漏出は患者ごとのリスクを評価し、予防することが最も重要となります。ハイリスクの患者では血管外漏出が起きていないか、より入念な確認を行うことが大切になります (図17)。各施設でマニュアルを整備する、抗がん薬の知識・穿刺の技術など専門的な教育を受けた看護師が実施することで、リスクを低減できるとされています。

» 発生時の対応

抗がん薬の血管外漏出による皮膚傷害の程度は、抗がん薬の種類と漏出量に影響されます。抗がん薬による血管外漏出時の対処方法の一例を次ページ図18に示します。

» 指導のポイント

血管外漏出は、漏出した抗がん薬の量にも依存するため、早期発見、早期対応が重要です。そのため、投与部位の違和感や疼痛を認めた際にはすぐに医療従事者に報告するように患者に指導します。また、点滴後数日してから症状が出現する可能性もあるため、特に外来患者で帰宅後にそのような症状があった際には病院へ連絡するように指導しましょう。

表18 組織障害の強さによる抗がん薬分類

分類	壊死起因性抗がん薬 (ビシカント)	分類	炎症性抗がん薬 (イリタント)
アントラサイクリン系	ダウノルビシン (ダウノマイシン) ドキソルビシン (アドリアシン) リポソーマルドキソルビシン (ドキシル) ★ エピルビシン (ファルモルビシン) イダルビシン (イダマイシン) アムルビシン (カルセド) ピラルビシン(ピノルビン、テラルビシン) ミトキサントロン (ノバントロン) ★	アントラサイクリン系	アクラルビシン (アクラシノン)
ビンカアルカロイド系	ビノレルビン (ナベルビン、ロゼウス) ビンブラスチン (エクザール) ビンクリスチン (オンコビン) ビンデシン (フィルデシン)	ビンカアルカロイド系	—
抗がん抗生物質	マイトマイシンC (マイトマイシン) アクチノマイシンD (コスメゲン)	抗がん抗生物質	ブレオマイシン (ブレオ) ◎
タキサン系	ドセタキセル (タキソテール、ワンタキソテール) ★ パクリタキセル (タキソール、アブラキサン) ★	タキサン系	—
アルキル化薬	ラニムスチン (サイメリン) ★ ニムスチン (ニドラン) ★ ベンダムスチン (トレアキシン) ★	アルキル化薬	メルファラン (アルケラン) ダカルバジン (ダカルバジン) イホスファミド (イホマイド) シクロホスファミド (エンドキサン) テモゾロミド (テモダール) ブスルファン (ブスルフェクス、マブリン)
プラチナ系	—	プラチナ系	オキサリプラチン (エルプラット) カルボプラチン (パラプラチン) シスプラチン (ランダ、ブリプラチン、アイエーコール) ネダプラチン(アクプラ)
代謝拮抗薬	—	代謝拮抗薬	ゲムシタビン (ジェムザール) フルオロウラシル (5-FU) フルダラビン (フルダラ) メトトレキサート (メソトレキセート) ◎ クラドリビン (ロイスタチン) ◎
その他	—	その他	エトポシド (ラステット、ベプシド) イリノテカン (トポテシン、カンプト) ノギテカン (ハイカムチン) ブレンツキシマブベドチン(アドセトリス) トラスツズマブエムタンシン(カドサイラ) ボルテゾミブ (ベルケイド)

分類	非壊死起因性抗がん薬 (ノンビシカント)
抗がん抗生物質	ペプロマイシン (ペプレオ)
サイトカイン	インターフェロン製剤 インターロイキン製剤
代謝拮抗薬	エノシタビン (サンラビン) シタラビン (キロサイド) アザシチジン (ビダーザ) L-アスパラギナーゼ (ロイナーゼ)
その他	リツキシマブ (リツキサン) トラスツズマブ (ハーセプチン) パニツムマブ (ベクティビックス)

※カッコ内は主な商品名
★「炎症性抗がん薬」とする報告もある
◎「非壊死性抗がん薬」とする報告もある

「抗がん剤の血管外漏出の予防と対応ガイド」
キッセイ薬品工業株式会社より引用

図17 血管外漏出を予防するための確認事項

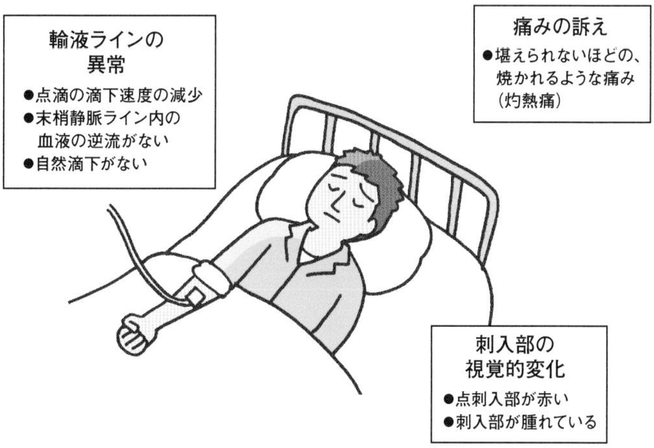

輸液ラインの異常
●点滴の滴下速度の減少
●末梢静脈ライン内の血液の逆流がない
●自然滴下がない
痛みの訴え
●堪えられないほどの、焼かれるような痛み (灼熱痛)
刺入部の視覚的変化
●点刺入部が赤い
●刺入部が腫れている

*1 壊死性抗がん薬：少量の漏出で強い痛みが生じる。水疱や潰瘍、組織障害や組織壊死を生じる可能性がある。
*2 炎症性抗がん薬：注射部位やその周囲、血管に沿って痛みや炎症 (漏出が多量の場合は潰瘍) が生じる可能性がある。
*3 非壊死性抗がん薬：漏れ出ても、組織が障害を受けたり破壊されたりする可能性は非常に低いとされている。

図18 血管外漏出時の対応（一例）

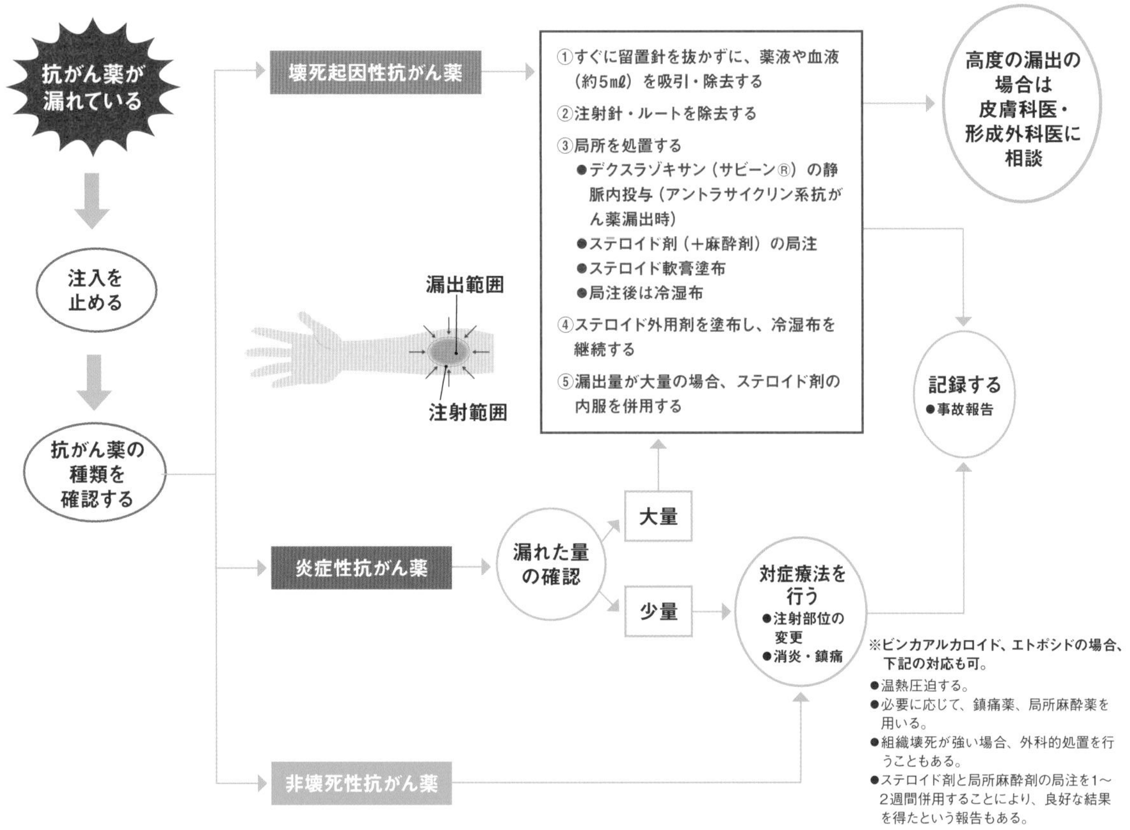

抗がん薬の曝露対策

» 抗がん薬の曝露対策はなぜ必要か？

抗がん薬には、遺伝子損傷、染色体異常、DNA損傷などの生物学的毒性があることが報告されています。このような毒性を有する抗がん薬に人が曝露すると、体に悪影響を及ぼす可能性があります。また、抗がん薬治療を受ける患者だけではなく、抗がん薬を調製する薬剤師や患者へ抗がん薬を投与する看護師などの医療スタッフの抗がん薬による健康被害も報告されているため、抗がん薬にかかわるすべての人が曝露しないように注意する必要があります。

具体的にその毒性は、大きく2つに分けられます（表19）。このような毒性から医療スタッフを守るためには抗がん薬の特性や正しい曝露予防の知識を身につけ、一人ひとりが日々実践することが重要となります。

表19 抗がん薬等の職業性曝露による影響

急性症状	
過敏反応	喘息発作、皮疹・眼の刺激など
皮膚・粘膜反応	皮膚刺激、接触皮膚炎、咽頭痛、脱毛など
消化器症状	食欲不振、嘔吐、下痢、便秘など
循環器症状	不整脈、末梢浮腫、胸痛、高血圧など
呼吸器症状	咳そう、呼吸困難など
神経症状	頭痛、めまい、不眠、意識消失など
長期的な影響	
悪性腫瘍	白血病、非ホジキンリンパ腫、膀胱がんなど
生殖への影響	不妊症、早産、死産、子供の学習障害など

» 抗がん薬の曝露経路と機会

主な曝露経路は皮膚などに抗がん薬が付着して吸収される「皮膚経路」、「汚染された食品等を摂取することによって粘膜から吸収される経口経路」、抗がん薬のエアロゾルなどを吸入する「吸入経路」があります。

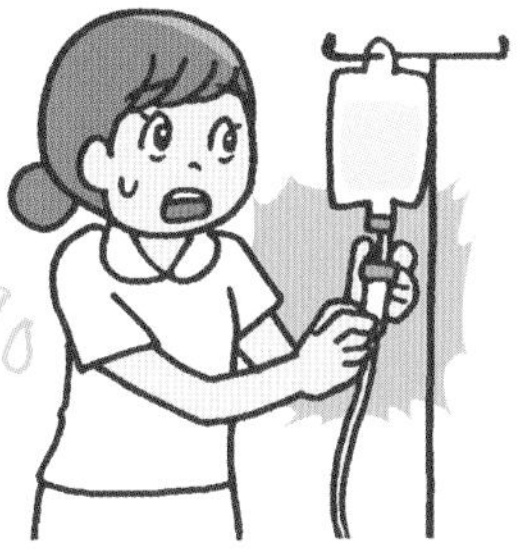

» 抗がん薬に曝露した際の対応

抗がん薬に万が一曝露してしまった際は、直ちに適切な対処をし、曝露による影響を最小限にすることが大切です。抗がん薬曝露直後は、基本的に抗がん薬を洗い流します。

また、曝露後数日間は、急性症状に留意して、曝露した部位や全身状態の変化を注意深く観察します。

» 抗がん薬がこぼれたときの対応

抗がん薬がこぼれたときの個人防護具などの必要な物品一式をセットしたものを「スピルキット」といいます。抗がん薬投与中の患者の移動や抗がん薬の搬送など、様々な場面で生じる可能性があり、個人防護具を装着していない医療スタッフがこのような場面に遭遇する可能性があります。

万が一抗がん薬がこぼれたときは、個人防護具を装着し、不織布を用いて汚染の少ないほうから多いほうに向かって液を拭き取ります。続いて0.1％次亜塩素酸液を染み込ませた不織布で拭き取り、最後にから拭きします。使用した防護具などはビニール袋に入れて口を縛り、専用の廃棄容器へ廃棄します。処置後は十分に手洗いしましょう。揮発性抗がん薬は、アルコールで拭き取ってはいけません。

» 指導のポイント

抗がん薬は、治療終了後にも尿・便・汗などから排出されます。微量であり、通常健康に害を及ぼすことは少ないと考えられていますが、排泄物や汗を拭いたタオルなどの取り扱いには注意が必要です。外来で抗がん薬を投与する患者は増加しており、家庭での曝露対策も必要とされています。そのため、患者やその家族が適切な曝露対策をとることができるような指導が必要となります。

必要物品（スピルキット）

① 透明なビニール袋（20ℓ）を二重にかけたバケツ
② 個人防護具（ガウン、N95マスク、シューズカバー1セット、手袋）
③ 医療用不織布
④ 未滅菌シーツ（1×2m）4枚
⑤ 0.1％次亜塩素酸液

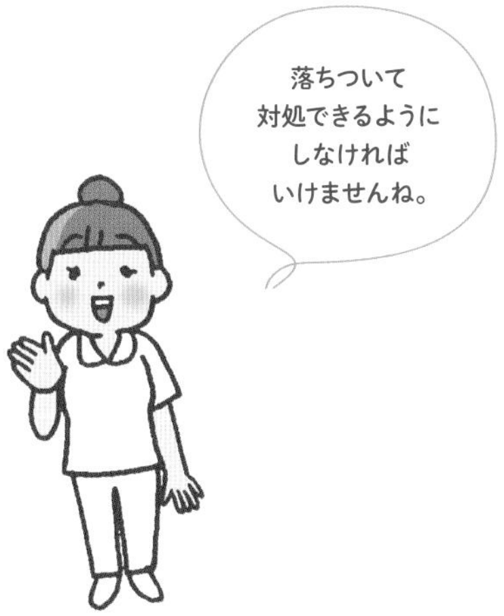
落ちついて
対処できるように
しなければ
いけませんね。

副腎皮質ステロイド・免疫抑制薬

副腎皮質ステロイドとは

副腎皮質ステロイドとは副腎皮質ホルモンの1つで、生体の恒常性維持や機能発現に重要な役割を果たしています。基本骨格であるステロイド環に側鎖がつくことにより様々な作用をもちます（図1）。

図1 ステロイド骨格

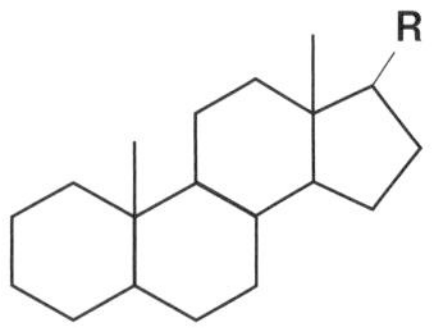

ステロイドの機能は**糖質コルチコイド（グルココルチコイド）**と**鉱質コルチコイド（ミネラルコルチコイド）**に大きく分類されますが、厳格に分離されているわけではなく、互いの作用を併せもっています。

糖質コルチコイドは炎症過程や免疫反応、代謝の調節に機能します（表1）。全身性の作用をもつことから幅広い疾患に使用されます（表2）。

鉱質コルチコイドは腎臓の集合管や遠位尿細管に作用して水・電解質代謝作用（ナトリウム貯留、カリウム排泄）を有していますが、臨床で効果が期待される薬理作用は糖質コルチコイド作用です。

表1 糖質コルチコイドの主な作用

中枢神経	認知機能、情動に影響
内分泌系	副腎皮質刺激ホルモン（ACTH）の分泌低下
	甲状腺機能低下
	性腺刺激ホルモン分泌低下
	インスリン分泌増加
肝臓	糖新生増加
	タンパク質合成増加
	トリグリセライド合成増加、コレステロール合成増加
筋	タンパク質合成低下、分解増加
	糖取り込み低下
脂肪組織	トリグリセライド合成低下
	脂肪分解増加
骨	骨吸収増加
	骨重量低下
血液・免疫	血中の好酸球、好塩基球、単球、リンパ球低下
	抗炎症作用
血管平滑筋	血圧を上昇させる物質（カテコールアミン、アンギオテンシンⅡ）に対する反応の亢進
消化器	胃酸分泌増加

表2 糖質コルチコイドの作用を期待する主な適応疾患

目的	分類	代表的な適応疾患名
ホルモン補充療法	副腎皮質機能不全	慢性副腎皮質機能低下症
		急性副腎皮質機能低下症
抗炎症薬、免疫抑制薬	膠原病	関節リウマチ
		全身性エリテマトーデス
		皮膚筋炎、多発筋炎
		全身性血管炎
	呼吸器疾患	気管支喘息
	神経疾患	多発性硬化症
		脳浮腫
	消化器疾患	炎症性腸疾患
		自己免疫性肝炎
	腎疾患	ネフローゼ症候群
		糸球体腎炎
	眼疾患	ブドウ膜炎
	皮膚疾患	尋常性天疱瘡
	その他	アレルギー、ショック
	血液疾患	特発性血小板減少性紫斑病
		溶血性貧血
抗がん薬		急性白血病
		悪性リンパ腫

副腎皮質ステロイドの種類

» 内服薬

一般的に成人健常人は、1日あたり20mgのコルチゾール（ヒドロコルチゾン）を副腎から分泌しています。分泌パターンは早朝に高く、深夜に最低となり翌朝にかけて上昇します。そのため、ステロイドは朝に多く服用し、昼は少量服用することが一般的です。ステロイドの錠剤は、原則的に1または2錠中に糖質コルチコイドとしてほぼ同力価のステロイドを含むようにつくられており、作用時間で使い分けられます（表3）。

また、内服薬はいずれも腸管からの吸収がよい（70〜100%吸収される）ため、注射薬に切り替える場合は同用量または10%程度用量を減量して使用されます。

ステロイドの投与量や投与期間は、使用された薬と疾患によって異なります。一般に抗炎症作用や免疫抑制効果を得るためには高用量のステロイドが投与されます。症状が落ち着いたあとは投与量を漸減していくことが多く、これは疾患の再燃（リバウンド）を防ぎ、また急激な減量によって副腎不全をきたす危険を減らすためです。

» 注射薬

内服が困難な場合や短期間に集中的にステロイドを投与する「パルス療法」のように大量投与が必要な場合、ショックなどに対して急速に血中濃度を上げたい場合、関節腔内、硬膜外、結膜下、副鼻腔内など局所に投与したい場合に注射薬が選択されます（表4）。

ステロイドは水に溶けづらい物質のため、全身性作用を期待する静脈内投与の注射薬として用いる場合は、水溶性を高める目的でコハク酸もしくはリン酸でエステル修飾が施されます。

また、目的に応じて懸濁脂肪乳剤に溶解した注射薬もあります。

表3　主なステロイドの内服薬と作用時間

作用時間	一般名（代表的な商品名）	プレドニゾロン5mgに対する同等量（mg）
短い	ヒドロコルチゾン（コートリル）	20
中間	プレドニゾロン（プレドニン）	5
	メチルプレドニゾロン（メドロール）	4
長い	デキサメタゾン（デカドロン、レナデックス）	0.75
	ベタメタゾン（リンデロン）	0.75

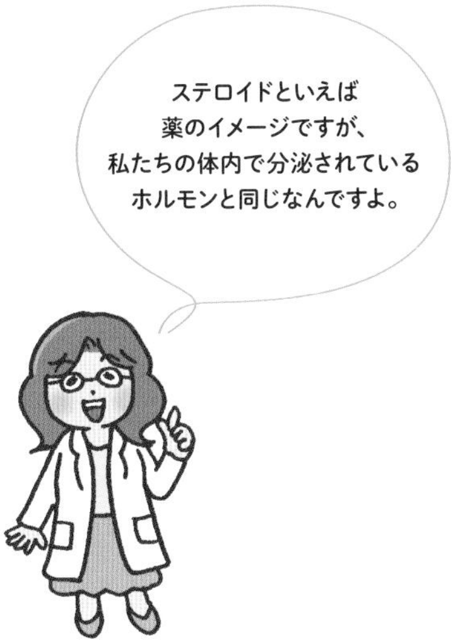
ステロイドといえば
薬のイメージですが、
私たちの体内で分泌されている
ホルモンと同じなんですよ。

表4　主なステロイドの注射薬

ステロイドの種類	エステル修飾（代表的な商品名）	特徴	主な投与経路
ヒドロコルチゾン	コハク酸（ソルコーテフ、サクシゾン）	水溶性	静注、点滴静注
	リン酸（水溶性ハイドロコートン）	水溶性	静注、点滴静注
プレドニン	コハク酸（水溶性プレドニゾロン）	水溶性	静注、点滴静注、筋肉内、関節腔内、脊髄腔内
メチルプレドニゾロン	コハク酸（ソル・メドロール、ソルメルコート）	水溶性	静注、点滴静注
トリアムシノロン	アセトニド（ケナコルト-A）	懸濁	筋肉内、関節腔内、軟組織内、腱鞘内
デキサメタゾン	リン酸（デカドロン、デキサート）	水溶性	静注、点滴静注、筋肉内、関節腔内ほか
	パルミチン酸（リメタゾン）	脂肪乳剤	静脈内
ベタメタゾン	リン酸（リンデロン）	水溶性	静注、点滴静注、筋肉内、関節腔内ほか

副腎皮質ステロイドの副作用

» 感染症

糖質コルチコイドは白血球、マクロファージの機能を抑制することで感染症にかかりやすくなることが知られています（易感染性）。基礎疾患や投与期間によっても異なりますが、プレドニゾロン換算で20mg/日以上、もしくは総投与量1000㎎以上で感染症の危険度が増加します。免疫機能の低下によって、通常はほとんど病原性をもたない細菌やウイルス、真菌による「日和見感染」や重篤な肺炎などがみられます（表5）。

感染症の誘発、重篤化は、免疫抑制薬の併用時や免疫力の低下した患者に多くみられます。ステロイドによって炎症反応が抑えられることが多く、感染が見過ごされやすいので感染が疑わしいときには早めに医療機関を受診するなどの注意が必要です。ステロイド投与中は人ごみを避けることを心がけ、外出時はマスクを着用し、戻ったら手洗い・うがいの徹底が大切になります。

» 血糖上昇

ステロイドは糖新生（グルコースを産生する経路）を促進し、肝グリコーゲン（蓄えられた糖）の量を増加させる作用、末梢組織において糖の利用を妨げる作用、食欲増進作用により血糖を上昇させます。ステロイドの投与量や患者背景によって異なりますが、投与1～3ヵ月以内に血糖上昇が起こることが多く、大量投与の場合には投与後数時間以内に起こることもあります。

ステロイド投与前に血糖値、HbA1c、尿糖の検査を行い、糖尿病の家族歴を調べることが重要です。投与中は定期的な検査のほかに、多尿や口渇、多飲といった症状に注意する必要があります。ステロイド糖尿病となった場合、血糖降下薬やインスリンの導入などが必要になる場合もありますが、適切な食事コントロールと適度な運動が大切です。ステロイドパルス療法など大量投与の場合は血糖が急激に上昇する場合があるため、インスリンのスライディングスケール*1などで対応します。

表5　ステロイド投与中に注意すべき感染症

	頻度の高いもの	頻度は高くないが問題となるもの
細菌感染症	肺炎 蜂窩織炎 尿路感染症	肺結核 非定型抗酸菌感染症
ウイルス感染症	インフルエンザ 水痘、帯状疱疹 B型肝炎	単純疱疹 サイトメガロウイルス肺炎
真菌感染症	カンジダ症 白癬	ニューモシスチス肺炎 肺アスペルギルス症

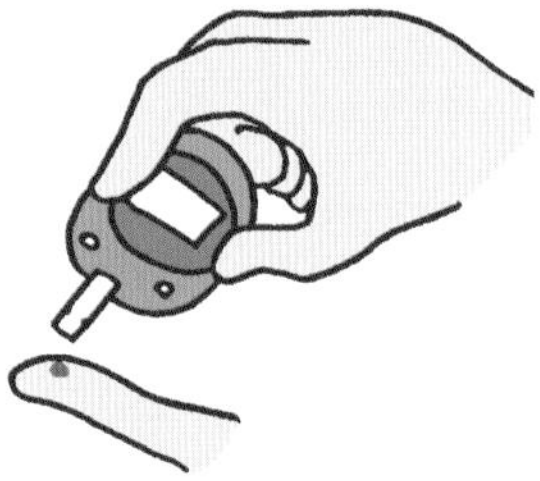

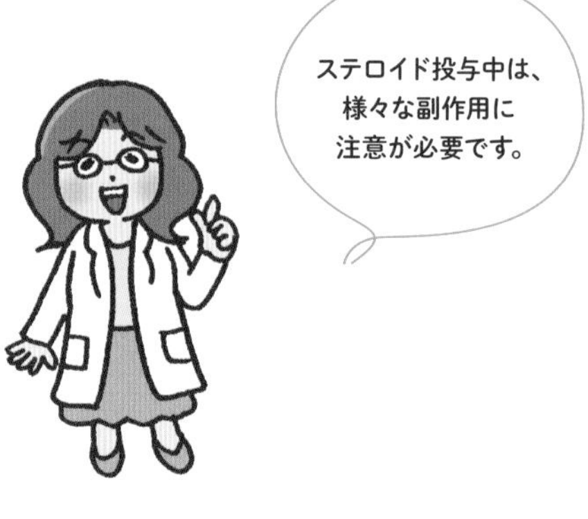
ステロイド投与中は、様々な副作用に注意が必要です。

＊1　スライディングスケール：手術等で食事がとれない場合や血糖値が安定しない場合、その時測定した血糖値の値を基にインスリンを追加する方法

» 消化性潰瘍

「消化性潰瘍診療ガイドライン2015第2版」では、糖質コルチコイドは消化性潰瘍のリスク因子にはならないとされています。一方で、関節痛や筋痛に対してステロイドとNSAIDsが併用されることがあり、この場合は消化性潰瘍の発現に注意が必要です。

» 骨粗鬆症

糖質コルチコイド投与中は、骨吸収の増加、腸管からのカルシウム吸収低下、骨形成の低下などにより骨量が低下します（図2）。長期のステロイド治療を受けている患者の30～50%に骨折が起こるとの報告があります。椎体骨折リスクは投与開始後3～6ヵ月で上昇し、プレドニゾロン換算7.5mg/日以上の投与例では顕著です。

ステロイド性骨粗鬆症の治療には、ビスホスホネート製剤などを使用します（表6）。

図2 ステロイド性骨粗鬆症のメカニズム

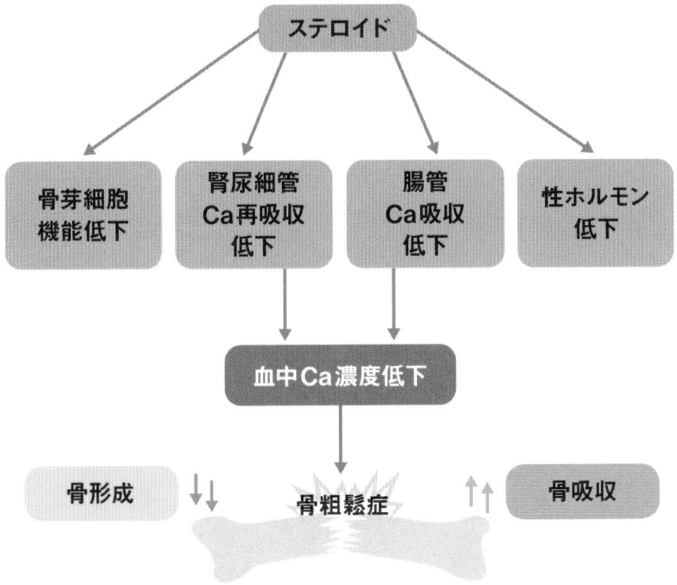

表6 ステロイド性骨粗鬆症薬物治療の推奨度

分類	一般名（代表的な商品名）	推奨度※
ビスホスホネート製剤	アレンドロネート（ボナロン）	A
	リセドロネート（アクトネル、ベネット）	A
	エチドロネート（ダイドロネル）	C
	ミノドロン酸（ボノテオ、リカルボン）	C
	イバンドロネート（ボンビバ）	B
活性型ビタミンD_3製剤	アルファカルシドール（ワンアルファ）	B
	カルシトリオール（ロカルトロール）	B
	エルデカルシトール（エディロール）	C
ヒト副甲状腺ホルモン	遺伝子組換えテリパラチド（フォルテオ）	B
	テリパラチド酢酸塩（テリボン）	C
ビタミンK_2製剤	メナテトレノン（グラケー）	C
SERM	ラロキシフェン（エビスタ）	C
	バセドキシフェン（ビビアント）	C
ヒト型抗RANKLモノクローナル抗体	デノスマブ（プラリア）	C

※推奨度
A：第1選択薬として推奨する薬剤
B：第1選択薬が禁忌などで使用できない、早期不耐容である。あるいは第1選択薬の効果が不十分であるときの代用薬として使用する
C：現在のところ推奨するだけの有効性に関するデータが不足している

» 脂質異常症・動脈硬化

ステロイド長期投与による副作用として脂質異常症、耐糖能異常、高血圧、肥満があり、これらが複合的に動脈硬化を促進して心血管疾患のリスクを高めると考えられています。ステロイドの直接作用で内臓肥満となり、脂肪組織から肝臓へ遊離脂肪酸を放出して肝臓の脂肪蓄積を増加させます。さらに肝臓における中性脂肪とVLDL（肝臓で合成された脂質を全身の末梢組織まで運ぶタンパク）の合成を促進して、脂質異常症をきたします。

ステロイド治療開始前および治療中も血清脂質濃度、血糖値、HbA1c、血圧、体重を測定して動脈硬化の危険因子を評価し、食事療法や適度な運動を勧め、適応があれば薬物療法も併用します。

» 高血圧

鉱質コルチコイド作用によるNaの貯留、K排泄の増加による浮腫や循環器系への負荷の増大に伴い、血圧が上昇します。プレドニゾロン換算20mg/日以上で発現しやすく、投与開始後1～4週で徐々に上昇し、減量により回復することが知られています。

投与前より血圧が高めの患者や高齢者に中等量以上のステロイドを投与する場合は、特に注意して血圧測定を定期的に行う必要があります。また、塩分摂取の制限を心がけることも重要です。

» 満月様顔貌（ムーンフェイス）

ステロイドによる四肢皮下脂肪の脂肪分解によって脂肪が躯幹、肩、顔面へ動員された結果として、惹起されます。小児のほうが発現頻度は高く、個人差はあるものの比較的早い時期に現れます。医学的には問題ありませんが、特に女性患者のコンプライアンス低下の要因となるため、開始前には十分な説明が必要です。

» 精神障害

プレドニゾロン換算40mg/日以上で起こりやすく、一般的に効果発現とともに発現し、投与後数日から1～2週間後が特に起こりやすくなります。発症メカニズムは明らかになっておらず、不眠の場合は夜のステロイド量を減らすことで解消できる場合があります。

» 白内障・緑内障

発症頻度は明らかではありませんが、白内障や緑内障が起こることがあります。自覚症状が現われにくいため、ステロイド治療開始後、半年から1年に1度は眼科診療を受けるとよいでしょう。

» 離脱症候群

長期にわたり生理的な分泌量（プレドニゾロン5mg/日程度）を上回るステロイドを投与している患者では、血中濃度上昇によりネガティブフィードバックが起こり、内因性コルチゾール産生部位が萎縮し、産生が低下しています。このような状況でステロイド投与を突然中止すると体内のコルチゾール量が相対的に不足するため、副腎皮質機能低下症を起こします。自覚症状は非特異的であり診断が遅れる場合があります（表7）。血液検査では低血糖、低ナトリウム血症、好酸球増多などを認めます。長期にステロイドの投与を受けている患者に対しては、怠薬や自己判断での減薬・中断をしないように指導することが重要です。

表7　副腎皮質機能低下症の自覚症状

- 皮膚の色素沈着
- 易疲労感
- 吐き気、嘔吐
- 食欲低下
- 尿排泄不全
- 脱水
- 脱力感

薬剤師が教える +αの知識

周術期のステロイドカバー

手術などの侵襲により生体に負荷が加わった場合、生体防御のため通常以上のステロイドが必要となります。ステロイドを中止したまま手術に臨むと急性副腎皮質機能低下症を起こすことがあり、今まで内服していたステロイドを手術前後に注射剤に切り替えて補充する「ステロイドカバー」が行われます。

ステロイドの投与期間によりステロイド補充の必要性は異なります(表8)。また、行われる手術によって方法が異なるので注意が必要です。

表8 ステロイドカバーの必要性

必要	1日にプレドニゾロン換算20mg以上の投与が3週間以上ある場合 クッシング症候群を有している場合
不要	ステロイドの種類・量にかかわらず投与3週間以内である場合 もしくは、1日にプレドニゾロン換算5mg相当以下の服用である場合(服用期間は限定されない)
適宜判断	上記のいずれにも該当しない場合、ACTH負荷試験などで副腎機能を評価するなどの対応を行う 検査が間に合わない場合など、判断に迷う場合はステロイドの投与を行うことが推奨される

免疫抑制薬とは

免疫反応において中心的な役割を担う細胞の働きやその細胞の増殖などを抑え、免疫抑制作用を現す薬のことをいいます。

免疫が自分の細胞や移植後の臓器などを攻撃することで、自己免疫性疾患や移植後の拒絶反応が起こります。また、免疫反応においてリンパ球などは中心的な役割を担い、免疫反応を引き起こすサイトカインの産生などにかかわります。免疫抑制薬はリンパ球からのサイトカイン産生を抑えたり、リンパ球の増殖を抑える作用などを示します。

免疫抑制薬の種類として、表9のような種類があります。次ページでは、使用頻度が高いメトトレキサート(内服薬)について紹介します。メトトレキサートは関節リウマチの第1選択薬の1つです。

表9 代表的な免疫抑制薬

種類	一般名(代表的な商品名)
アルキル化薬	シクロホスファミド(エンドキサン)
代謝拮抗薬	アザチオプリン(イムラン) メトトレキサート(リウマトレックス) ミゾリビン(ブレディニン)
T細胞活性阻害薬	シクロスポリン(ネオーラル) タクロリムス(プログラフ)

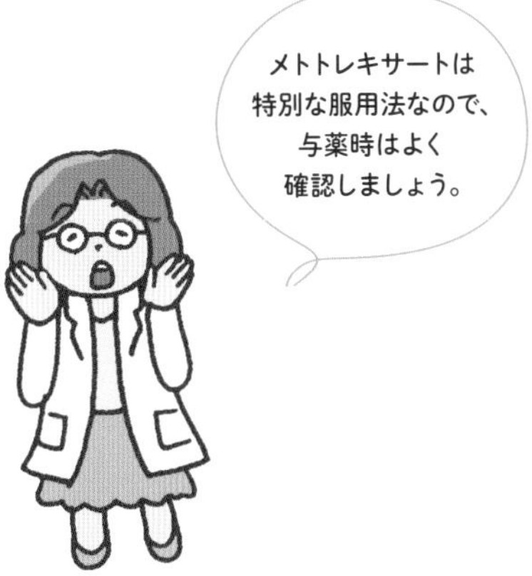
メトトレキサートは特別な服用法なので、与薬時はよく確認しましょう。

メトトレキサート（内服薬）の内服方法と指導のポイント

» 内服方法

メトトレキサートを関節リウマチに対し用いる場合、「関節リウマチ治療におけるメトトレキサート診療ガイドライン 2016年改訂版」より、原則6～8mg/週で経口投与を開始します。通常の場合は効果不十分であれば4週ごとに２mg増量し、最大16mg/週までの増量が可能です。

用法で注意すべきは週に1～2回の内服である点です。内服方法を誤ると副作用が増強して非常に危険なため、絶対に避けるようにします。

» 主な副作用

メトトレキサートによる副作用の予防、早期発見・治療のためには、患者教育が重要です。表10に示す副作用の自覚症状を患者に説明し、自覚症状が現れたらすみやかに主治医に連絡、もしくはメトトレキサートを内服中であることを伝え、近医を受診するよう指導しましょう。特にメトトレキサート開始後（あるいは増量後）1ヵ月程度は、消化器症状（口内炎、下痢、食欲不振）や肝障害など用量依存性の副作用が発現する可能性があります。

表10　メトトレキサートの副作用早期発見のための重要な自覚症状

自覚症状	可能性のある副作用
●発熱 ●咳嗽 ●息切れ ●呼吸困難	重症な肺障害 （細菌性肺炎、ニューモシスチス肺炎、間質性肺炎など）
●食思不振 ●嘔吐 ●下痢 ●新たな口内炎 ●咽頭痛	脱水などでメトトレキサートの血中濃度が著しく上昇したことによる骨髄障害（血球減少症） ※特に高齢者の場合に多い
●嘔気 ●倦怠感	（慢性的な場合、症状が強い場合） メトトレキサートの血中濃度上昇、肝機能障害など
●皮下出血 （出血傾向）	血小板減少症（骨髄障害）
●尿量減少 ●下腿浮腫 ●体重増加	腎機能低下

» 葉酸について

メトトレキサートは葉酸の働きを阻害することで効果を現すため、副作用の中には葉酸の働きが阻害されたことで生じるものがあります。これらはメトトレキサートの投与量が多くなるにつれて起こりやすくなりますが、葉酸を補給すると防ぐことができます。

一般的にはメトトレキサートを8mg/週を超えて内服する場合、副作用予防に葉酸を併せて服用します。通常、メトトレキサートを最後に服用した翌日あるいは翌々日に葉酸を内服します。高齢の方、腎機能が低い方、体が小さい方などは副作用が出やすいのでメトトレキサートの投与量が少なくても葉酸を併用することがあります。

麻薬および類似薬（がん疼痛治療薬）

医療用麻薬とは

麻薬とは、中枢神経に作用し精神機能に影響を及ぼす物質のことをいい、日本では「麻薬及び向精神薬取締法」に示された物質が麻薬に指定されています。このうち、医療用としての使用を国が許可したものを「医療用麻薬」と呼びます。

医療用麻薬にはオピオイド受容体に作用する「オピオイド鎮痛薬」（後述）に分類される薬が多くありますが、医療用麻薬＝オピオイド鎮痛薬というわけではありません。たとえば、オピオイド鎮痛薬であるトラマドールはモルヒネなどと比べて精神的な依存性が弱いため、麻薬には指定されていません。一方、全身麻酔薬のケタミン（NMDA受容体拮抗薬）は、オピオイド受容体への作用はありませんが、幻覚や妄想を引き起こす作用や依存性が強く乱用が問題となった経緯から、麻薬に指定されています。

医療用麻薬の適応症を大別すると「鎮痛」「麻酔」「止瀉」「鎮咳」があげられます。ここでは、看護師が与薬に携わる機会が多い、がんの痛みの治療薬（がん疼痛治療薬）としての医療用麻薬について解説していきます。

図1 「麻薬」の種類

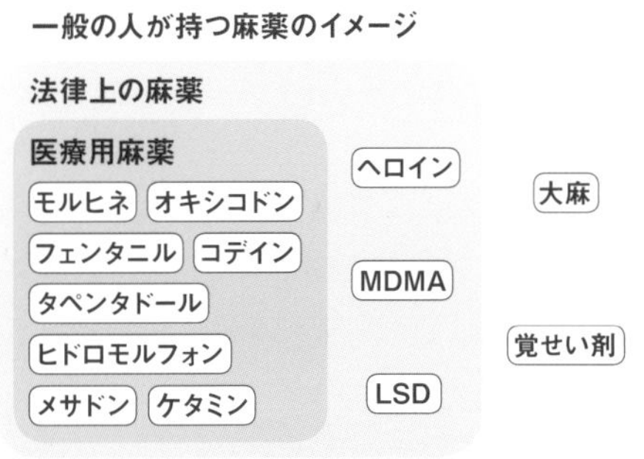

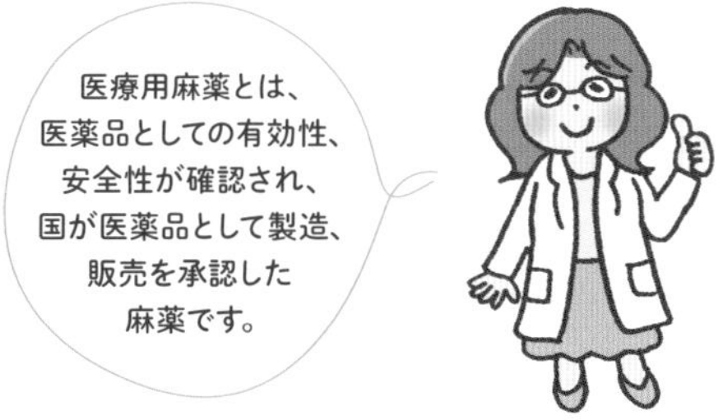
医療用麻薬とは、
医薬品としての有効性、
安全性が確認され、
国が医薬品として製造、
販売を承認した
麻薬です。

がんの痛みとは

痛みは、がん患者に最もよくみられる症状のひとつで、がん治療中の患者の55％、進行がんおよび終末期患者の66％が経験するといわれています。がん患者にみられる痛みは、表1のように分類されますが、異なる分類の痛みが混在している可能性も考える必要があります。このうち「がんによる痛み」は、がんがよくならない限りずっと続くのが特徴です。

がん疼痛治療では、痛みの原因部位による分類を知っておくと便利です（表2）。この分類を知っておくと、患者が訴える痛みの部位や痛みの表現から、どこが原因となっている痛みなのか、どのような治療が有効なのかを予測することができます。患者の訴えを医師に伝える際にも、このポイントを押さえておけばスムーズに患者の状態を理解してもらえます。

表1　がん患者にみられる痛み

がんによる痛み	内臓痛
	体性痛
	神経障害性疼痛
がん治療による痛み	術後痛症候群
	がん化学療法誘発末梢神経障害性疼痛
	放射線照射後疼痛症候群
がん・がん治療と直接関連のない痛み	もともと患者が有していた疾患による痛み（脊柱管狭窄症など）
	新しく合併した疾患による痛み（帯状疱疹など）
	がんにより二次的に生じた痛み（廃用症候群による筋肉痛など）

日本緩和医療学会「がん疼痛の薬物療法に関するガイドライン2014年版」より引用・改変

表2　痛みの分類

分類	侵害受容性疼痛		神経障害性疼痛
	体性痛	内臓痛	
痛みの原因部位	皮膚、骨、筋肉	内臓	神経
痛みの特徴	●痛い部位をピンポイントで指せる ●圧痛がある ●動かすと痛みが強くなる	●痛い部位が広範囲であいまい ●悪心・嘔吐や発汗を伴うことがある	●痛い部位が神経の支配領域に沿っている ●感覚異常、運動障害を伴うことがある
痛みの表現	鋭い、うずくような、しみるような、ズキズキ、ヒリヒリ	重い、鈍い、押されるような、ズーン、ギューン	電気が走るような、しびれる、焼けるような、針で刺すような、ビリビリ、ビーン、ジンジン、チリチリ
治療	鎮痛薬（頓用が大切）＋非薬物療法	鎮痛薬	鎮痛薬＋鎮痛補助薬

日本緩和医療学会「がん疼痛の薬物療法に関するガイドライン2014年版」より引用改変

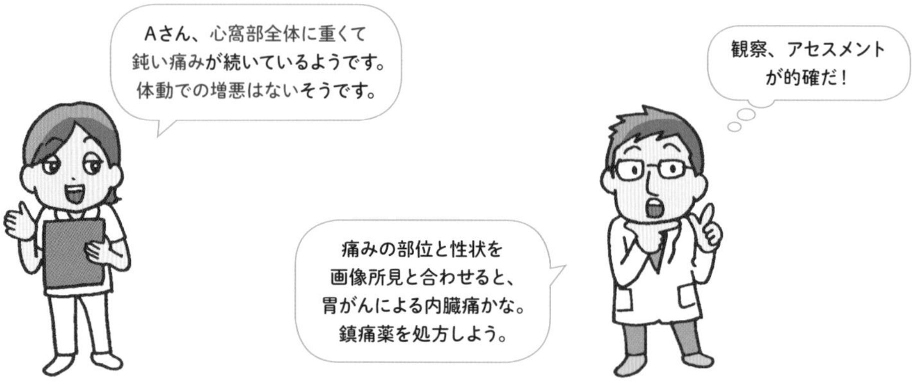
Aさん、心窩部全体に重くて
鈍い痛みが続いているようです。
体動での増悪はないそうです。
観察、アセスメント
が的確だ！
痛みの部位と性状を
画像所見と合わせると、
胃がんによる内臓痛かな。
鎮痛薬を処方しよう。

WHO方式がん疼痛治療法

WHO方式がん疼痛治療法における疼痛マネジメントの目標は「患者が許容できるレベルの〝生活の質〟が可能になるまで痛みを軽減すること」です。痛みをどのくらいまで軽減させるか、どのような疼痛治療を行っていくかは患者ごとに違います。従って、患者が望む生活レベルや生活環境、生きがいなど看護の側面からも総合的に判断し、目標を設定する必要があります。

また、治療を行う際には、守るべき「鎮痛薬使用の原則」（表3）があります。

この原則に従い、軽度の痛みには非オピオイド鎮痛薬（P.112～「鎮痛薬」参照）、中等度以上の痛みに対してはオピオイド鎮痛薬の使用が推奨されています。

Numerical Rating Scale（NRS）

「痛みがまったくないのを0、想像できる範囲で最悪の痛みを10」として、0から10の数字で痛みの強さを**患者自身に**表してもらうNRSがよく使われています。
NRS 1～4を軽度、NRS 5～6を中等度、NRS 7～10を高度の痛みと分類しています。

0	1	2	3	4	5	6	7	8	9	10

痛み無しを「0」、最悪の痛みを「10」だとすると、あなたの痛みはいくつくらいでしょうか？

表3　鎮痛薬使用の原則

1. 経口的に（by mouth）
   可能な限り侵襲が少なく、簡便で、用量調節が容易な内服薬から開始する
2. 時刻を決めて規則正しく（by the clock）
   痛みが持続性の場合は、時間を決めて定期的に投与する
3. 患者ごとの個別な量で（for the individual）
   痛みの原因や種類、治療効果と副作用を繰り返し評価して、患者ごとに適した薬剤と投与量を調整していく
4. そのうえで細かい配慮を（with attention to detail）
   患者に負担の少ない用法を設定する。鎮痛薬に関する患者教育を行う

がん疼痛治療薬の種類

がん疼痛治療薬は、**オピオイド鎮痛薬**、**非オピオイド鎮痛薬**、**鎮痛補助薬**に分類されます（表4）。WHO方式がん疼痛治療法では、痛みの強さによって鎮痛薬を選びますが、痛みの種類や患者さんの病態によっては違う薬を選んだり、数種類の薬を併用することもあります。

たとえば、NRS7の強い痛みのある患者の痛みが炎症を伴う場合は、オピオイド鎮痛薬に加えて抗炎症作用をもつ**NSAIDs**を併用することがあります。さらに、しびれを伴う痛みもあるようならば、**鎮痛補助薬**も併用することがあります。

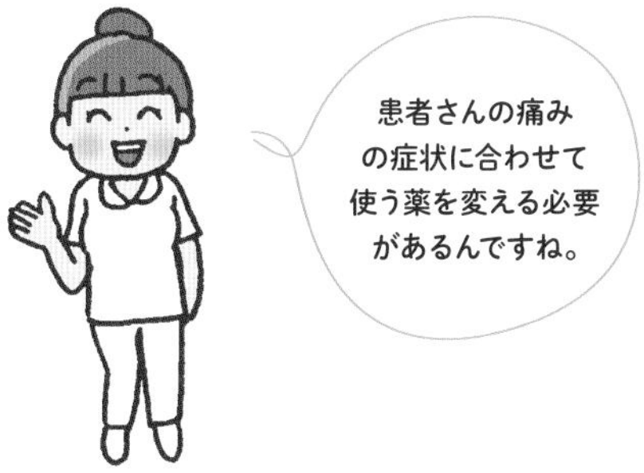
患者さんの痛みの症状に合わせて使う薬を変える必要があるんですね。

表4　がん疼痛治療薬の種類と作用機序

種類	作用機序	選択基準
オピオイド鎮痛薬	脳・脊髄のオピオイド受容体に作用して痛みの伝達経路を抑える、脳のオピオイド受容体に作用して下行性疼痛抑制系を活性化する	高度の痛み
非オピオイド鎮痛薬	＜NSAIDs＞ シクロオキシゲナーゼ（COX）を阻害してダメージを受けた細胞からプロスタグランジンが産生されるのを抑え、抗炎症・鎮痛・解熱作用を示す	軽度の痛み
	＜アセトアミノフェン＞ 中枢に作用して鎮痛・解熱作用を示す	
鎮痛補助薬	＜抗けいれん薬＞ 中枢のCaチャネルを阻害（プレガバリン・ミロガバリン）、Na・Caチャネル、NMDA受容体を阻害（バルプロ酸）、GABA$_A$受容体に作用（クロナゼパム）して神経の興奮を抑え、痛みの伝達をブロックすることで鎮痛作用を示す	神経障害性疼痛
	＜抗うつ薬＞ セロトニン・ノルアドレナリン再取り込みトランスポーターを阻害して脳内のセロトニン、ノルアドレナリンの量を増やし、下行性疼痛抑制系を活性化することで鎮痛作用を示す	
	＜抗不整脈薬＞ 過剰に発現したNaチャネルを阻害して神経の興奮を抑え、ダメージを受けた神経の過敏反応を抑えることで鎮痛作用を示す	

» 非オピオイド鎮痛薬

　非オピオイド鎮痛薬は、患者の病態を考慮してCOX選択性を含めた副作用の起こりやすさや剤形から選択されますが（P.112〜参照）、がん疼痛治療では使用が長期化することが多いため、**ロキソプロフェン**（効果の実感と副作用発現のバランスがよい）、**ナプロキセン**（腫瘍熱があるとこれに変更することがある）、**セレコキシブ**（上部消化管出血のリスクが低い）がよく使用されます。

表5　主な非オピオイド鎮痛薬

- ロキソプロフェンナトリウム（ロキソニン錠）
- フルルビプロフェンアキセチル（ロピオン静注）
- ナプロキセン（ナイキサン錠）
- ジクロフェナクナトリウム（ボルタレン錠・徐放錠・坐剤）
- セレコキシブ（セレコックス錠）
- アセトアミノフェン（カロナール錠・細粒・原末・シロップ・坐剤、アセリオ静注用）

※カッコ内は主な商品名

» 鎮痛補助薬

　鎮痛補助薬とは「通常は鎮痛薬として使われないが、鎮痛薬と併用することで鎮痛効果を高めたり、特定の状況下で鎮痛効果を示す薬」のことをいい、神経障害性疼痛などオピオイド鎮痛薬が効きにくい痛みに対して使用します。神経障害性疼痛に対する抗うつ薬、抗けいれん薬、抗不整脈薬や、脊髄圧迫による痛みに対するステロイド、骨転移の痛みに対する骨修飾薬のゾレドロン酸などがあります。

　神経障害性疼痛にどの鎮痛補助薬を選択するかの明確な基準はありません。痛みの表現により、薬を選択する方法が経験的に行われることもありますが、多くの患者を集めて実証できた方法ではありません。実際には、効果と副作用のバランスがよく、がん以外の様々な神経障害性疼痛で効果が実証されていることから、抗うつ薬やプレガバリンが多く使用されます。

表6　主な鎮痛補助薬

【抗うつ薬】
- アミトリプチリン塩酸塩（トリプタノール錠）★
- アモキサピン（アモキサンカプセル・細粒）★
- デュロキセチン塩酸塩（サインバルタカプセル）

【抗不整脈薬】
- メキシレチン塩酸塩（メキシチールカプセル・点滴静注）★
- リドカイン（キシロカイン静注用）★

【抗けいれん薬】
- プレガバリン（リリカカプセル・OD錠）
- ミロガバリンベシル酸塩（タリージェ錠）
- ガバペンチン（ガバペン錠・シロップ）★
- バルプロ酸ナトリウム（デパケン錠・徐放錠・細粒・シロップ）★
- クロナゼパム（リボトリール錠・細粒）★

※カッコ内は主な商品名
★ 日本では保険適用外

オピオイド鎮痛薬

» オピオイドの鎮痛作用

オピオイドとは、主に脳や脊髄といった中枢神経系に分布しているオピオイド受容体に結合する物質の総称です。オピオイドは、脳や脊髄のオピオイド受容体に作用して痛みの伝達をブロックし（図2の①②）、さらに下行性疼痛抑制系という脳から脊髄に向かって痛みの伝達にブレーキをかける〝自前の痛み防御システム〟の働きを強めて、痛みの信号が大脳に伝わらないようにする（図2の③）ことで鎮痛作用を示します。このようにオピオイド受容体に作用して鎮痛作用を示す薬をオピオイド鎮痛薬といいます。

図2　痛みの伝わるメカニズムとオピオイドの作用部位

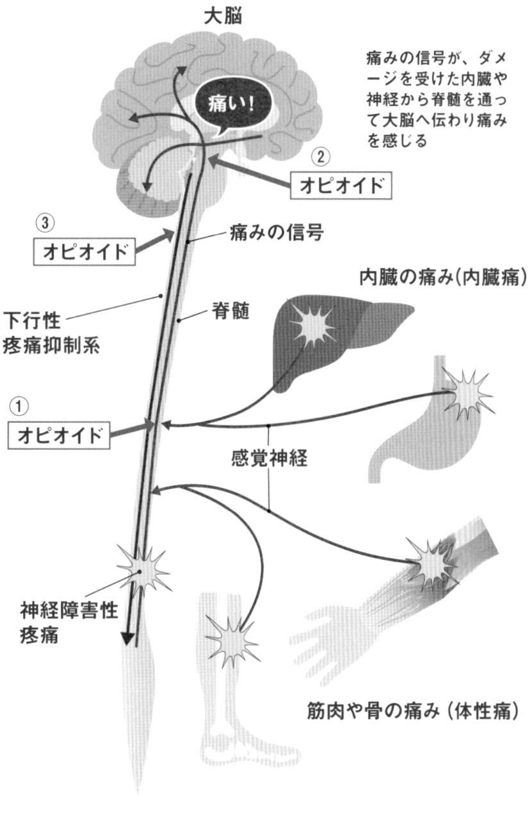

日本緩和医療学会「患者さんと家族のためのがんの痛み治療ガイド増補版」より引用改変

» オピオイド鎮痛薬の種類と使い分け

表7に、日本でがん疼痛治療に使用される代表的なオピオイド鎮痛薬をあげています。この中で一番歴史が古いのが**モルヒネ**です。内服薬、坐薬、注射薬と剤形が豊富で、同じ内服薬でも錠、カプセル、細粒、液などほかのオピオイドよりも選択肢が多いのが特徴です。モルヒネは、腎機能が悪いと薬が効きすぎて強い眠気が生じたり、呼吸数が低下することがあるため、腎機能障害のある患者への使用は避けます。

一方、**フェンタニル**は腎機能の影響を受けないので、腎機能障害のある患者に対する第1選択薬となっています。

トラマドールや**タペンタドール**、**メサドン**はオピオイド受容体への作用に加えて鎮痛補助薬と類似の作用も有するので、神経障害性疼痛のある患者に選択されることがあります。オピオイド鎮痛薬は、期待される鎮痛効果や副作用の出方の違い、腎機能障害などの病態、嚥下困難などの機能障害、さらには患者の嗜好やライフスタイルを考慮した剤形・使用間隔などから最適な薬を選択し、使い分けています。

表7　がん疼痛治療に使用される代表的なオピオイド鎮痛薬

分類	一般名	麻薬指定	特徴	主な商品名
弱オピオイド	トラマドール	×	神経障害性疼痛への効果も期待されている（セロトニン・ノルアドレナリン再取り込み阻害作用）	トラマールOD錠［速・6］ ワントラム錠［徐・24］
強オピオイド	モルヒネ	○	剤形の選択肢が一番多い 腎機能が悪い場合は使いにくい	MSコンチン錠［徐・12］ モルペス細粒［徐・12］ カディアンカプセル［徐・24］ モルヒネ塩酸塩錠［速・6］ オプソ内服液［速・6］ アンペック坐剤［8］
	オキシコドン	○	神経障害性疼痛への効果も期待されている	オキシコンチンTR錠［徐・12］ オキノーム散［速・6］
	フェンタニル	○	便秘の副作用が少ない 内服薬はないが貼付薬がある 腎機能が悪い場合の第1選択薬	フェントステープ［徐・24］ デュロテップMTパッチ［徐・72］ アブストラル舌下錠［速］ イーフェンバッカル錠［速］
	タペンタドール	○	神経障害性疼痛への効果も期待されている （ノルアドレナリン再取り込み阻害作用） 錠剤が大きく、非常に硬い 速放性製剤がない 注射薬がない	タペンタ錠［徐・12］
	ヒドロモルフォン	○	最も少ない成分量から開始できる錠剤	ナルサス錠［徐・24］ ナルラピド錠［速・6］
	メサドン	○	他のオピオイド鎮痛薬では鎮痛効果が不十分な場合に使用する 神経障害性疼痛への効果も期待されている（NMDA受容体拮抗作用） 心臓への副作用がある 注射薬がない	メサペイン［8］

［速］：速放性製剤、［徐］：徐放性製剤、［数字］：定時投与する際の投与間隔の目安（時間）

» オピオイド鎮痛薬による疼痛治療の実際

時刻を決めて、規則正しく使用する薬を設定します。これを「**定時薬**」と呼びます。服用回数が少ないほうが患者さんの負担になりにくいため、通常は効き目の長い徐放性製剤の中から選択します。入院中は看護師が管理しやすい時間に設定・使用するのが一般的ですが、退院後の自宅では、患者の生活スタイルや介護者の状況に合わせた服用しやすい時間に設定したほうがよいでしょう。

定時薬を服用していても一時的に痛みが強くなることを「突出痛」といいます。突出痛に対しては、早く効くタイプの速放性製剤を頓用薬として併用します。この頓用薬のことを「**レスキュー薬**」と呼びます。レスキュー薬は一時的に強くなる痛みを抑えられればよいので、効き目は短いほうが安全です。

レスキュー薬の使用回数が多く、持続した痛みがうまく緩和できていないようならば、1日あたりのレスキュー薬使用量を参考に定時薬を増量します。

表8　レスキュー薬の目安

経口投与：
定時薬の1日投与量の10～20％量の速放性製剤を1時間以上あけて使用

持続静注・持続皮下注：
1時間量の早送りを15～30分以上あけて使用

図3　定時薬による疼痛治療

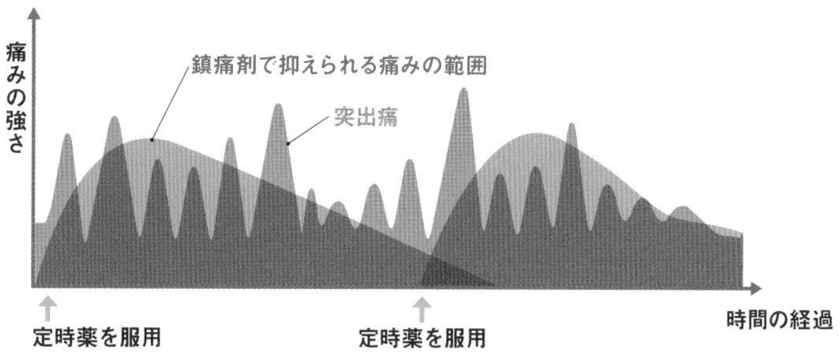
痛みの強さ
鎮痛剤で抑えられる痛みの範囲
突出痛
定時薬を服用
定時薬を服用
時間の経過

図4　定時薬＋レスキュー薬による疼痛治療

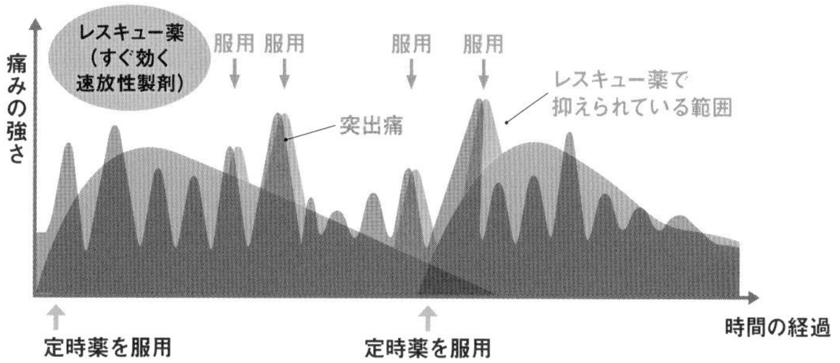
レスキュー薬（すぐ効く速放性製剤）
服用
服用
服用
服用
痛みの強さ
レスキュー薬で抑えられている範囲
突出痛
定時薬を服用
定時薬を服用
時間の経過

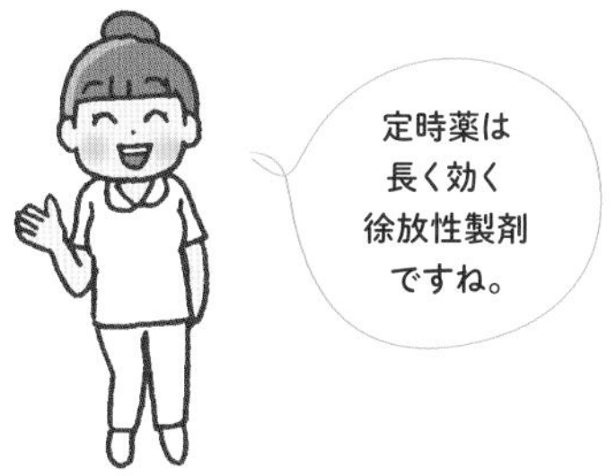
定時薬は長く効く徐放性製剤ですね。

医療用麻薬の注意事項

医療用とはいえ「麻薬及び向精神薬取締法」で規制された麻薬であることに変わりはありません。したがって、我々医療者にも患者さんにも法律を遵守した適切な取り扱いが求められます。

【医療者が注意すべきこと】

1. 医療用麻薬を処方できるのは、麻薬施用者免許を取得した医師（または歯科医師、獣医師）だけです。麻薬施用者免許のない医師が代わりに処方することはできません。

2. 院内で麻薬を保管する際には、鍵のかかる堅固な保管庫を使用します。堅固な保管庫とは、簡単に持ち運ぶことができないような金庫などを指します。盗難防止のため、出し入れの時以外は鍵を常時かけておく必要があります。

3. 麻薬を通常のごみとして廃棄してはいけません。麻薬を廃棄した際には都道府県知事に麻薬廃棄届を提出することが義務付けられています。院内では必ず麻薬管理者に返却しましょう。使用しなくなった麻薬はもちろん、アンプルの残液、ミキシング済みの注射液の残液、床などに落として使用できなくなったものもすべて対象です。

4. 事故や盗難があった場合は届出が必要です。麻薬を失くした、破損した、こぼした、盗まれた場合には速やかに麻薬管理者へ連絡します。盗まれた可能性が高い場合は、麻薬管理者から警察に届け出ることになっています。

なお、医療用麻薬の廃棄、事故、盗難の届け出については各施設でのルールを確認し、遵守しましょう。

【患者や家族へ指導すべきこと】

1. 医療用麻薬を他人に譲り渡してはいけません。譲り渡した患者と譲り受けた相手のどちらも「麻薬及び向精神薬取締法」違反となります。

2. 医療用麻薬を紛失してしまった場合は記録を残しましょう。紛失に気づいた日時、個数、状況などを服用記録などに記載するように指導します。

3. 医療用麻薬が不要となった場合は捨てずに病院か薬局に持っていきましょう。患者さんの病態の変化などにより、処方された医療用麻薬が不要となった場合は、その麻薬を受け取った病院または調剤した薬局に持っていくよう指導しましょう。

オピオイドの副作用対策

オピオイド鎮痛薬の副作用でよく起こるのは眠気、悪心・嘔吐、便秘です。投与量が多くなると起こるものとそうでないもの（表9）があることを知っておく必要があります。ここでは起こりやすい副作用の代表である「眠気」「悪心・嘔吐」「便秘」について解説します。

表9　オピオイド鎮痛薬による主な副作用

	発現頻度			発現時期		投与量との関係	
	よく起こる	まれに起こる	ほとんど起こらない	開始時増量時	投与中持続	多くなると	少量から
便秘	●				●		●
悪心・嘔吐	●			●			●
眠気	●			●		●	
口内乾燥	●				●		
排尿障害		●					
掻痒感		●					
せん妄		●		●		●	
ミオクローヌス		●				●	
呼吸抑制			●			●	

» 眠気

オピオイド鎮痛薬の開始時、増量時に起こりやすく、約20％の患者で出現しますが、多くは数日から1週間程度で治まります。痛みのために眠れていなかった患者が、痛みが取れたためによく眠れるようになり、眠気があると表現することもあります。患者が「心地よい」と感じる程度の眠気であればそのまま様子をみますが、痛みがない状態で強い眠気がある場合は薬の量が多すぎる可能性があるため減量を考えます。

» 悪心・嘔吐

オピオイド鎮痛薬の開始時、増量時に起こりやすく、50〜60％の患者で出現します。多くは数日から1週間程度で治まりますが、悪心・嘔吐は日常生活への影響が大きく、大変つらい副作用です。しかも投与量が少ないうちから出現するので、痛みはとれないのに悪心・嘔吐が生じてしまうこともあり得ます。すべての患者が対象にはなりませんが、もともと悪心・嘔吐が出やすい人や、抗がん薬など悪心・嘔吐の副作用がある薬を使用している人には、開始・増量時など症状が出やすい期間だけ制吐薬を併用したり、あらかじめ頓服の制吐薬を処方しておくこともあります（制吐薬についてはP.79〜「制吐薬」参照）。

» 便秘

オピオイド鎮痛薬の副作用で一番多いのが便秘です。約80％の患者で出現します。オピオイド鎮痛薬を使用している間はずっと続くので、多くの場合、オピオイド鎮痛薬の開始と同時に便秘薬も開始します。オピオイド鎮痛薬による便秘は、①消化管運動が抑制され、便が腸内に留まる時間が長くなる、②腸での水分吸収が増えて便が硬くなる、③肛門括約筋が緊張し排便しづらくなる、ことによって起こるので、消化管運動を強める薬や便をやわらかくする薬を組み合わせて使います（P.73〜「便秘治療薬」参照）。

観察・ケアのポイント

がん疼痛治療では、痛みの性質や強さ、薬の効果と副作用を繰り返し評価することが大切です。患者からレスキュー薬を希望された際には、痛みの部位と痛みの表現（以前の痛みと変わりがないか）と痛みの強さを確認のうえ、レスキュー薬の効果が確実に現れる時間帯(服用後30分～1時間)に効果を確認します。この際、吐き気や堪え難い眠気、呼吸抑制など、オピオイド鎮痛薬の過量が疑われる副作用が生じていないかも忘れずに確認しましょう。痛みの部位や痛みの表現が以前と異なる場合には、新たな原因が生じている可能性があります。骨転移による脊髄圧迫症状など早急な対応が必要とされる場合もあるため、新たな症状に気づいたらすぐに医師へ報告することが大切です。

また、オピオイド鎮痛薬の副作用対策のための薬にも副作用があるので、漫然と続けるのではなく、症状がなければ医師に中止を提案してみましょう。肝・腎機能の変動や相互作用により、オピオイド鎮痛薬の効果や副作用が変化することがあることも知っておきましょう。

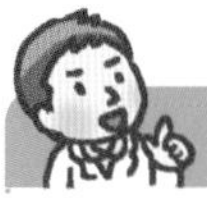

薬剤師が教える +αの知識

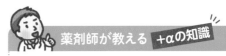

医療用麻薬も患者が自己管理できる！

入院中の患者の医療用麻薬はナースステーション内の金庫に保管して、看護師管理としているのが一般的です。しかし、患者が自分自身の痛みを評価することができて、自らの意思で服用を行うことができるなど、自己管理が可能と考えられる場合は、最小限の量を自己管理することが認められています。最小限の量とは、通常1日分ですが、休日や連休時の対応のため数日分の服用薬の自己管理も可能です。患者が自己管理する場合、紛失や盗難防止のための保管方法を説明しておくことが大切です。患者から随時聴取した服薬状況は、施用記録などに記載します。

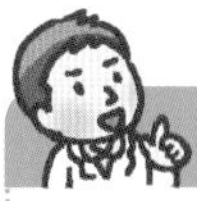

薬剤師が教える +αの知識

医療用麻薬は、海外に行く際には手続きが必要です

海外に行く場合は、自分の治療のための医療用麻薬であっても国外に持ち出すための書類（麻薬携帯輸出許可証明書）と、国内に持ち込むための書類（麻薬携帯輸入許可証明書）が必要です。

許可を受けるには、麻薬携帯輸出許可申請書、麻薬携帯輸入許可申請書、医師の診断書を患者の住所あるいは入港する港や空港を管轄する地方厚生(支)局麻薬取締部に提出します。麻薬携帯輸出許可証明書と麻薬携帯輸入許可証明書の交付には1～2週間はかかるので、申請は出入国の1ヵ月～2週間前までには済ませておく必要があります。

交付された許可書は、出入国時に税関で提示します。渡航先によっては、主治医の診断書（英語）および上記の麻薬携帯輸入・輸出許可証明書（英語）以外にも書類や事前の許可手続きが必要な場合があるため、訪問する国の在日大使館や領事館などに、事前の許可が必要かどうか問い合わせるよう患者に説明しましょう。

手続きについては厚生労働省ホームページ（https://www.mhlw.go.jp）を参考にしてください。

Step4

注意が必要な患者への薬の使い方

先輩看護師からのアドバイス④

錠剤？細粒？水薬？ 高齢者や小児など、患者さんに合わせた薬の剤形にも着目してみましょう。砕いてよい薬とダメな薬があるので要注意！　（15 年目看護師）

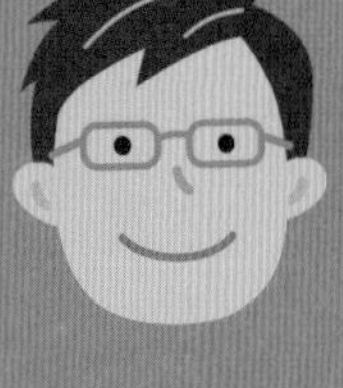

胃薬を数種類内服している患者さんに「同じ胃薬だけど、こんなに飲んで大丈夫？」と聞かれたことがあります。薬の作用機序を理解しておくと、患者さんにも適切に返答することができます。

（12 年目看護師）

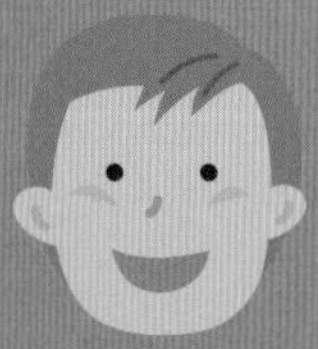

ちゃんと飲み込めたと思っても、入れ歯の裏や歯茎も確認しましょう。ご飯と一緒にはさまっていることがあります。　（15 年目看護師）

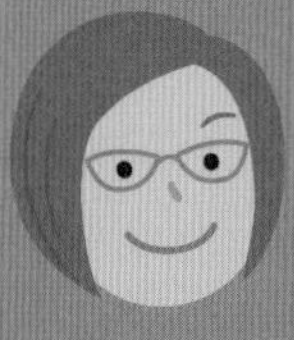

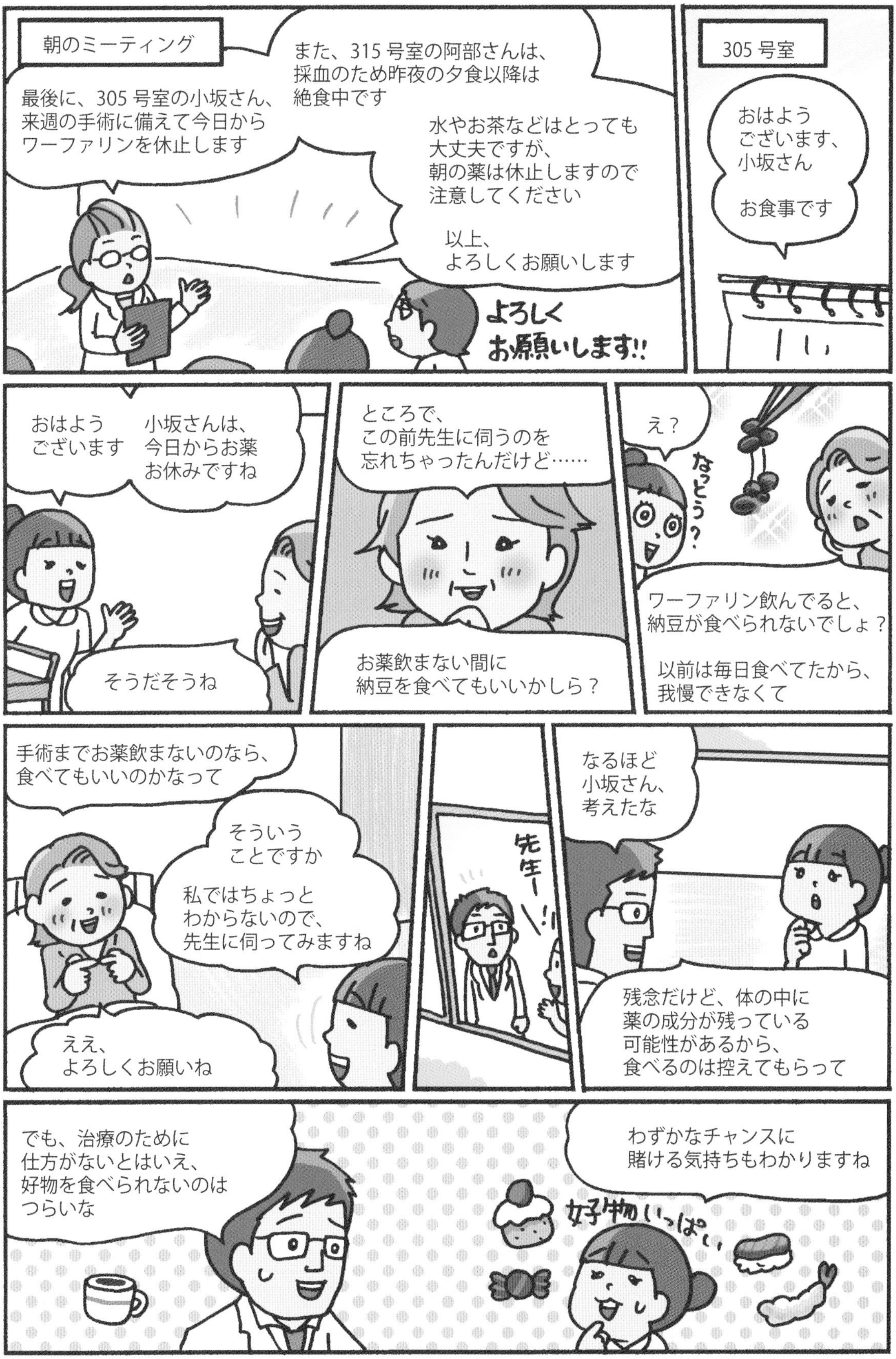
朝のミーティング
最後に、305 号室の小坂さん、来週の手術に備えて今日からワーファリンを休止します
また、315 号室の阿部さんは、採血のため昨夜の夕食以降は絶食中です
水やお茶などはとっても大丈夫ですが、朝の薬は休止しますので注意してください
以上、よろしくお願いします
よろしくお願いします!!
305 号室
おはようございます、小坂さん
お食事です
おはようございます
小坂さんは、今日からお薬お休みですね
そうだそうね
ところで、この前先生に伺うのを忘れちゃったんだけど……
お薬飲まない間に納豆を食べてもいいかしら？
え？
なっとう？
ワーファリン飲んでると、納豆が食べられないでしょ？
以前は毎日食べてたから、我慢できなくて
手術までお薬飲まないのなら、食べてもいいのかなって
そういうことですか
私ではちょっとわからないので、先生に伺ってみますね
ええ、よろしくお願いね
先生ー!!
なるほど小坂さん、考えたな
残念だけど、体の中に薬の成分が残っている可能性があるから、食べるのは控えてもらって
でも、治療のために仕方がないとはいえ、好物を食べられないのはつらいな
わずかなチャンスに賭ける気持ちもわかりますね
好物いっぱい

手術前に休薬が必要な薬

手術前に休薬が必要な薬とは

抗血小板薬・抗凝固薬など手術前に休薬が必要な薬があります。中止すべき薬が継続されていると、手術を中止しなければならない場合や手術中に想定外のイベントが起きる可能性があります。そのため、手術前の薬の服薬状況はきちんと把握しておくことが大切です。また、抗血小板薬・抗凝固薬以外にも、経口避妊薬やサプリメントなども注意が必要です。ここでは、手術前に休薬が必要な代表的な薬を紹介します。

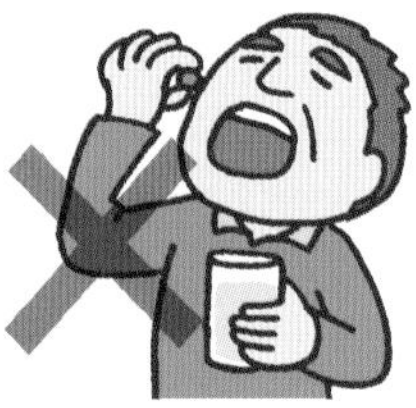

出血リスクが高くなる薬（抗血小板薬・抗凝固薬）

抗血小板薬・抗凝固薬を使用中の場合、一度出血すると止血に時間を要し、術中・術後の出血量の増加や血種形成の可能性があります。そのため、手術前から休薬が必要となります。

休薬期間は薬によって異なります。筆者の施設における抗血小板薬・抗凝固薬の手術前の休薬期間の目安を表1、表2に示します。また、DHA含有のサプリメントも市販されていますが、薬と同様に休薬が必要な場合があります。

表1　抗血小板薬の手術前の休薬期間の目安

分類	一般名	代表的な商品名	休薬期間
COX-1 阻害薬	アスピリン	アスピリン末 バイアスピリン バファリン配合錠A81 タケルダ配合錠	7日
ADP 受容体 阻害薬	クロピドグレル硫酸塩 プラスグレル塩酸塩 チクロピジン塩酸塩	プラビックス エフィエント パナルジン	14日 （10～14日）
	チカグレロル	ブリリンタ	5日
配合錠	アスピリン／ クロピドグレル硫酸塩	コンプラビン配合錠	14日
EPA製剤・ DHA製剤*1	イコサペント酸エチル	エパデール	7日
	オメガ-3脂肪酸エチル	ロトリガ	
PDE-3阻害薬	シロスタゾール	プレタール	3日
5-HT$_2$受容体阻害薬	サルポグレラート塩酸塩	アンプラーグ	1～2日
PG製剤	ベラプロストナトリウム	ドルナー、プロサイリン、 ケアロードLA、ベラサスLA	1日
	リマプロストアルファデクス	オパルモン、プロレナール	

＊1　EPA製剤・DHA製剤：EPA（イコサペント酸エチル）、DHA（ドコサヘキサエン酸）は、魚油に含まれる成分であり、抗血小板凝集作用を示す。

表2　抗凝固薬・その他の手術前の休薬期間の目安

	分類	一般名	代表的な商品名	休薬期間
抗凝固薬	クマリン系	ワルファリン	ワーファリン	3～5日前に休薬・ ヘパリン置換
	DOAC （直接経口 抗凝固薬）	アピキサバン	エリキュース	【出血リスク小】24時間 【出血リスク大】48時間 必要に応じヘパリン置換
		エドキサバント	リクシアナ	24時間 必要に応じヘパリン置換
		リバーロキサバン	イグザレルト	24時間 必要に応じヘパリン置換
		ダビガトラン	プラザキサ	①50≦CCr　1～2日 ②30＜CCr≦49　2～4日 必要に応じヘパリン置換 ※出血リスクが高い手術は2日以上
その他	冠血管拡張薬	ジピリダモール	ペルサンチン	1～2日
		ジラゼプ塩酸塩	コメリアンコーワ	2日
		トラピジル	ロコルナール	2～3日
	脳循環代謝 改善薬	イフェンプロジル酒石酸塩	セロクラール	1日
		イブジラスト	ケタスカプセル	2～3日
		ニセルゴリン	サアミオン	2～3日

» ワルファリンからヘパリンへの代替療法（ヘパリン置換）

ワルファリンの感受性は個体差が大きく、遺伝子多型の関与や、同一個人でも食事の変化や併用薬で変動するため、プロトロンビン時間国際標準化（PT-INR）の値で評価します。出血リスクを伴う大手術においては、ワルファリンからヘパリンへの代替療法（ヘパリン置換）が行われます。ヘパリンはワルファリンに比べて血中半減期が短く、術前4～6時間前の投与中止で抗凝固作用はほぼ消失するため、休薬期間中の血栓塞栓症リスクを最小限に抑えることが可能となります。

図1　ヘパリン置換

① 術前3～5日前
ワルファリンを休薬、ヘパリン投与開始。
② 術前4～6時間前
ヘパリン投与中止し、大手術。
③ 術後
出血傾向が無いことを確認しヘパリン再開。状態安定後にワルファリン再開。PT-INRを確認しながらヘパリンを中止。

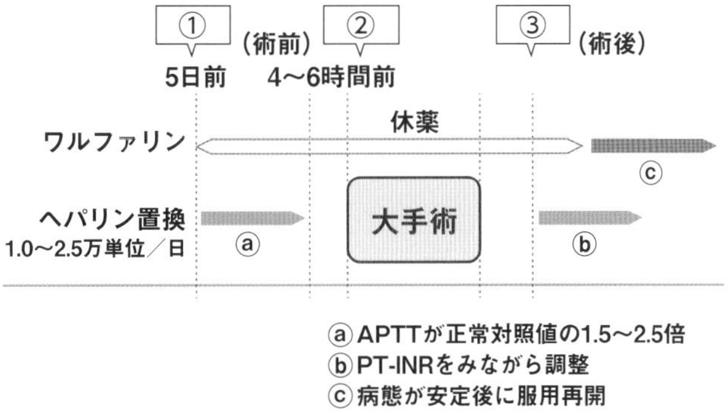

出典：https://www.kango-roo.com/sn/k/view/3194

血栓のリスクが高くなる薬（卵胞・黄体ホルモン製剤）

卵胞・黄体ホルモン製剤とその類似薬は、肝臓に作用して凝固因子を増加させ、血栓形成を促進する働きがあります。これらの薬を継続して手術となった場合、普段より横になっている時間が長く、血が固まりやすい状況となります。また、術後の安静臥床で足などに血栓症を引き起こすリスクが増大することもあるため、手術前に休薬が必要となります。手術前は出血リスクに注視しがちですが、血栓症リスクについても注意しなければなりません。卵胞・黄体ホルモン製剤の手術前の休薬期間の目安を表3に示します。

表3 卵胞・黄体ホルモン製剤の手術前の休薬期間の目安

分類	一般名	代表的な商品名	休薬期間
卵胞・黄体ホルモン配合剤	ドロスピレノン・エチニルエストラジオール ベータデクス	ヤーズ配合錠	術前4週間から術後2週間
	ノルエチステロン・エチニルエストラジオール	ルナベル配合錠LD・ULD	
	ノルゲストレル・エチニルエストラジオール	プラノバール配合錠	
	レボノルゲストレル・エチニルエストラジオール	ジェミーナ配合錠	
	酢酸ノルエチステロン・エストラジオール	メノエイドコンビパッチ	
卵胞ホルモン製剤	結合型エストロゲン	プレマリン錠	術前4週間
	エストラジオール	エストラーナテープ	術前4週間
黄体ホルモン製剤	メドロキシプロゲステロン酢酸エステル	ヒスロンH錠200mg プロゲストン錠200	術後1週間
閉経後骨粗鬆症治療剤	ラロキシフェン塩酸塩	エビスタ錠	術前3日から術後歩行開始まで
	バゼドキシフェン酢酸塩	ビビアント錠	
卵胞・黄体ホルモン配合剤＋閉経後骨粗鬆症治療剤	レボノルゲストレル・エストラジオール	ウェールナラ配合錠	術前4週間から術後2週間
ホルモン類似薬 排卵誘発剤	クロミフェンクエン酸塩	クロミッド錠	術前3日から術後歩行開始まで
	シクロフェニル	セキソビット錠	術前3日から術後歩行開始まで
ホルモン類似薬 抗乳癌剤	タモキシフェンクエン酸塩	ノルバデックス錠	術前3日から術後歩行開始まで

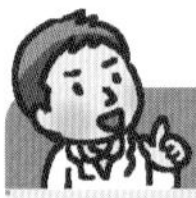

薬剤師が教える +αの知識

術前中止薬の再開忘れに注意！

術前に中止すべき薬には、様々な職種のスタッフが注意を払いますが、術後の再開忘れも同様です。特に抗血小板薬・抗凝固薬は注意が必要です。手術後の再開指示忘れ、または指示の確認不足により、患者が脳梗塞を発症した事例も報告されています。手術後の再開忘れには注意しましょう。

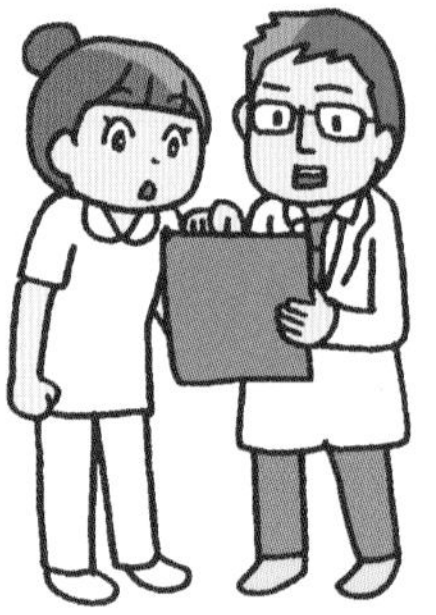

画像検査前に注意が必要な薬

MRI検査時に注意が必要な薬

MRIとは「磁気共鳴画像（Magnetic Resonance Imaging)」の略称です。MRI検査では放射線を使用せず、強い磁石と電磁波（ラジオ波）を使用し、体の断面像を撮影します。そのため、貼付薬の中には、MRIの高周波電磁場により、過度の局所高周波加熱を引き起こすものもあります。MRI検査時に剥がすよう添付文書に記載されている代表的な薬を表1に示します。これらの薬にはアルミニウムが含有されているため、やけどの恐れがあります。

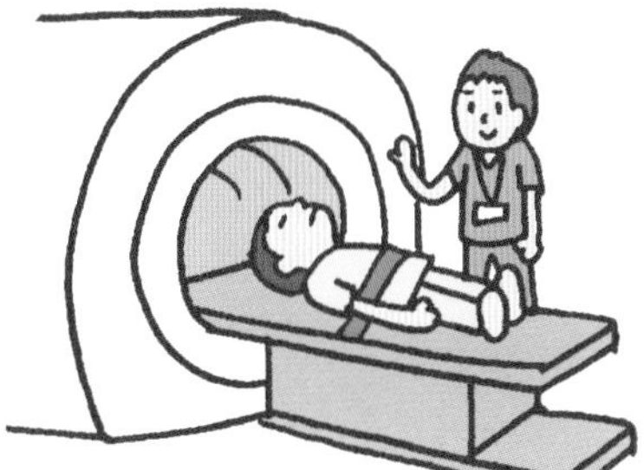

表1 MRIの禁忌・注意事項

薬効分類	一般名	代表的な商品名
禁煙補助薬	ニコチン	ニコチネルTTS
狭心症治療薬	ニトログリセリン	ニトロダームTTS
パーキンソン病治療薬	ロチゴチン	ニュープロパッチ
持続性疼痛治療薬	ブプレノルフィン	ノルスパンテープ

» 造影剤アレルギーについて

造影剤注入時（もしくは検査終了後から数日間）に副作用症状が出ることがあります。症状としては、発疹・発赤、掻痒感、悪心・嘔吐、痰、咽頭部の違和感、呼吸困難感などです。検査前に造影剤によるアレルギーの有無や前回の造影剤使用時の状態を確認することが重要です。

また、造影剤注入時に体が一時的に熱くなることがあります。症状は少しずつ落ち着きますが、体のほてり以外で気になる症状があるか確認しましょう。

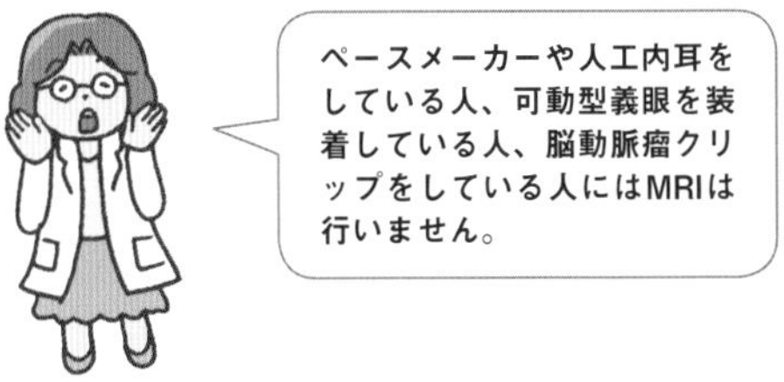

ペースメーカーや人工内耳をしている人、可動型義眼を装着している人、脳動脈瘤クリップをしている人にはMRIは行いません。

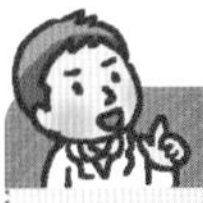

薬剤師が教える +αの知識

AEDを使用するとき 貼付薬はどうするの？

金属成分を含む貼付薬にAED（自動体外式除細動）を使用して皮膚にやけどを起こした報告があることから、AEDの電極パッドは、貼付薬の上に直接装着してはならないとされています。AED電極パッドを装着する前に、貼付薬は除去して、その部分をきれいに拭き取りましょう。貼付薬に注意喚起されている製品もあります。

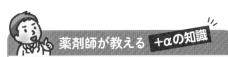

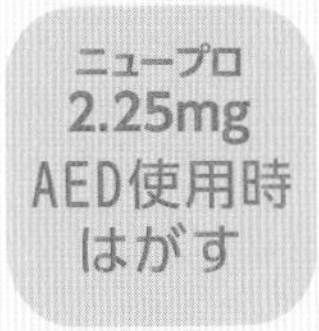

例：ニュープロパッチ

CT・PET検査時に注意が必要な薬

» CT検査時に注意が必要な薬

CT（Computed Tomography：コンピュータ断層撮影法）とは、被写体の周囲からX線照射を行い、被写体を透過するX線量を検出し、断層画像の情報を得るものです。一般に「**ヨード造影剤**」と呼ばれる造影剤を使用します。

表2のような**ビグアナイド系糖尿病治療薬**（P.121参照）を使用している場合、頻度はまれですが、ヨード造影剤使用時に腎機能への負担が増すことにより乳酸アシドーシスを起こすリスクが高くなります。そのため、検査前に投与を一時的に中止することが推奨されています（緊急の検査の場合は除く）。検査前の休薬期間は、一般的に2日間と考えられています。また、ヨード造影剤投与後2日間はビグアナイド系糖尿病治療薬を再開しないこととされています。

表2　主なビグアナイド系糖尿病治療薬

メトホルミン塩酸塩含有製剤（商品名）
- メトホルミン
- メトグルコ
- グリコラン
- メタクト配合錠LD・HD
- イニシンク配合錠
- メトアナ配合錠LD・HD
- エクメット配合錠LD・HD

» PET検査時に注意が必要な薬

PET（Positron Emission Tomography：陽電子放射断層撮影）は、放射医薬品を用いて放出されるγ線の集積・分布を画像化する検査です。ブドウ糖の類似物質である**18F-FDG**を注射することで糖取り込みが活発な腫瘍細胞に集積され、放射線が多く放出されることを利用したものです。

そのため、PET検査（PET-CT検査含む）を受ける際は、ブドウ糖の代謝機能を正確に評価するために、検査前4～6時間は絶食となります。水や緑茶などの飲水は構いませんが、ジュースやスポーツドリンクなどの糖分を含むものは禁止です。また、薬の添加物に含まれる糖は、通常の錠剤であれば影響はありませんが、点滴用のブドウ糖注射液やドライシロップ製剤、シロップ剤は控えましょう。

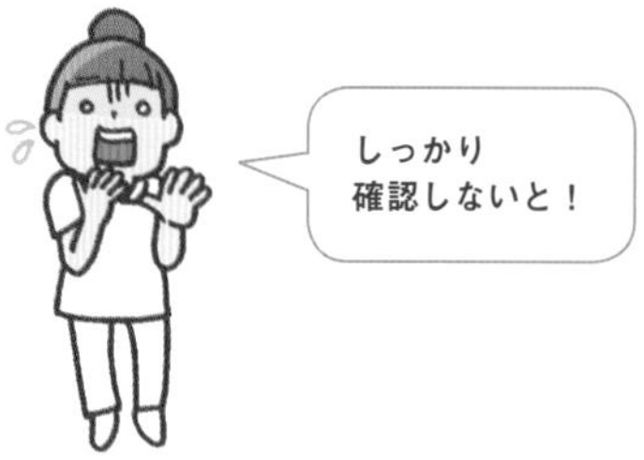
しっかり
確認しないと！

図1　PET検査の仕組み

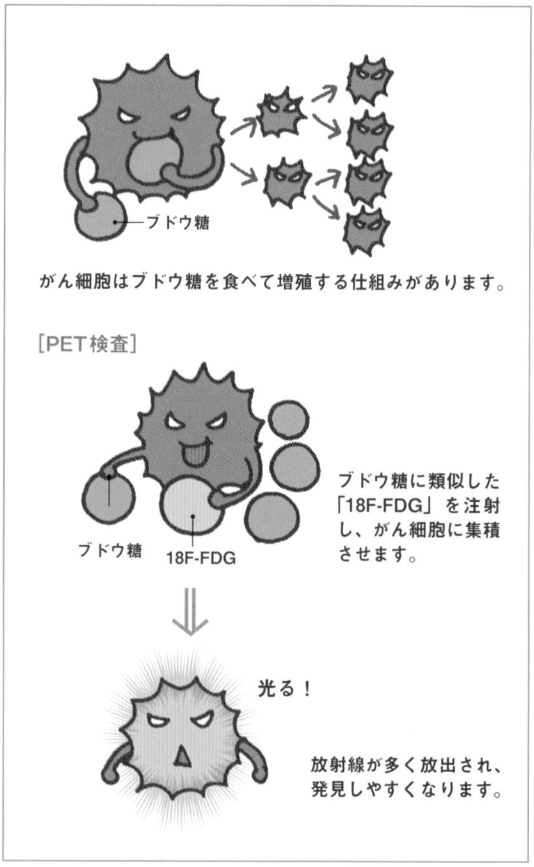
ブドウ糖
がん細胞はブドウ糖を食べて増殖する仕組みがあります。
［PET検査］
ブドウ糖
18F-FDG
ブドウ糖に類似した「18F-FDG」を注射し、がん細胞に集積させます。
光る！
放射線が多く放出され、発見しやすくなります。

肝・腎機能が低下している患者に薬を使用するときの注意点

薬が体内に入ると吸収・分布の過程を経て効果を発揮し、代謝・排泄の過程を経て体外に排泄されます（P.12～「体内に入った薬はどうなるのか？」参照）。肝臓は代謝、腎臓は排泄における主要な臓器です。そのため肝・腎機能低下がある患者には薬の選択や投与量の調整を慎重に行う必要があります。ここでは、代表的な薬とともに紹介します。

肝臓の機能と薬への影響

肝臓には、栄養素の代謝と貯蔵、薬や有害物質の解毒・分解・排泄、胆汁の合成・分泌のほか、生体防御作用、血液性状の調節など、多くの機能が備わっています。また、肝臓は薬の主要な代謝臓器で、**CYP**と呼ばれる一連の代謝酵素群をはじめ種々の代謝酵素が存在します。肝機能が低下すると代謝も低下するため、薬の血中濃度が高くなる、血中半減期が延長する、副作用が発現しやすくなるなどの変化が起こります。

図1　肝機能低下時の薬への影響（イメージ）

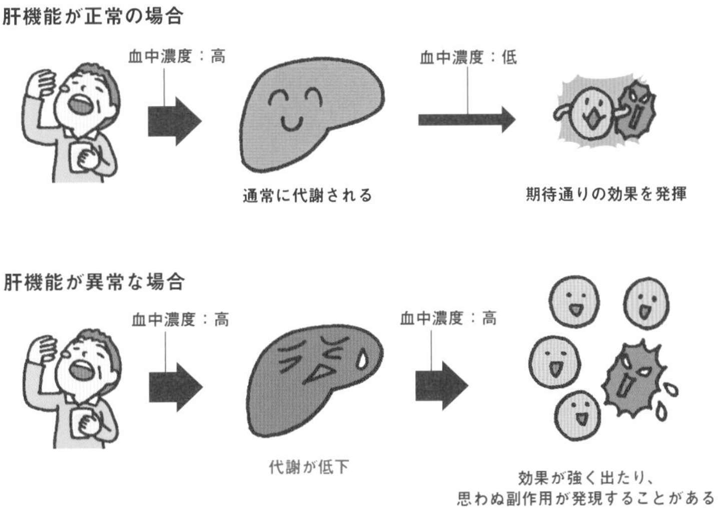

肝機能低下に注意が必要な患者・疾患

高齢者の場合、肝血流量の低下や細胞機能の低下により、肝臓における代謝機能が低下します。また、新生児は代謝機能が成人に比べて未発達です。疾患によるものでは肝炎（ウイルス性、自己免疫性など）、肝硬変、肝がん、脂肪肝などがあります。それ以外に薬剤性肝障害もあります。

肝機能の評価

肝機能を評価するための検査値を次ページの表1に示します。また、肝硬変の重症度判定に用いられる分類法として**Child-Pugh（チャイルド・ピュー）分類**があります（表2）。

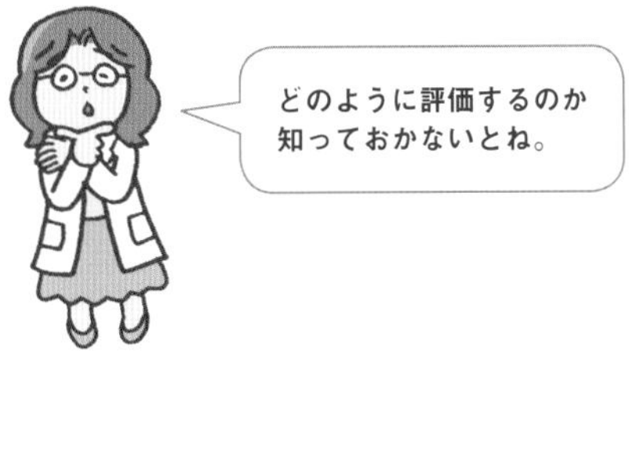

どのように評価するのか
知っておかないとね。

表1 肝機能を評価するための検査値

検査項目	臨床的意義	基準値※
GOT（AST）	代表的な肝機能の指標。肝細胞障害で血中に逸脱するが、骨格筋、心筋、赤血球などの破壊でも上昇する。	13～30U/L
GPT（ALT）	肝細胞の破壊に伴い血中に逸脱する酵素。ASTよりも肝に特異性が高く、肝炎の病勢指標に用いられる。	7～42U/L
ALP	肝障害、胆汁うっ滞や骨疾患、妊娠等で上昇を示す酵素。	106～322U/L
T-BIL	ヘモグロビンやポルフィリン体の分解産物。 肝疾患の診断、黄疸の鑑別に有用。	0.2～1.2mg/dL

※筆者施設の基準

表2 Child-Pugh（チャイルド・ピュー）分類

	1点	2点	3点
脳症	なし	軽度（Ⅰ、Ⅱ）	時々昏睡（Ⅲ～）
腹水	なし	少量	中等量
血清ビリルビン値（mg／dL）	2.0未満	2.0～3.0	3.0超
血清アルブミン値（g／dL）	3.5超	2.8～3.5	2.8未満
プロトロンビン活性値（%）	70超	40～70	40未満

各ポイントを合計して、その合計点で判定する。
5～6点 ⇒ Grade A（軽度） 代償性
7～9点 ⇒ Grade B（中等度） 代償性から非代償性への過渡期
10～15点 ⇒ Grade C（高度） 非代償性

肝機能低下時に注意が必要な代表的な薬

Child-Pugh分類を基に添付文書で「禁忌」または「用法・用量に関連する使用上の注意」で用量調節が必要と記載されている代表的な薬を紹介します（表3）。しかし、肝機能低下時の薬の投与法は一定の見解が存在せず、添付文書の投与量や投与方法に関する十分な情報のない薬が多いのが現状です。

表3 Child-Pugh分類による禁忌または用量調節が添付文書上記載されている代表的な薬

薬効	一般名（代表的な商品名）	添付文書の記載
DOAC （直接経口抗凝固薬）	リバーロキサバン （イグザレルト）	禁忌：中等度以上の肝障害（Child-Pugh分類BまたはCに相当）のある患者
過活動膀胱 治療薬	コハク酸ソリフェナシン （ベシケア）	禁忌：重度の肝機能障害患者（Child-Pugh分類C）
	ミラベグロン （ベタニス）	禁忌：重度の肝機能障害患者（Child-Pughポイント10点以上）
高脂血症 治療薬	ペマフィブラート （パルモディア）	禁忌：重篤な肝障害、Child-Pugh分類B又はCの肝硬変のある患者あるいは胆道閉塞のある患者
便秘症治療薬	ルビプロストン （アミティーザ）	中等度又は重度の肝機能障害（Child-Pugh分類BまたはC）のある患者では、1回24μgを1日1回から開始するなど、慎重に投与すること
抗真菌薬	カスポファンギン酢酸塩 （カンサイダス）	中等度の肝機能障害を伴う患者に対しては、添付文書を目安に本剤の用量調節をすること ※Child-Pugh分類の記載あり
認知症治療薬	ガランタミン臭化水素酸塩 （レミニール）	中等度の肝機能障害患者では、4mgを1日1回から開始し少なくとも1週間投与した後、1日8mg（4mgを1日2回）を4週間以上投与し、増量する

腎臓の機能と薬への影響

腎臓は血液中の老廃物や塩分をろ過し、体に必要な成分は再吸収、不要な成分を尿として体外へ排泄します。ほかにも塩分と水分の排泄量を調節することで血圧をコントロールしたり、赤血球をつくるために必要なホルモンを分泌したり、体液量や電解質のバランスを調節しています。腎臓は薬の排泄に重要な臓器です。腎機能が低下すると排泄が遅延し、それに伴い血中濃度も上昇します。そのため、減量・投与間隔の延長などをしないと副作用が起きる可能性が高くなります（図2）。

図2 腎機能低下時の薬への影響（イメージ）

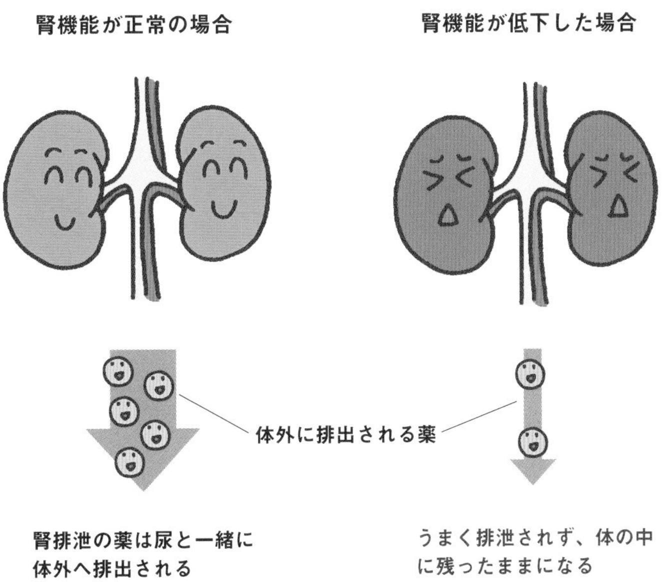

腎機能が正常の場合
腎機能が低下した場合
体外に排出される薬
腎排泄の薬は尿と一緒に体外へ排出される
うまく排泄されず、体の中に残ったままになる

腎機能低下に注意が必要な患者・疾患

高齢者の場合、加齢に伴い腎機能が低下しています。糖尿病、高血圧を合併する患者も腎障害のリスクがあります。高血糖の状態が長期間続くと腎臓の糸球体の血管が硬化し、血管が狭くなると同時にろ過作用が低下します。高血圧が長く続くと腎臓の糸球体へ血液を送る細動脈に圧力がかかるため、血管の内腔が狭くなり、ろ過機構が破綻します。慢性腎炎や腎不全、ネフローゼ症候群など、腎疾患の既往がある場合も注意が必要です。

腎機能の評価

腎臓の排泄能力を表すパラメータとして、糸球体濾過量（GFR）があります。しかし、GFRの測定は煩雑で高額な検査となるため、血清クレアチニン濃度をもとに推算された**糸球体ろ過量**（estimated GFR：**eGFR**）が臨床では使用されています。一方、多くの添付文書では**クレアチニン・クリアランス（Ccr）**で投与量が設定されています。クレアチニン・クリアランス（Ccr）は糸球体でろ過される血液の量を調べる検査で、クレアチニンが実際にどのくらい腎臓で排泄されているかを見るための指標です。測定するには、1日の尿を溜めておき（24時間蓄尿）、その中にどの程度クレアチニンが排泄されているかを測定し、血清クレアチニンをもとに計算します。

腎機能低下時に注意が必要な代表的な薬

腎機能低下時に禁忌、または用量調節が必要な薬は多くあります。ここでは代表的な薬のみ紹介しますが、腎機能が低下している可能性がある患者の場合は添付文書を確認しましょう。

表4　腎機能低下時に注意が必要な代表的な薬

薬効	一般名（代表的な商品名）
神経疼痛治療薬	プレガバリン（リリカ）
NSAIDs	ロキソプロフェン（ロキソニン）
高尿酸血症治療薬	アロプリノール（ザイロリック）
痛風治療薬	コルヒチン（コルヒチン）
高脂血症治療薬	フェノフィブラート（リピディル、トライコア）
	ベザフィブラート（ベザトール）
第2世代抗ヒスタミン薬	レボセチリジン（ザイザル）
H_2受容体遮断薬	ファモチジン（ガスター）
消化管運動調整薬	メトクロプラミド（プリンペラン）
糖尿病治療薬	グリメピリド（アマリール）
	メトホルミン塩酸塩（メトグルコ）
	シタグリプチンリン酸塩水和物（ジャヌビア／グラクティブ）
ビスホスホネート製剤	ゾレドロン酸水和物（ゾメタ）
	リセドロン酸ナトリウム水和物（アクトネル／ベネット）
抗凝固薬	ダビガトランエテキシラートメタンスルホン酸塩（プラザキサ）
	アピキサバン（エリキュース）
	エドキサバントシル酸塩水和物（リクシアナ）
	リバーロキサバン（イグザレルト）
抗菌薬	セフェピム塩酸塩（マキシピーム）
	ダプトマイシン（キュビシン）
	バンコマイシン塩酸塩（バンコマイシン）
	スルファメトキサゾール・トリメトプリム（バクタ／バクトラミン）
	レボフロキサシン水和物（クラビット）
抗ウイルス薬	アシクロビル（ゾビラックス）
	バラシクロビル（バルトレックス）
インフルエンザ治療薬	オセルタミビルリン酸塩（タミフル）
抗がん薬	メトトレキサート（メトトレキサート）
	シスプラチン（ランダ）
非イオン性造影剤	イオパミドール（イオパミロン）
MRI用造影剤	ガドテル酸メグルミン（マグネスコープ）

妊婦・授乳婦に薬を使うときの注意点

妊娠中・授乳中は薬を使うことができないの？

妊娠中・授乳中の患者から「お薬使っても大丈夫ですか？」と質問されたことはありませんか？これは簡単に説明するのが難しい質問です。なぜならば、添付文書の妊婦・授乳婦の欄には「投与しないこと」と記載されているものがほとんどです。

添付文書の記載に従えば妊娠中・授乳中の患者はほとんどの薬を使用することができません。しかし、妊娠中・授乳中の女性でも、薬による治療を必要とすることがあり、薬を使用する場合は十分なインフォームドコンセントが必要となります。特に妊娠中の患者が不十分な情報や、胎児への影響を心配するあまり、自己判断で服薬を中止するのは母体の健康上よいことではありません。

ここでは、妊娠中・授乳中の薬の影響とその考え方を中心に説明します。

妊娠と薬の基礎知識

» 先天異常の原因は薬だけ？

薬を服用していないカップルから生まれた児でも、生まれたときに発見できる異常（先天異常）は小さな異常も含めて3～5%に発現するといわれています。これをベースラインリスクといい、薬の使用にかかわらず共通のリスクです。

先天異常の50～60%は原因不明です。そのほかに遺伝や環境因子（感染症、薬）が原因と考えられていますが、環境因子が原因とされるのは先天異常のうち10%程度とされています。つまり、先天異常の原因は薬だけではありません。

» 妊娠時期（妊娠週数）の数え方と妊娠時期別の薬の影響

妊娠時期（妊娠週数）は、最終月経の開始日を0週0日とし、受精日（排卵日）は２週0日、分娩予定日が40週0日となります。（0週7日＝1週0日です。）また、0週0日～13週6日を第１三半期（妊娠初期）、14週0日～27週6日を第２三半期（妊娠中期）、28週以降を第3三半期（妊娠後期）と区分することもあります（図1）。

●受精前（非妊娠期）

体内に長期間蓄積される薬を除き、影響はないと考えられます。

●受精から３週末まで

“ALL or None”（全か無か）の時期と呼ばれます。この時期に使用した薬によって受精卵が影響を受けた場合は、流産となります。つまり、妊娠が継続している場合は薬による影響を受けなかったと考えてよいでしょう。

●妊娠4週以降から12週末まで

様々な器官がつくられる時期で、最も薬の影響を受けやすい時期になります。特に妊娠4週から7週末までは注意が必要です。妊娠8週以降は大器官の形成は終わっていますが、口蓋や性器などの形成は続いています。

●妊娠13週以降

この時期は、ほぼ器官の形成は終了しています。そのため、器官形成への影響よりも児の発達等への影響（胎児毒性）への影響に注意しなければなりません。

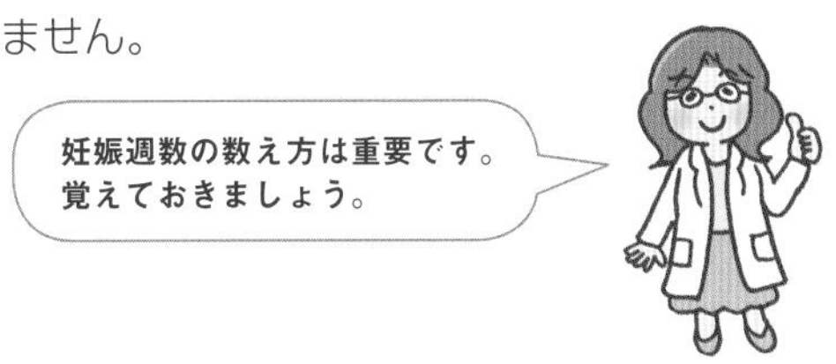

妊娠週数の数え方は重要です。
覚えておきましょう。

図1 妊娠時期別の薬の影響

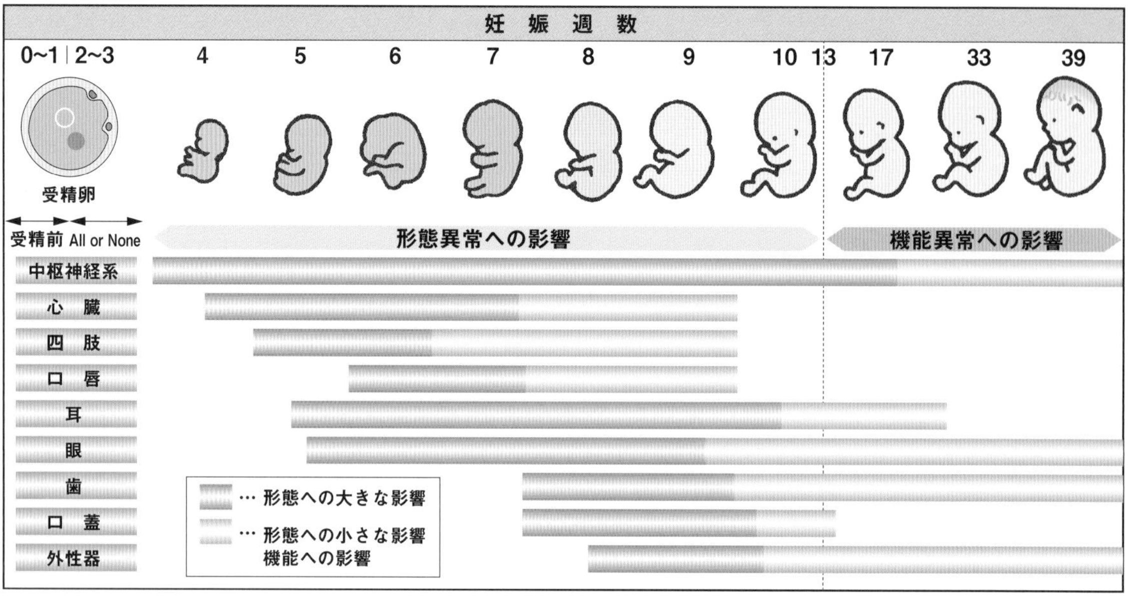

妊娠中に使用してはいけない薬

胎児への器官形成に影響（催奇形性）や胎児毒性に注意しなければいけない薬はあります。しかし、一般の方が考えているよりは多くありません。妊娠時期別に代表的な薬を紹介します。

表1 ヒトで催奇形性・胎児毒性を示す明らかな証拠が報告されている代表的な薬

妊娠時期	薬効	一般名	代表的な商品名
妊娠初期	抗てんかん薬	カルバマゼピン	テグレトール
		バルプロ酸ナトリウム	デパケン、セレニカ
		フェニトイン	アレビアチン
		フェノバルビタール	フェノバール
	角化症治療薬	レチナート	チガソン
	多発性骨髄腫治療薬	サリドマイド	サレド
	抗がん薬	シクロホスファミド	エンドキサン
	抗甲状腺薬	チアマゾール	メルカゾール
	ビタミンA	ビタミンA（大量）	チョコラA
	免疫抑制薬	ミコフェノール酸モフェチル	セルセプト
	消化性潰瘍治療薬	ミソプロストール	サイトテック
	抗リウマチ薬	メトトレキサート	リウマトレックス
	抗凝固薬	ワルファリン	ワーファリン
妊娠中・後期	抗菌薬	アミノグリコシド系抗菌薬	カナマイシン
		テトラサイクリン系抗菌薬	ミノマイシン
	高血圧治療薬	ACE阻害薬	レニベース
		ARB	バルサルタン
	消化性潰瘍治療薬	ミソプロストール	サイトテック
妊娠後期	解熱鎮痛消炎薬	NSAIDs	ロキソニン、ボルタレン

妊娠中の薬の使い方

妊娠中の患者に薬を使用する場合、妊娠時期、胎児への影響、母体疾患への有用性を考慮し、正しい情報に基づいて慎重に行う必要があります。また、患者やその家族も含め、十分な説明が必要になります。ここでは、患者や医療スタッフからの質問が多い内容を紹介します。

» 妊娠中にワクチンを接種しても大丈夫ですか？

麻疹、風疹、おたふくかぜ、水痘などの生ワクチンは安全性を考慮し、接種は推奨できません。インフルエンザワクチンは不活化ワクチンで、インフルエンザの重症化を防ぐために最も有用です。母体および胎児への影響は、妊娠全期間において極めて低いため、安全に接種できると考えてよいでしょう。

» 市販の風邪薬を飲んでも大丈夫ですか？

OTC医薬品の総合感冒薬にもNSAIDsの成分が含まれている可能性があるので、推奨はできません。また、OTC医薬品の場合、解熱・鎮痛薬以外にも様々な成分が入っていることが多く、個々の成分の胎児への影響を考慮しなければなりません。妊娠中の患者には、医師の診察を受けたうえで医療用医薬品の使用を推奨します。

» 男性が使用する薬の影響

男性が使用する薬による影響を考える場合、2つの要因が考えられます。一つ目は直接的な精子への影響と、もう一つは精液を介しての女性への薬の移行です。

射精される精子2～3億個のうち、約20%はもともと形態的に異常が見られるといわれています。多くの精子の中から卵子にたどり着き受精できるのは選び抜かれた健丈な精子なので、薬の影響を受けた精子による受精は困難です。仮に薬の影響を受けた精子により受精されたとしても、その受精卵は正常に成長することはできないでしょう。精液を介しての女性への薬の移行については、一部の薬（抗がん薬、C型肝炎治療薬など）を除き、一般的には考慮しなくてよいと考えられています。

» タバコ・アルコールは影響がありますか？

妊娠中の喫煙は、子宮内胎児発育遅延、流産、早産、前置胎盤、胎盤早期剥離などのリスクが非喫煙者の2～3倍増加します。受動喫煙も同様のリスクがあるため、パートナーの禁煙も重要です。

妊娠中のアルコールの大量摂取は、胎児の先天異常や胎児発育遅延を起こす可能性があるといわれています。少量では異常はみられなかったとの報告もありますが、「この時期のこのくらいの飲酒量なら大丈夫」ということはわかっていません。妊娠全期間を通じて禁酒することが勧められます。

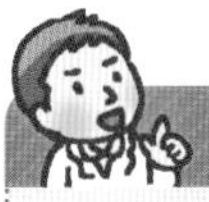

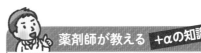

薬剤師が教える +αの知識

①妊娠後期のNSAIDsは禁忌

妊娠初期の催奇形性は現在のところ否定されています（流産率を増加するとの報告はあります）。一方、妊娠後期に使用した場合、胎児に薬が移行し、プロスタグランジン合成抑制作用により胎児の動脈管が収縮し、胎児循環持続症（PFC）が発症する危険性が指摘されており、禁忌です。OTC医薬品にもNSAIDsは含まれているため、注意が必要です。

②なぜ妊娠を考える女性に葉酸は必要なの？

葉酸はほうれん草やブロッコリーなどの緑黄色野菜に含まれますが、水溶性ビタミンで熱処理に弱く、日本人の食生活では不足しがちです。

葉酸は、DNAを構成している核酸やタンパク質の合成を促進する働きがあります。妊娠初期に葉酸が不足すると、胎児の神経管閉鎖障害(NTD:Neural Tube Defects)の発症率が高まるとされています。そのため、厚生労働省からも妊娠前から妊娠3ヵ月まで、食品からの摂取に加えて栄養補助食品（サプリメント）から1日 0.4mg（400μg）の葉酸を摂取することが勧められています。

授乳と薬

母乳には多くのよい点があることが知られています。多くの薬は母乳中に移行しますが、移行する量は非常に少ないことがわかっており、赤ちゃんに影響する可能性は低いです。薬を飲んでいるお母さんは必ずしも母乳育児をあきらめたり、薬をやめたりする必要はありません。個々の薬についての正しい情報をもとに、主治医と相談して決定することが大切です。

» 母乳のメリット・デメリット

母乳のメリットは、栄養面で優れているだけではなく、感染症予防（IgA、ラクトフェリン、マクロファージ等を含む）や、免疫機能や神経発達を促すなど、乳児にとって様々な利点があります。また、母体にとっても授乳することで子宮収縮を促すほか、乳がんや卵巣がんの発症リスクの減少や糖尿病などの予防につながることもわかってきています。

デメリットとしては、母乳を介した母子感染、薬の移行のほか、ビタミンKの不足があげられます。

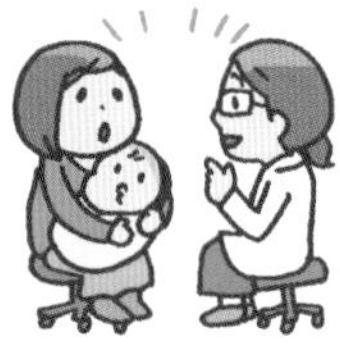

» 薬の母乳移行について

母乳は母体の血液からつくられます。母体が使用した薬は母乳中に分泌されますが、多くの薬では母乳中に含まれるのはとても少量です。多くの場合乳児に大きな影響があるとは考えにくい移行量とされています。

添付文書には授乳を避けるようにと記載されていることが多いものの、科学的な裏付けが乏しい場合も多い現状です。

» 授乳中に使用してはいけない薬は？

授乳中に使用すべきではない、あるいは慎重に投与すべき薬を表2にまとめました。前述のとおり、実際には多くの薬が授乳中も使用可能と考えられています。

また、タバコ・アルコールは授乳中も摂取を避けるべきです。健康食品・サプリメントも、ビタミン・ミネラルは通常量なら問題ありませんが、安全性が不明なものは控えたほうが安心です。

表2 授乳中に使用すべきではないあるいは慎重に投与すべき薬

投与禁止	抗がん薬	児に骨髄抑制がみられたとの報告あり
	放射線ヨード	半減期を考慮し、一時中止する
	アミオダロン（抗不整脈薬）	乳汁中に分泌され、児の甲状腺を抑制する
慎重投与	フェノバルビタール エトスクシミド プリミドン ラモトリギン （抗てんかん薬）	母乳への移行量が高いため、他剤への変更を検討する
	抗うつ薬	本邦未発売の薬で児への有害事象の報告あり
	その他	炭酸リチウム、抗不安薬、オピオイド、無機ヨウ素
乳汁分泌低下	ブロモクリプチン、カベルゴリン、エルゴタミン、経口避妊薬	

妊娠中・授乳中の薬についての相談窓口

国立成育医療研究センターの「妊娠と薬情報センター」では、妊娠・授乳と薬の影響について様々なデータを分類・整理し、さらに吟味・要約して信頼性のあるデータをまとめ、患者の相談に応じています。患者への相談については、全国の拠点施設と連携しているため、近くの施設で受けることもできます。詳しくは妊娠と薬情報センターのホームページをご覧ください。

妊娠と薬情報センターホームページ：
https://www.ncchd.go.jp/kusuri/about.html

小児に薬を使うときの注意点

小児の成長・発達過程と薬物動態の特徴

小児の発達過程は新生児期（生後1ヵ月まで）、乳児期（生後1ヵ月〜1歳まで）、幼児期（1歳〜小学校入学まで）、学童期（小学生の期間）、思春期・青年期（12歳以降）に分けることができます（図1）。

小児は生体機能が発達途上にあり、薬を投与したときの吸収・分布・代謝・排泄にはそれぞれ特徴があります。

図1　小児の発達過程

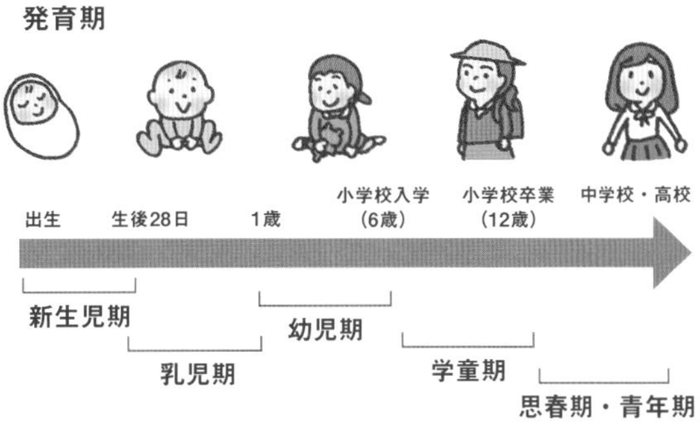

» 吸収

新生児は胃酸の分泌が低下しているため、胃内pHが高く、酸性で不安定な薬（アンピシリンナトリウムなど）は、消化管での吸収率が成人に比べて高くなります。特に軟膏剤など皮膚からの吸収を目的とした薬では、新生児期は成人に比べ皮膚が薄く、皮膚の血流が大きいため、吸収が良好である一方で全身性の副作用に注意する必要があります。

» 分布

体重に占める水分率は小児75%、成人50〜60%と、小児は成人に比べて多いため、水に溶けやすい薬は血中濃度が低くなります。

» 代謝

薬は主に肝臓で代謝されます。代謝酵素チトクロームP-450（CYP）は、新生児期から幼児期にかけて大きく変化します。

» 排泄

薬の排泄は腎臓で行われ、糸球体濾過、尿細管分泌、再吸収の3つの過程から成ります。1〜2歳で成人と同程度になることが知られています。

小児薬用量の考え方

小児に薬を投与する際は、添付文書に明確な記載があればそれに従うのが原則です。記載がない場合、小児薬用量をまとめた実用書および学会などがまとめた各疾患別の治療ガイドラインを参考にします。

また、小児の年齢に合わせた薬用量の目安に算出したい場合には、**Augsberger-Ⅱの式**＊1やそれを基につくられたvon Harnackの換算表＊2が簡便で実用的なツールとして汎用されています（表1）。しかし、未熟児や新生児では体重の誤差が大きく、臓器の機能が発達途上にあることから使用しづらく注意が必要です。

表1　Augsberger-Ⅱの式、von Harnackの換算表

Augsberger-Ⅱの式
小児薬用量（2歳以上）＝（成人量）×（年齢×4+20）／100

von Harnackの換算表

新生児	6ヵ月	1歳	3歳	7.5歳	12歳	成人
1／20〜1／10	1／5	1／4	1／3	1／2	2／3	1

＊1　Augsberger-Ⅱの式：体表面積に基づいて小児薬用量を算出するための計算式。年齢から算出できる体表面積比に近似している。
＊2　von Harnackの換算表：Augsberger-Ⅱの式から求められた小児の薬用量を近似の整数値としたもの。

小児で注意が必要な薬

成人では通常安全に使用されている薬であっても、小児では注意が必要な場合があります（表2）。

また、小児に禁忌であったとしても使用する場合があるため、医師へ確認が必要です。

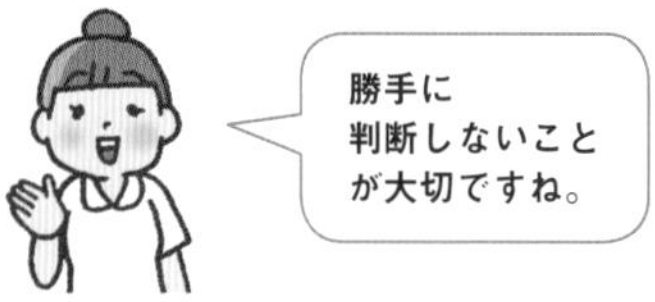
勝手に
判断しないこと
が大切ですね。

表2 小児で注意が必要な薬の例

時期	薬	主な商品名	起こる可能性がある症状
乳幼児	ピボキシル基含有抗菌薬	フロモックス、メイアクト	カルニチン欠乏症
乳幼児	第1世代抗ヒスタミン系	ポララミン、ペリアクチン	熱性けいれん
8歳未満	テトラサイクリン系抗菌薬	ミノマイシンなど	歯牙着色、エナメル質形成不全
12歳未満	コデイン、ジヒドロコデイン	コデインリン酸塩、ジヒドロコデインリン酸塩	呼吸抑制
小児	アスピリン	バイアスピリン	ライ症候群

与薬のポイント

生後しばらくは消化管機能も未発達で、母乳やミルクのあとにげっぷで薬も一緒に吐きだしてしまったり、満腹で飲めないことがあります。食後内服でなければいけない薬や医師の指示がある場合を除き、授乳前や食前の内服をすすめます。また、特別な指示がない場合は厳密に内服時間を守る必要はなく、子どもの機嫌がよいときにあげるのがポイントです。

薬の剤形には散剤やシロップ、錠剤、カプセル、坐薬などがありますが、ここでは小児で処方されることが最も多い散剤の与薬のポイントについて紹介します。散剤の場合、少量の水（多くても2mℓ程度）で溶き、スポイトやスプーンで子どもの口のやや奥に薬を入れます。子どもが飲めたらほめてあげることが大事です。スポイトやスプーンを嫌がる場合は散剤を団子状にする方法もあります。水で飲めない場合は、ジュース、アイスクリーム、ヨーグルト、チョコレートなどに溶かして飲むことがありますが、薬によっては苦味が増したり、溶けづらいことがあるので注意が必要です。ゼリーが食べられる年齢であれば、服薬補助ゼリーやオブラートの使用も検討します。

団子状にして与薬する方法

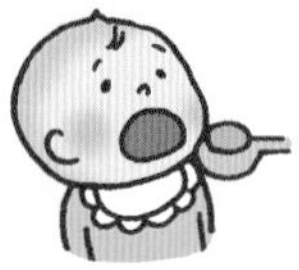

①粉薬に1～2滴の水を加えてペースト状に練る。
②清潔にした指にのせて子どもの頬の内側や上顎に塗りつける。
③口の中に薬が残らないように水やミルクなどを飲ませる。

薬剤師が教える +αの知識

抗生物質用の服薬補助ゼリーって何が違うの？

服薬補助ゼリーには様々な味があり、子どもの好みに合わせて選ぶのが一般的ですが、中には抗生物質などの苦い薬用のものがあります。マクロライド系の抗生物質（クラリスロマイシンなど）は酸性のもので混ぜるとコーティングがはがれて苦味が増すことが知られていますが、抗生物質用の服薬補助ゼリー（おくすり飲めたねチョコレート味）はpHが中性域なので苦味を抑えることができます。

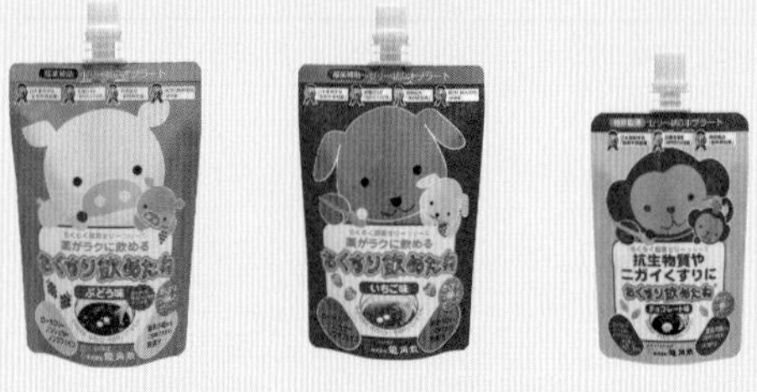

おくすり飲めたね（ぶどう味、いちご味、チョコレート味） 株式会社龍角散

高齢者に薬を使うときの注意点

高齢者の特徴

高齢者は若年者と比較して、身体の状況に様々な変化が現れます。食道を通過する速度など消化器系は加齢の影響を受けにくいといわれる一方、視覚や聴覚などの感覚器機能や運動器機能、認知機能などは機能の低下が起こりやすい部分です。薬には必ず副作用のリスクがあります。高齢者では感覚器機能が低下しており、副作用が起きているのにもかかわらず、自覚症状がなく、非特異的な症状となってしまうことも少なくありません。また、薬による副作用は服用中の薬剤数が上昇するごとに起こりやすくなります（図1）。

図1 内服薬と副作用の関係

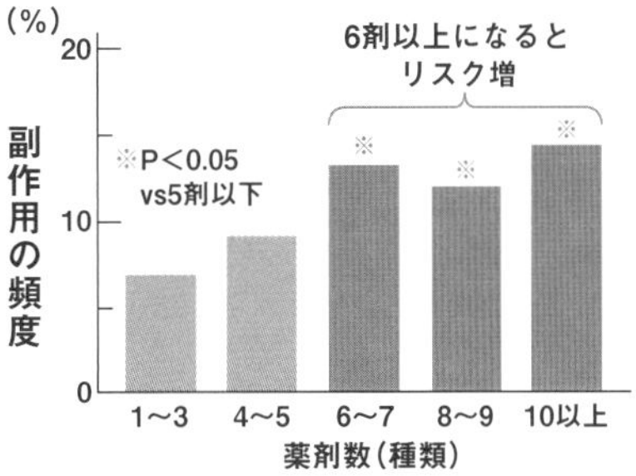

「高齢者の安全な薬物療法ガイドライン2015」より引用・改変

高齢者の多剤併用とポリファーマシー

高齢者はもともと複数の疾患を患っていたり、薬へ過剰に期待を寄せていたり、医療従事者とのコミュニケーションが不足していたりします。そのため、若年者と比較し内服薬が多い状態（多剤併用：ポリファーマシー）になっていることが多くあります。ポリファーマシーの定義は国内外で統一されていませんが、現在では「単に服用する薬剤数が多いことではなく、それに関連して薬物有害事象のリスク増加、服薬過誤、服薬アドヒアランス低下等の問題につながる状態」のことを示すことが多いようです。

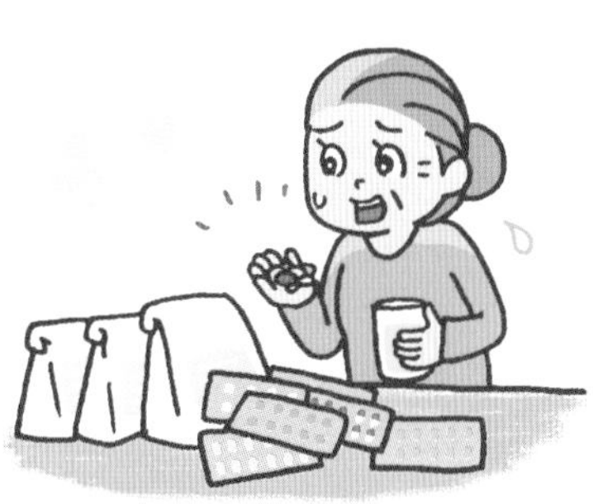

ポリファーマシー解消のためにできること

ポリファーマシーになってしまう原因は、患者側にも医療スタッフ側にもあります。患者が症状を訴えた場合には、薬による副作用の可能性がないか、薬を飲む以外の方法で解決する方法がないのかなどを考慮することが大切です。また、薬に対して期待が大きい患者もいるため、薬には副作用があることなどを医師・薬剤師と協力して指導するとよいでしょう。

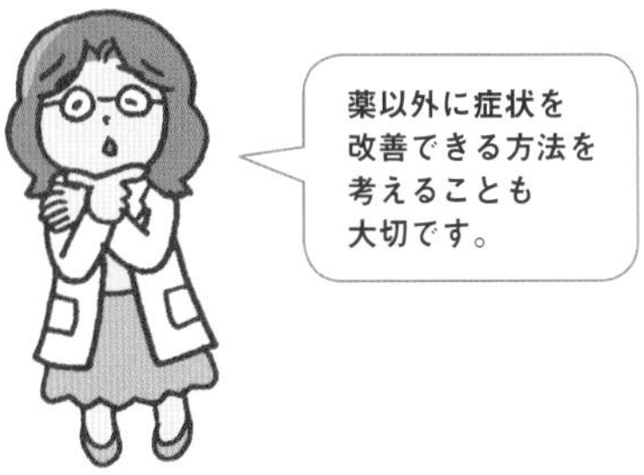

高齢者に慎重な投与を要する薬

高齢者において副作用が起こりやすい薬があります。高齢者には慎重に使用するように推奨されている代表的な薬を表1に示します。これらの薬を使用してはいけないわけではありませんが、使用する際にはリスク・ベネフィットを考慮し、副作用にも注意する必要があります。

» 処方カスケードって何？

薬には必ず副作用があります。副作用が起きた薬を中止・変更すればよいですが、薬による副作用と気がつかず、薬による副作用に対してまた薬を処方されることを処方カスケードといいます（図2）。たとえば、降圧薬による浮腫に対して利尿薬を追加、利尿薬によるカリウム低下にカリウム製剤の使用などがあたります。患者の体調の変化に対して、すぐに薬を追加するだけではなく、薬の副作用の可能性を考えることが大切です。

図2　処方カスケードの流れ

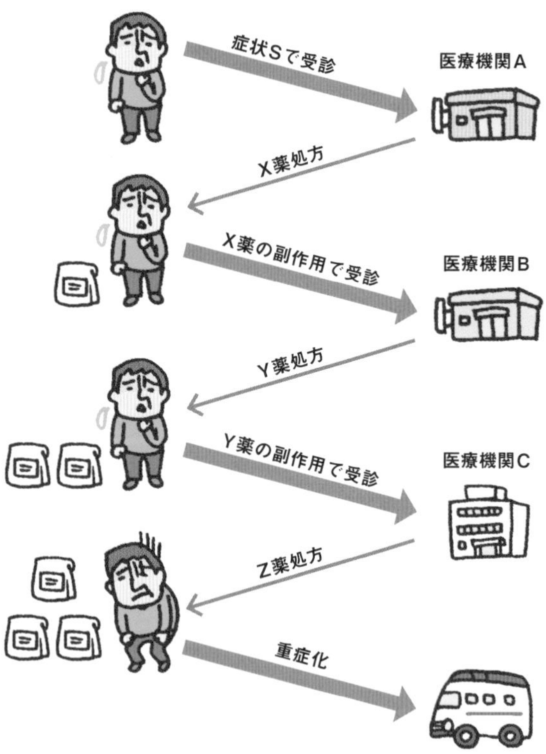

» 一包化は本当に有効なのか？

薬の種類が増えて管理しきれないような場合に、1回服用分ごとをまとめる「一包化」という調剤方法があります。必要な薬を簡単に飲めるため便利ですが、薬の数を減らそうなどの気持ちが働きにくく、多剤併用を助長してしまうこともあります。薬を理解できない患者や飲み間違えが多い患者では一包化を検討するとともに、薬を減らすことの検討や一包化以外の方法がないかも考えてみるとよいかもしれません。

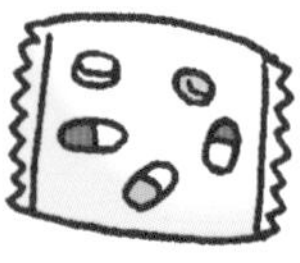

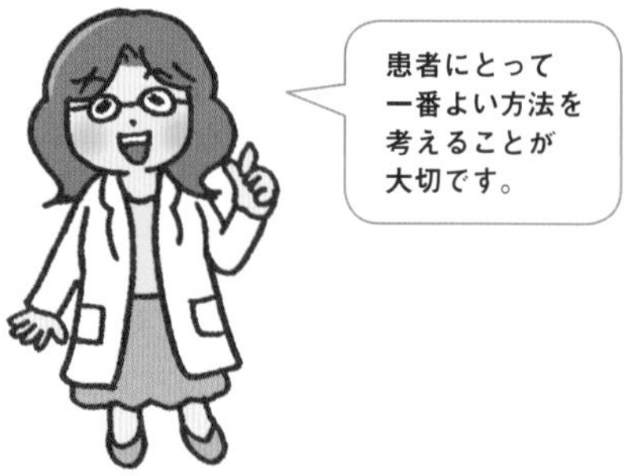
患者にとって
一番よい方法を
考えることが
大切です。

表1　高齢者に慎重な投与を要する薬

薬の分類	薬の種類と対象	主な副作用
抗精神病薬	認知症患者への抗精神病薬全般 （ハロペリドール、リスペリドンなど）	手足のふるえ、歩行障害などの神経障害、 認知機能の低下、脳血管障害
睡眠薬	ベンゾジアゼピン系睡眠薬・抗不安薬 （エチゾラム、ブロチゾラムなど）	認知機能の低下、せん妄、転倒、骨折、 運動機能の低下など
	非ベンゾジアゼピン系睡眠薬 （ゾピクロン、ゾルピデムなど）	転倒、骨折、その他ベンゾジアゼピン系と 類似の副作用の可能性あり
抗うつ薬	三環系抗うつ薬 （アミトリプチリンなど）	認知機能低下、せん妄、便秘、口渇、めまい・ 立ちくらみ、排尿の障害
	消化管出血のある人へのSSRI薬 （パロキセチンなど）	消化管出血の再発
スルピリド	うつ病、胃潰瘍、十二指腸潰瘍へのスルピリド	手足の震え、歩行障害などのパーキンソン症 状
抗パーキンソン病薬	パーキンソン病治療薬（抗コリン薬）	認知機能低下、せん妄、不活発、口渇、便秘、 排尿障害など
ステロイド	慢性安定期のCOPD（慢性閉塞性肺疾患）への 経口ステロイド薬	呼吸不全、消化性潰瘍
抗血栓薬 （抗血小板薬、抗凝固薬）	心房細動患者への抗血小板薬 （アスピリン、クロピドグレルなど）	潰瘍、消化管出血、脳出血
	上部消化管出血の既往がある患者へのアスピリン	
	複数の抗血栓薬の併用療法	
ジギタリス	強心薬（ジゴキシン）	不整脈、食欲不振、悪心、視覚障害などの ジギタリス中毒
降圧薬	ループ利尿薬 （フロセミドなど）	腎機能低下、立ちくらみ、転倒、悪心、嘔吐、 痙攣などの電解質異常
	アルドステロン拮抗利尿薬 （スピロノラクトン、エプレレノン）	脱力感、不整脈、しびれなどの高K血症、頭痛、 吐き気、下痢、便秘など
	気管支喘息、COPD患者へのβ遮断薬 （プロプラノロールなど）	呼吸器疾患の悪化、喘息発作の誘発
抗アレルギー薬の第一世代 H_1受容体拮抗薬	すべての第一世代H_1受容体拮抗薬 （ジフェンヒドライン、d−クロルフェニラミンなど）	認知機能低下、せん妄、口渇、便秘など
H_2受容体拮抗薬	すべてのH_2受容体拮抗薬 （ファモチジンなど）	認知機能低下、せん妄など
制吐薬	メトクロプラミドなどの制吐薬	ふらつき、ふるえなどのパーキンソン症状
緩下剤	腎機能低下患者への酸化マグネシウム薬	悪心、嘔吐、筋力低下、呼吸不全などの 高マグネシウム血症
糖尿病治療薬	SU薬 （グリメピリド、グリベンクラミドなど）	低血糖
	SGLT2阻害薬 （イプラグリフロジンなど）	低血糖、脱水、尿路・性器感染
	インスリン製剤	低血糖
過活動膀胱治療薬	オキシブチニン	排尿障害、口渇、便秘
	ムスカリン受容体拮抗薬 （塩酸プロピベリンなど）	
NSAIDs	すべてのNSAIDs （アスピリン、イブプロフェン、ロキソプロフェンなど）	胃炎など消化管出血、腎機能の低下

Step5

正しい薬の使い方

先輩看護師からのアドバイス⑤

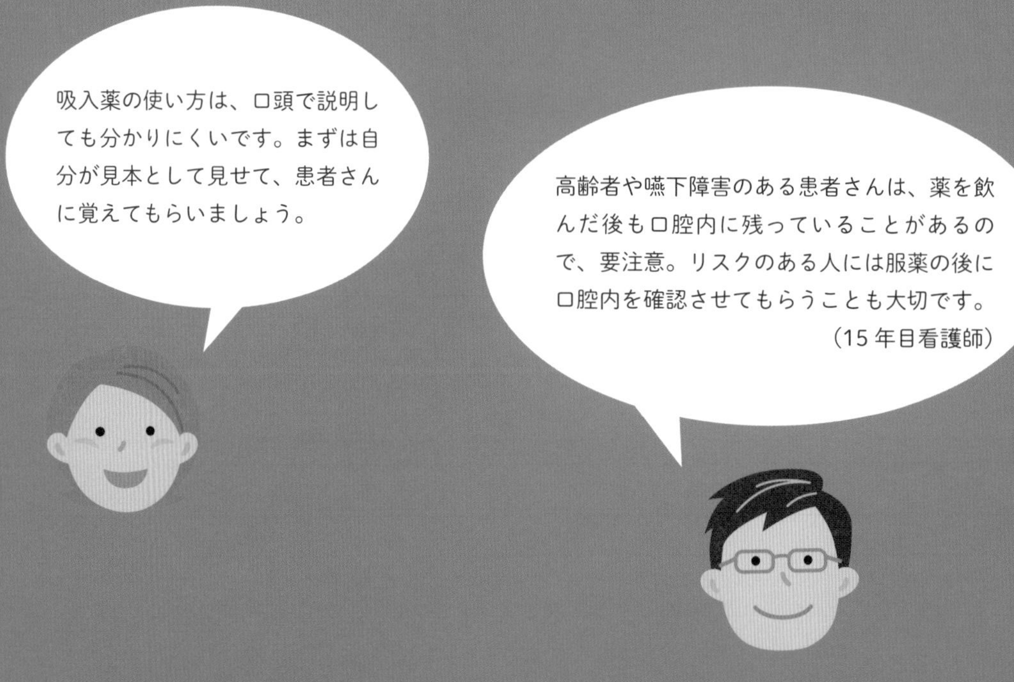

吸入薬の使い方は、口頭で説明しても分かりにくいです。まずは自分が見本として見せて、患者さんに覚えてもらいましょう。
高齢者や嚥下障害のある患者さんは、薬を飲んだ後も口腔内に残っていることがあるので、要注意。リスクのある人には服薬の後に口腔内を確認させてもらうことも大切です。
（15 年目看護師）

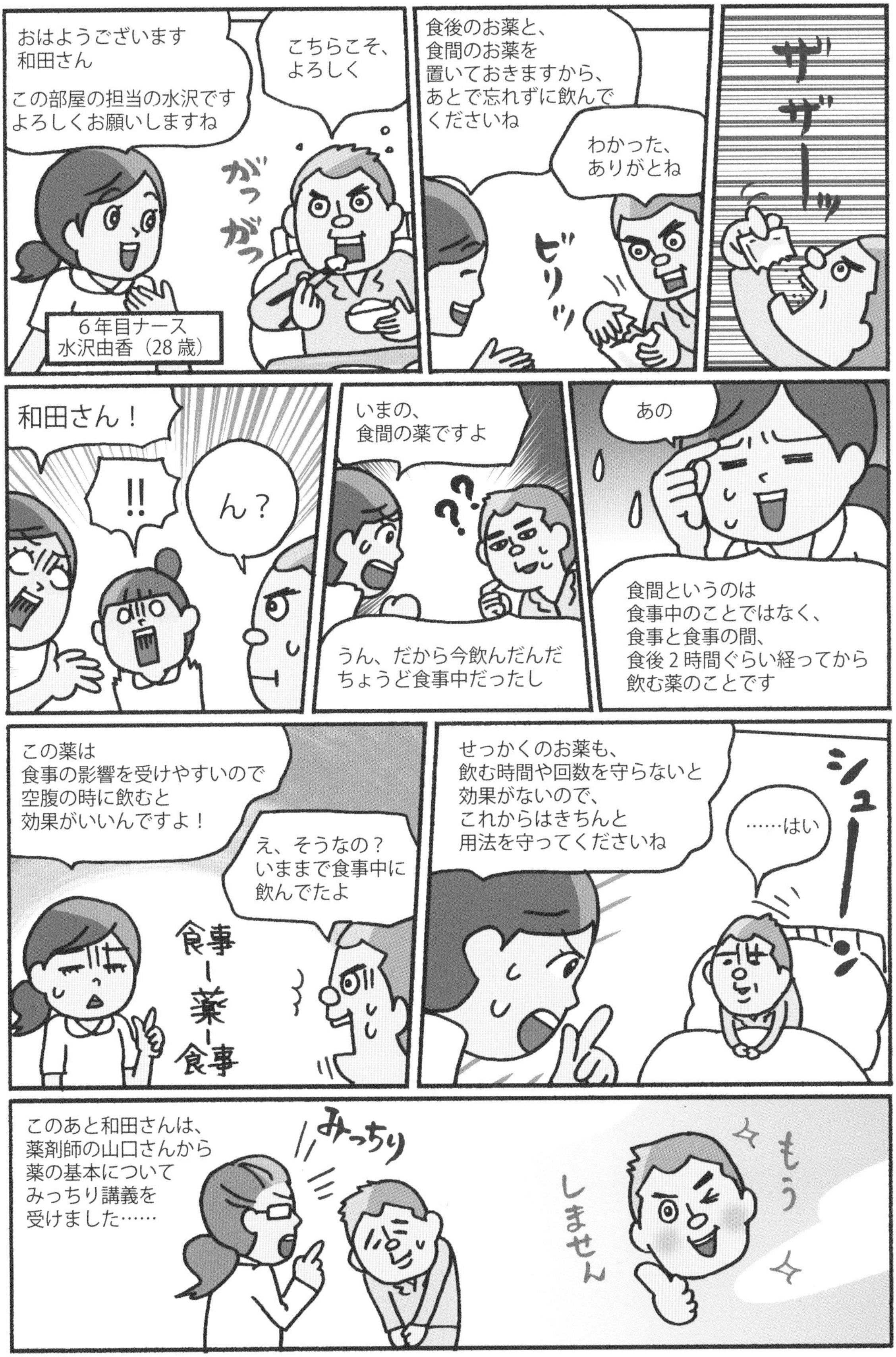
おはようございます
和田さん
この部屋の担当の水沢です
よろしくお願いしますね
こちらこそ、
よろしく
がっ
がっ
6年目ナース
水沢由香（28歳）
食後のお薬と、
食間のお薬を
置いておきますから、
あとで忘れずに飲んで
くださいね
わかった、
ありがとね
ビリッ
ザザーッ
和田さん！
!!
ん？
いまの、
食間の薬ですよ
??
うん、だから今飲んだんだ
ちょうど食事中だったし
あの
食間というのは
食事中のことではなく、
食事と食事の間、
食後2時間ぐらい経ってから
飲む薬のことです
この薬は
食事の影響を受けやすいので
空腹の時に飲むと
効果がいいんですよ！
え、そうなの？
いままで食事中に
飲んでたよ
食事ー薬ー食事
せっかくのお薬も、
飲む時間や回数を守らないと
効果がないので、
これからはきちんと
用法を守ってくださいね
……はい
シューン
このあと和田さんは、
薬剤師の山口さんから
薬の基本について
みっちり講義を
受けました……
みっちり
もうしません

正しい薬の服用方法

服用時間の目安

薬を飲むタイミングを知ることは、薬を正しく使う第一歩です。まずよく使う用法を理解しましょう(図1、図2)。

図1 食前・食後・食間・就寝前の服用タイミング

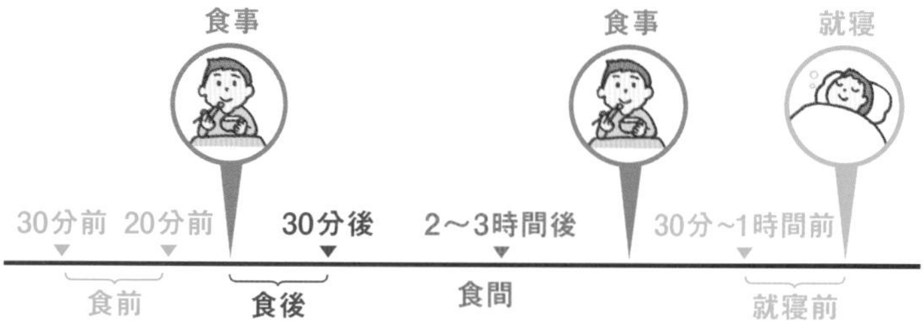

図2 食直前・食直後の服用タイミング

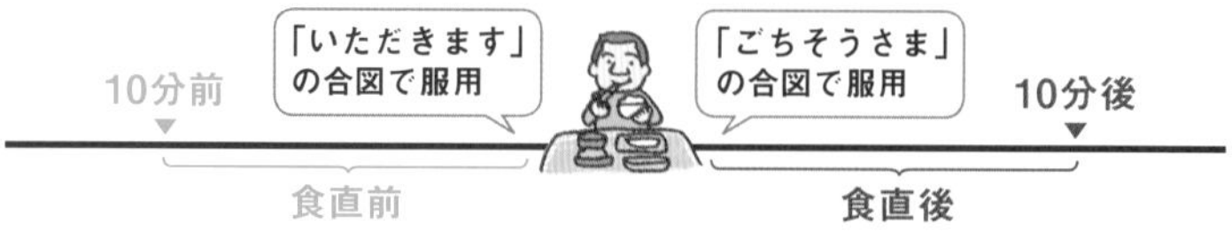

» 起床時

朝起きてすぐ飲む薬です。起床時は胃の中が空で食事やほかの薬の影響を受けません。つまり、それらの影響でほとんど吸収されなくなる薬(**ビスホスホネート製剤**など)は起床時に服用します。朝の症状を抑えたり、患者のコンプライアンス向上のために、起床時に指示されている場合があります。

CHECK **ビスホスホネート製剤(アレンドロン酸など)の正しい飲み方とは?**

・朝起きたときにコップ1杯の水(約180cc)でかまずに飲んでください。

・飲んだあとは少なくとも30分は横にならず、水以外は飲食しないでください。

朝起きたときに⇒食事やほかの薬との影響を受けると薬がほとんど吸収されなくなるためです。

コップ1杯の水で⇒食道に滞留すると食道粘膜に刺激となることがあります。そのため、十分な水で速やかに胃まで届ける必要があります。

また、水以外は薬の吸収が著しく落ちるため必ず水で服用しましょう。水は水道水のことで、ミネラルウォーターはミネラル(マグネシウムなど)を多く含む可能性があるため避けましょう。

かまずに⇒口腔や咽頭に刺激となることがあります。

服用後30分は横にならない⇒横になると薬が逆流し、食道炎症や潰瘍を起こすおそれがあるため、座位を保ちましょう。

服用後30分は水以外の飲食を控える⇒30分以内に飲食すると薬の吸収が大きく低下することがあります。

» 食前

食事の20~30分前のことです。食事の影響を受けて薬の吸収が低下する薬や、吐き気を事前に抑える薬などは食前に内服します。

» 食直前

食事のすぐ前のことです。お箸を持ったら薬を飲みましょうなどと表現されることもありますが、遅くとも食事を始める10分以内には飲みましょう。糖尿病の薬（α-グルコシダーゼ阻害薬、速効型SU剤など）が代表的です。

» 食直後

食事のすぐあとのことです。遅くとも食後10分以内には服用しましょう。副作用を軽減したり、食事由来の成分（リンなど）の吸収を遅らせる目的で出される薬がこれにあたります。お箸をおいたらすぐに飲むことを習慣づけて飲み忘れを防ぎます。食事と一緒に薬も用意しておきましょう。

» 食後

食後30分以内のことです。一般的に、食後は胃の蠕動運動（胃の内容物を腸に送り出そうとする動き）が活発であるため、薬が胃に留まる時間が短くなり、より早く腸で吸収されると考えられています。また、油に溶けやすい成分は、食べ物の油脂分に溶けて吸収されやすくなるため食後に服用する必要があります。

» 食間

食事と食事の間、つまり食べたものが消化され胃の中の食べ物が少なくなる食後2～3時間後を指します。空腹時に飲むほうが薬の吸収がよくなるようなものは食間に飲むように指示されます。漢方薬はその代表的な薬です。

» 就寝前

寝る前の30分～1時間前のことを指します。睡眠薬や抗不安薬などが代表的ですが、飲んですぐ効くタイプの睡眠導入薬の中には、就寝直前に内服した方がいい薬もあります。抗アレルギー薬など眠気が出やすい薬や喘息発作のように深夜～早朝にかけて起こりやすい症状を和らげるために出されているものが代表的です。一般的に利尿薬（夜間トイレに行きたくなるため）やステロイド薬（寝付きが悪くなる）は寝る前には内服しません。

» 頓服

即効性を期待して、症状を抑えるために用いられる薬で症状が出たとき、あるいは出そうなときに使います。代表的な例としてはNSAIDsや制吐薬があります。1日に使える回数や次に服用するまでの間隔などを守って使うことが大切です。

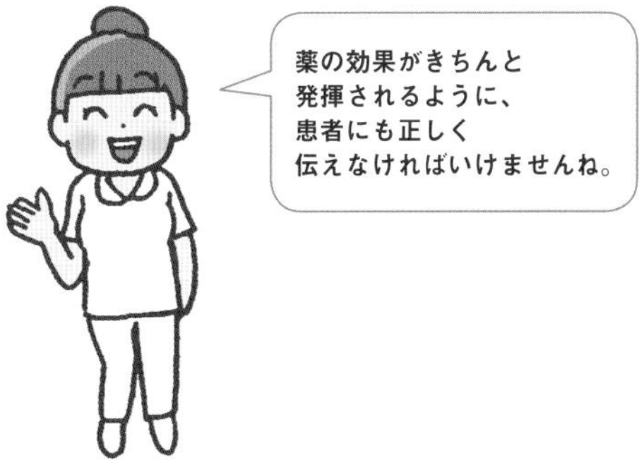
薬の効果がきちんと
発揮されるように、
患者にも正しく
伝えなければいけませんね。

坐薬の使い方

ここでは、「入れた坐薬が出てきてしまったら、追加でまた入れる？　入れない？」「複数の坐薬が出ている場合、使う順番はあるの？」「坐薬の保管は冷蔵庫？　常温？」など、坐薬について実際によくある疑問を解決しましょう。

坐薬の特徴

内服薬は胃などの消化管を通り、その成分は小腸で吸収され、全身へ分布して、薬としての効果を示します。

坐薬の場合は消化管を通らず、体温で溶けて直腸から血中へ薬が直接吸収されるため、短時間でかつ薬を分解する肝臓を通らないため強力に薬が作用すると考えられています。

坐薬はその特徴から、口から薬が飲めない場合（子供が吐いてしまう場合、高齢者で嚥下が上手くできない場合など）や速効性を期待する場合に使用されます。

CHECK

坐薬の使い方（共通）

①よく手を洗いましょう。

②冷蔵庫から取り出し冷えている場合は、常温に少し置くか手で少し温めて（袋の上から手で包みこむ）挿入時の刺激を和らげます。

③入りにくいときは、水で少し先端を濡らして滑りをよくしましょう。

④指の第1関節が入るくらいまで挿入し、しばらく押さえてください。

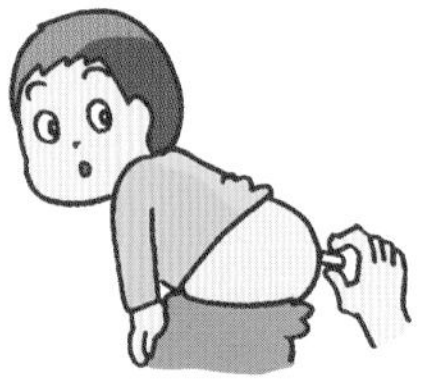

薬剤師が教える ＋αの知識

坐薬って冷蔵庫で保管したほうがいいの？

坐薬は、基剤によって保存条件が異なりますが、冷蔵庫での保管はどの坐薬でも可能です。脂溶性基剤（ボルタレンなど）は冷所保存のものが多く、水溶性基剤（ナウゼリンなど）のものの多くは常温保存です。ただし、一概に基剤の違いだけで区別はできません。また、常温保存可能な坐薬でも30℃を超える高温や直射日光の当たる場所での保管は避けることが望ましいため、冷蔵庫で保管してくださいと説明される場合があります。

» 小児への使い方

仰向けに寝転ばせてから、先の尖ったほうから、肛門内に挿入します。挿入したあとは足を元の状態にゆっくり戻すと自然と奥まで入ります。また、挿入後はティッシュなどで１～２分ほど肛門を押さえておきましょう。

赤ちゃんの排尿や排便が心配なときなどは、おむつの上から押さえます。幼児の場合は、膝を抱えお尻を突き出した状態にして挿入することも可能です。この場合も挿入したあと、１～２分ほど肛門を押さえておきます。

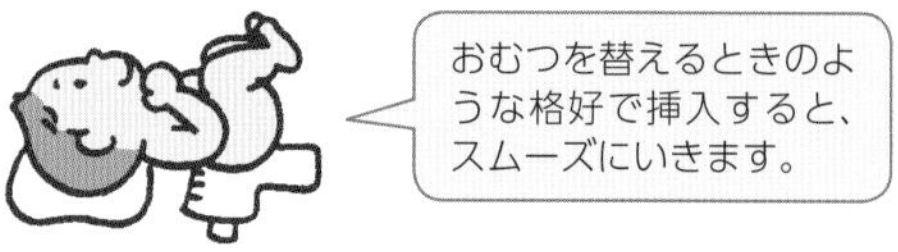
おむつを替えるときのような格好で挿入すると、スムーズにいきます。

» 成人への使い方

横向きに寝た状態で両足を曲げ、挿入します。挿入後は、1～2分そのままの状態を維持してゆっくり足を戻すと自然と奥まで入ります。

» 自分で挿入する場合

便座に座るような姿勢から坐薬を挿入し、押さえながらゆっくりと立ち上がるよう説明しましょう。

» こんなときどうするの？

坐薬を入れたあとで排便してしまったら？

まずは「坐薬の形状」と「入れてからの時間」を確認します。

❶入れた坐薬が溶けずに出てきた場合

坐薬がそのままの状態で出てきたときは、もう一度それを挿入してください。

❷入れた坐薬が原形を留めず出てきた場合

液状や手で持てない状態で出てきた場合、挿入から10分以内ならもう一度新しいものを挿入し、挿入から10分以上経過している場合はおおむね吸収されていると考え、挿入しません。

❸入れた坐薬が確認できない場合

薬はほとんど吸収されていると考えられるので、追加投与は不要です。

なお、冷蔵庫から出してすぐの坐薬を使用すると、その刺激から便意を催すことがあります。挿入の刺激による排便を防ぐためにも、挿入前には坐薬を少し手で温めるなどしてから使います。

> CHECK
>
> **追加投与を検討するタイミング**
>
> 挿入から10分程度経っていれば再挿入はせず、様子をみますが、効果の発現が期待される時間になっても症状が改善しない場合は、新しいものを挿入します。

複数の坐薬が処方された場合、入れる順番や間隔はあるの？

坐薬の種類によって使い分ける必要があります。坐薬は主剤（薬の成分）と基剤（薬を溶かし込み坐薬の形状を保つもの）から成り、その特徴も影響します（表1）。

> CHECK
>
> **複数の坐薬を使う場合**
>
> **原則　緊急性のある薬は最初に入れる**
>
> **①同じ基剤同士の場合**
>
> 5分程度あければ2種類以上の薬を順に使用することは可能です。
>
> **②基剤が異なる場合**
>
> 水溶性基剤⇒脂溶性基剤の順に使用しましょう。
>
> 水溶性基剤を先に使うのは、水溶性基剤の坐薬の有効成分が油に溶けやすく、脂溶性基剤の坐薬に溶け込んでしまい、体内で吸収されずに体外に排出されてしまうためです。

1／2個はどうやって投与するの？

水平方向に切るよりも、中心を通る線を斜めに切りましょう。誤差が少なくてすみます。2／3個や3／4個の場合も、斜めにカットします。

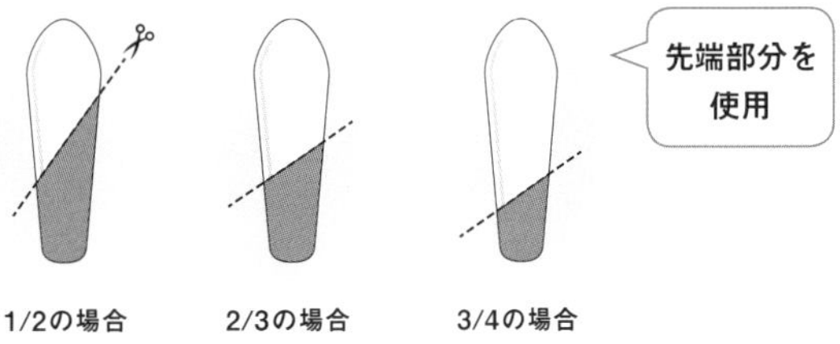

切り取った残りのほうは、角が多く、肛門を傷つける恐れがあることや、細菌汚染の面からも、廃棄しましょう。

表1　坐薬の基剤と特徴

坐薬の基剤	特徴	一般名（代表的な商品名）
水溶性基剤	腸液（水分）で溶けて吸収される	抱水クロラール（エスクレ）、ジアゼパム（ダイアップ）、ドンペリドン（ナウゼリン）、ブプレノルフィン（レペタン）
脂溶性基剤	直腸内の体温で溶けて吸収される	アセトアミノフェン（アルピニー、アンヒバ）、モルヒネ（アンペック）、ビサコジル（テレミンソフト）、ジクロフェナク（ボルタレン）、フェノバルビタール（ワコバルビタール）

吸入薬の使い方

吸入薬のメリット・デメリット

吸入薬は気管支喘息、慢性閉塞性肺疾患(COPD)、インフルエンザ等の治療で使用されます。本項では代表的な気管支喘息、COPDに使用される吸入薬の使用方法のポイントを紹介します。

吸入薬は患部に直接薬剤を到達させて局所的(気管支・肺)に作用するため、安全性が高いと考えられています。一方で正しく使用して確実に吸入しないと効果が期待できません。吸入薬のメリット・デメリットを表1に示します。

表1　吸入薬のメリット・デメリット

メリット	デメリット
・内服薬・注射薬と異なり、血液を介さずに、直接肺へ薬剤を届けることができる。 ・内服と比較し、少量の薬剤で効果が得られる。 ・全身の副作用が起こりにくい。 ・直接肺へ届くため、喘息発作時には速効性が期待できる。	・正しい操作方法・吸入動作で使用しなければ、効果が期待できない。 ・操作に時間がかかるため手間と感じやすく、即効性のない薬は、効果が感じられない。 ・患者のアドヒアランス維持が難しい。 ・吸入ステロイド薬は嗄声や口腔・食道カンジダの副作用がある。

主な吸入器（デバイス）の特徴

前述したとおり、吸入薬のアドヒアランス維持のためには、患者に吸入薬の必要性を理解してもらうことが重要です。また患者の状況（吸入器の操作方法の理解度、手指障害の有無、吸入する力など）を把握し、適切な吸入器（デバイス）を選択することも大切です。代表的なデバイスと吸入方法のポイントを紹介します。

» 加圧噴霧式定量吸入器 [pressurized metered dose inhaler：pMDI]

ガスの圧力で噴霧させた薬を吸入するため、吸う力が弱くても吸入できます。一方、噴霧と吸気のタイミングを合わせる必要があります。

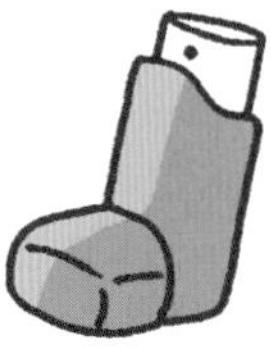

表2　主なpMDI

- ●プロカテロール塩酸塩（メプチンエアー）
- ●サルブタモール硫酸塩（サルタノール）

※カッコ内は主な商品名

CHECK

吸入方法のポイント

①使用前によく振りましょう（薬によっては振らなくてよい場合もあります)。

②吸入器を正しく持ちましょう。

③吸入前に軽く息を吐きましょう（思い切り吐くと反動で強く吸い、吸入速度が速くなってしまいます)。

④5秒以上かけてゆっくりと深く吸いましょう。

⑤5秒程度息を止めて、気管支や肺への薬の沈着率を高めましょう。すぐに咳き込んだり、息を吐くと、呼気とともに薬が排出されてしまうため注意しましょう。

⑥吸入後、吸入ステロイド薬の場合は必ずうがいをしましょう。ガラガラうがいとブクブクうがいを5秒ずつ行い、最低でも2回以上繰り返しましょう。

» ドライパウダー定量吸入器 [dry powder inhaler：DPI]

粉末の薬を、自分で吸い込むタイプの吸入器です。自分のタイミングで吸入できますが、吸う力が必要なので、呼吸機能が低下している患者には使用しにくいデバイスです。

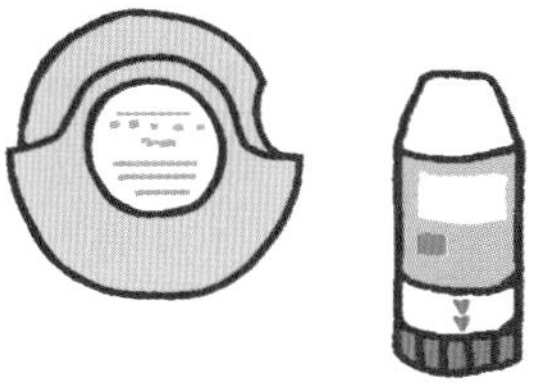

表3 主なDPI

- サルメテロールキシナホ酸塩・フルチカゾンプロピオン酸エステル（アドエアディスカス）
- ビランテロールトリフェニル酢酸塩・フルチカゾンフランカルボン酸エステル（レルベアエリプタ）
- ブデソニド・ホルモテロールフマル酸塩水和物（シムビコートタービュヘイラー）

※カッコ内は主な商品名

吸入方法のポイント

①勢いよく吸い込むために、吸入前に息を吐いておきましょう。吸入器に向けて息を吐くと薬が飛び散るおそれがあるので、吸入器に向けて吐かないようにしましょう。

②吸入器を正しく持ちましょう。

③2〜3秒で勢いよく吸い込みましょう。

④軽く息を止め、気管支や肺への薬の沈着率を高めましょう。

⑤吸入後、吸入ステロイド薬の場合は必ずうがいをしましょう。

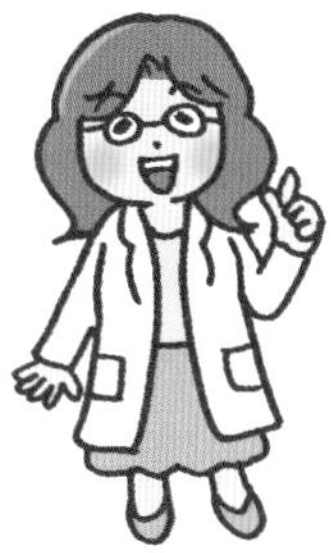

pMDI、DPI以外にもソフトミスト定量吸入器もあります。

薬剤師が教える +αの知識

①なぜ吸入ステロイドを使用したあとはうがいが必要なの？

吸入ステロイドの副作用である嗄声や食道・口腔カンジダ予防のため、使用後は必ずうがいをするように指導しましょう。複数の吸入薬を用いている場合には、混乱を避けるため、ステロイドを含有しない吸入薬の場合もうがいをするように指導をすることがあります。また、食事の前に投与し、食後に歯磨きを行うことでうがいを習慣化させることもあります。

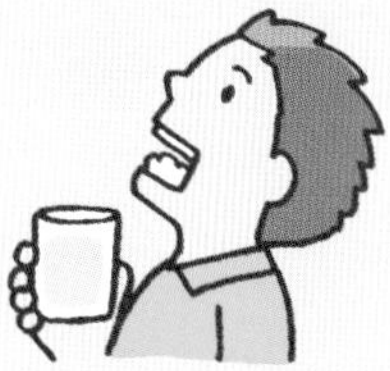

②スペーサーや吸入補助具ってどんなもの？

スペーサー

薬の噴霧と吸気タイミングを合わせなくても、通常の呼吸でpMDIの吸入が可能となるため、乳幼児でもpMDIが使用できます。ただし、メーカーからの提供品ではないため自身で購入する必要があります。

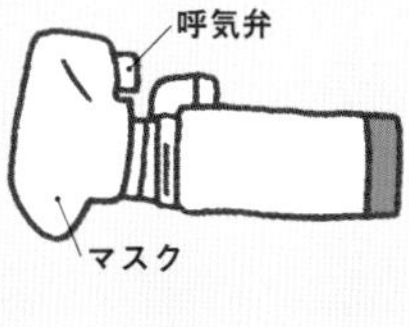

吸入補助具

吸入器を押す指の力が弱い高齢者などでも、弱い力で楽に押すことができます。吸入器ごとにメーカーが無料配布しています。

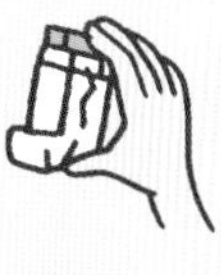

塗り薬の使い方

皮膚などに使用する外用薬の種類

皮膚などに使用する外用薬は、軟膏、クリーム剤、ローション剤、ゲル剤など剤形によって、有効成分の皮膚からの吸収、使用部位が異なります（表1）。本項では最も使用頻度が高いステロイド外用薬を中心に塗り方のポイントなどを紹介します。

表1　皮膚などに使用する外用薬

大分類	概要	中分類	概要
外用固形剤	皮膚（頭皮を含む）または爪に、塗布または散布する固形の製剤。外用散剤が含まれる。	外用散剤	粉末状の外用固形剤。
外用液剤	皮膚（頭皮を含む）または爪に塗布する液状の製剤。	リニメント剤	皮膚に擦り込んで用いる液状または泥状の外用液剤。
乳剤性基剤（クリーム剤）		ローション剤	有効成分を水性の液に溶解または乳化もしくは微細に分散させた外用液剤。
スプレー剤	有効成分を霧状、粉末状、泡沫状、またはペースト状などとして皮膚に噴霧する製剤。	外用エアゾール剤	容器に充てんした液化ガスまたは圧縮ガスと共に有効成分を噴霧するスプレー剤。
		ポンプスプレー剤	ポンプにより容器内の有効成分を噴霧するスプレー剤。
軟膏剤	皮膚に塗布する、有効成分を基剤に溶解または分散させた半固形の製剤。油脂製軟膏剤と水溶性軟膏剤がある。		
クリーム剤	皮膚に塗布する、水中油型または油水型に乳化した半固形の製剤。 油中水型に乳化した親油性の製剤については油性クリーム剤と称することができる。		
ゲル剤	皮膚に塗布するゲル状の製剤。		
貼付剤	皮膚に貼付する製剤。 テープ剤とパップ剤がある。	テープ剤	ほとんど水を含まない基剤を用いる貼付剤。
		パップ剤	水を含む基剤を用いる貼付剤。

第十六改正日本薬局方　製剤総則の「皮膚などに適用する製剤」より

» 外用薬の塗り方

❶単純塗布法

最も一般的な塗り方で、指の腹や手のひらで患部に薄く広げます。きつく擦り込まず、優しく塗ります。

❷重層塗布法

2種類の外用薬を重ねて塗る方法です。皮膚保護が必要な場合はガーゼで保護します。

そのほか、多めの外用剤を塗布した上からラップなどで覆い、固定して密封する**密封療法**（ODT）もあります。

図1　単純塗布法

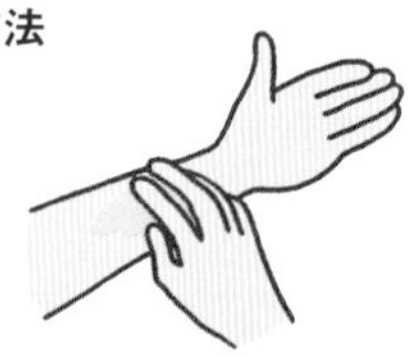

図2　重層塗布法

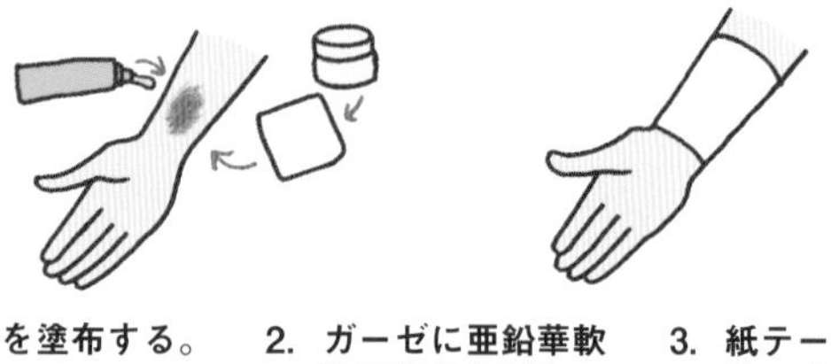

1. 軟膏を塗布する。
2. ガーゼに亜鉛華軟膏を塗り伸ばし、患部に重ねる。
3. 紙テープなどで貼り、ネット包帯などで固定する。

ステロイド外用薬を正しく使おう

ステロイド外用薬は強力で迅速な抗炎症効果を示しますが、適正に使用しないと十分な効果が期待できません。医療者はステロイド外用薬の正しい使い方について理解することが重要です。

❶効能・効果

適応症は多岐にわたりますが、強力で迅速な抗炎症効果により、皮膚炎症やアレルギー反応（かゆみも含む）をおさえ、症状を改善します。

❷使用部位の確認

部位によって皮膚の厚みはまったく異なり、吸収率も異なります。

❸予想される副作用

皮膚への（局所的な）副作用としては、皮膚萎縮（皮膚が薄くなる）、多毛、ステロイド酒さ（毛細血管が透過し赤くなる）、ステロイドざ瘡（ニキビ）、皮膚感染症などがあります。まれにランクⅠ・Ⅱのステロイドを大量かつ長期間塗布した場合に、副腎機能抑制が起こると言われています（表2）。

❹塗る量の目安

5g入りのチューブ軟膏を人差し指の第1関節まで絞り出した量を**1FTU**（約0.5g）といいます。ローションの場合は手のひらに垂らし、1円玉の大きさが1FTU（約0.5g）に当たります。背部に塗る場合患者の体格から手のひら10枚分であれば、1回塗布量は5FTU（2.5g）となります。5g入りのチューブ軟膏の場合、「この軟膏1本が2回分の量」などと説明するとわかりやすいでしょう。

図3　ステロイド外用薬（ヒドロコルチゾン）の部位別経皮吸収量

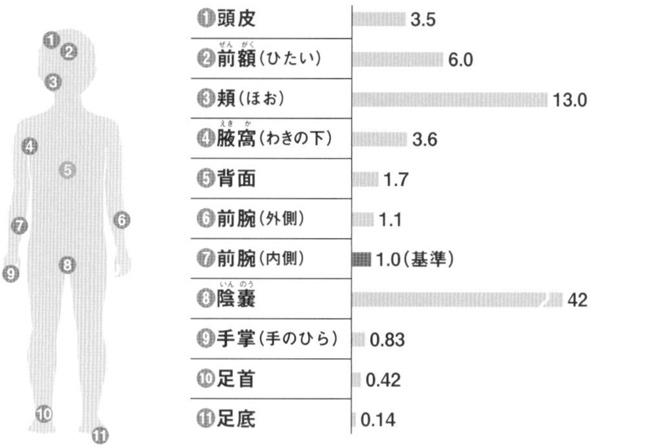

Feldman RJ , et .a l:J.Invest Dermatol. 48：181,1967 より改変

表2　ステロイド外用薬のランク分類

ランク	代表的な商品名
Ⅰ　strongest	デルモベート、ダイアコート
Ⅱ　very strong	フルメタ、アンテベート、トプシム、マイザー、ネリゾナ
Ⅲ　strong	メサデルム、リンデロンV、リンデロンVG、フルコート
Ⅳ　medium	リドメックス、アルメタ、キンダベート、ロコイド
Ⅴ　weak	プレドニゾロン、ドレニゾン

日本皮膚科学会編「アトピー性皮膚炎治療ガイドライン2018」より改変

図4　塗る量の目安

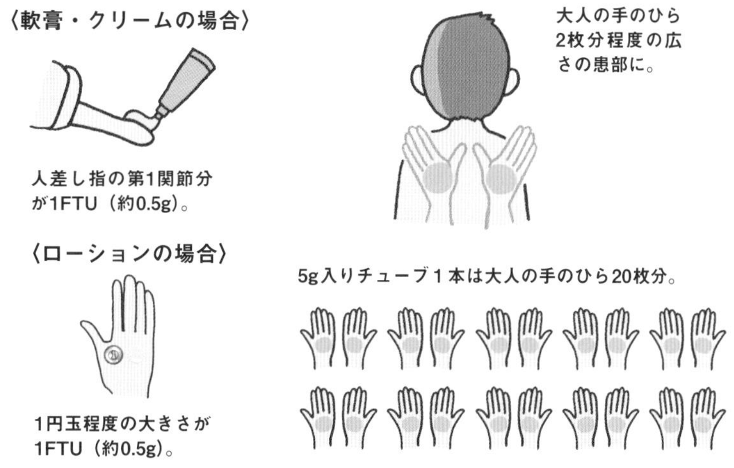

〈軟膏・クリームの場合〉
人差し指の第1関節分が1FTU（約0.5g）。
〈ローションの場合〉
1円玉程度の大きさが1FTU（約0.5g）。
大人の手のひら2枚分程度の広さの患部に。
5g入りチューブ1本は大人の手のひら20枚分。

貼付薬の使い方

貼付薬の特徴

貼付薬には局所に働くものと全身に働くものがあります。どこに貼るか、またはがれたときの対応法について考えてみましょう。

貼付薬には大きく分けて**テープ剤**と**パップ剤**があります（表1）。水分を含まないものがテープ剤、含むものがパップ剤です。

テープ剤は粘着力が強く、かぶれに注意が必要です。また、はがれにくいため、関節部位などに適しています。

一方、パップ剤ははがれやすく、かぶれにくい製剤です。冷却作用があり、患部を冷やす効果もあります　（幹部を温める温シップもあります）。

また、テープ剤には局所作用を目的としたものと、全身作用を目的とした２種類があります（図1）。

図1　局所作用と全身作用

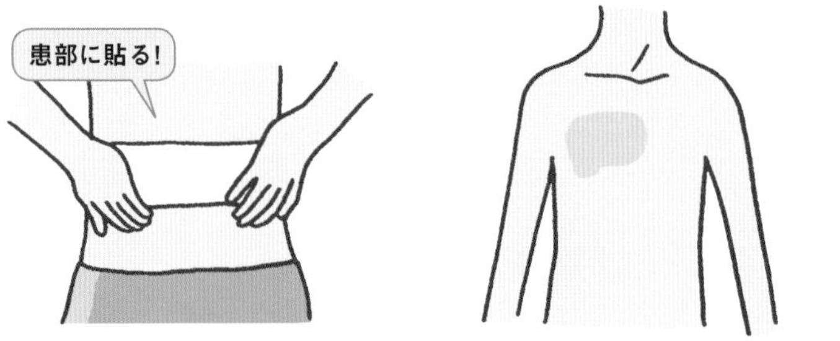

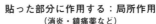

貼った部分に作用する：局所作用
（消炎・鎮痛薬など）

全身に作用する：全身作用
（狭心症治療薬、アルツハイマー治療薬など）

貼付薬を貼る前に

貼る部分が汗で濡れていたりするとはがれやすくなるので、貼付部分の皮膚を拭い、清潔にしてから使用しましょう。

表1　テープ剤とパップ剤の違い

種類	作用	主な商品名
テープ剤	局所作用	ジクロフェナクテープ、ドレニゾンテープ
	全身作用	ホクナリンテープ、フランドルテープ、フェントステープ、アレサガテープ
パップ剤 （いわゆるシップ）	局所作用	アドフィードパップ、ロキソニンパップ

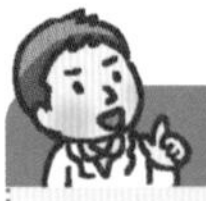

薬剤師が教える　+αの知識

モーラステープによる光線過敏症に注意

局所の消炎・鎮痛に多く使用されるケトプロフェン貼付薬（モーラステープ）は、光接触性皮膚炎（光線過敏症）に注意が必要です。貼付していた腕が手の甲まで腫れることもあります。また、テープをはがして何ヵ月もしてから症状が出る場合もあります。特に紫外線が多い時期には、貼付部に紫外線があたらないように、厚手の長袖や長ズボン、サポーターで覆う、UVクリームなどを塗る、なるべく紫外線にあたる時間や回数を少なくする、はがしたあとも１ヵ月くらいは、貼付部に紫外線があたらないようにするなどの指導が重要です。

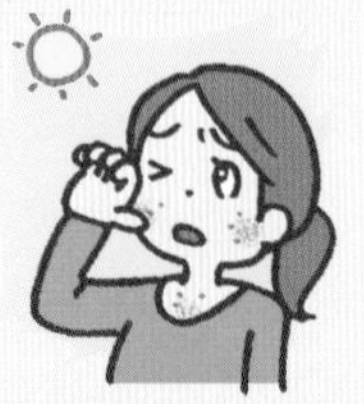

全身作用を有する貼付薬（経皮吸収型製剤）の特徴

経皮吸収型製剤は、薬の成分が表皮を通過し、毛細血管から吸収されることで全身性の作用を示します。そのため、局所作用を示す薬と同様に患部に複数枚貼付すると過量投与となり、薬が効きすぎたり副作用が強く出てしまうため、指示された用法・用量を厳守する必要があります。

また、経皮吸収型製剤を貼付してから数時間で効果が発現するものから、定常状態[*1]に5日間程度要するものとバラツキがあり、内服や注射と比べて体に薬が吸収する時間が緩やかなので、速効性を期待する場合には適しません。いずれにしても、経皮吸収型製剤は定期的に使用し症状の悪化や出現を防ぐ目的で用いられます。

» 経皮吸収型製剤がはがれた場合、新しいものに貼りなおす？

汗などで剥がれそうになった場合は、皮膚の水分をよくふき取ってから絆創膏などで固定して再貼付してください。それでもはがれてしまった場合は、次のとおりに対応しましょう。

狭心症治療薬のようにはがしたあとに効果が速やかに消失する薬は、はがれたことに気づいた時点で新しいものを貼りなおしましょう。フェンタニル製剤のように効き目がゆっくりで徐々に消失する薬は次回の貼付時間になってから新しいものを貼るようにしましょう。

» 経皮吸収型製剤ってどれくらいの時間効くの？

薬によって異なり、効果持続時間に応じて用法が決まっています。経皮吸収型製剤は皮膚の中に拡散した薬が血管から吸収されるので、はがしたあとも皮膚の中に残っている薬が吸収され効果を示します。そのため、はがしたら薬の効果がすぐになくなるわけではありません（表2）。

» 経皮吸収型製剤ってどこに貼るの？

経皮吸収型製剤は、貼付部位の違いで薬の吸収に差があることが知られているため、必ず添付文書に記載された部位に貼ってください。皮膚の角層の厚い部分（かかとなど）は吸収されにくく、角層の薄い部分（顔面など）は吸収されやすいといわれています。

表2　主な経皮吸収型製剤と薬物動態

作用	一般名	商品名	用法	定常状態[*1]血中濃度到達時間	剥離後の半減期[*2]	貼付部位（いずれか）
狭心症治療薬	ニトログリセリン	ミリステープ	1日2回	2時間	30分で消失	胸部、上腹部、背部、上腕部、大腿部
	硝酸イソソルビド	フランドルテープ	24時間または48時間ごと	データなし	24時間貼付後2.3時間 48時間貼付後2.4時間	胸部、上腹部、背部
気管支喘息治療薬	ツロブテロール	ホクナリンテープ	1日1回	3回目貼付後	5.9±0.6時間	胸部、背部、上腕部
ホルモン薬	エストラジオール	エストラーナテープ	2日ごとに1回	2回目貼付後	約2時間	下腹部、臀部
麻薬	フェンタニル	デュロテップMTパッチ	3日ごとに1回	2回目貼付後	19.9時間	胸部、腹部、上腕部、大腿部など
		フェントステープ	1日1回	120時間	（2㎎）27±14時間	
アルツハイマー型治療薬	リバスチグミン	イクセロンパッチ、リバスタッチパッチ	1日1回	データなし	3.3±0.6時間	背部、上腕部、胸部
β_1遮断薬	ビソプロロール	ビソノテープ	1日1回	4日	24時間後放出率8.1±3±4.66％	胸部、上腕部、背部

＊1　定常状態：血中濃度が一定になるまでの状態。
＊2　剥離後の半減期：剥がした後にその薬の血中濃度が半分になるまでの時間。

自己注射製剤の使い方

自己注射製剤の使い方

インスリン製剤をはじめ、リウマチ治療薬、骨粗鬆症治療薬、成長ホルモン剤、アナフィラキシー治療薬など、様々な自己注射製剤が販売されています。その中でも最も処方頻度が高く、広く使用されているインスリン製剤の使い方について紹介します。

» インスリン製剤

インスリン製剤は、作用発現時間や作用持続時間によって、「超速効型」「速効型」「混合型」「配合溶解」「中間型」「持効型」に分けられます（表1）。また剤形も、「プレフィルドシリンジ製剤」「カートリッジ製剤」「バイアル製剤」があります（図1）。

図1　主なインスリン製剤の剤形

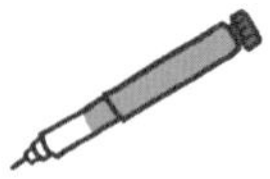

プレフィルドシリンジ製剤
製剤・注入器一体型の使い捨てタイプ

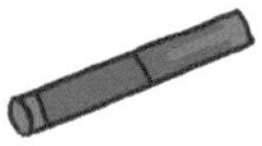

カートリッジ製剤
専用のインスリンペン型注入器に装着して使うタイプ

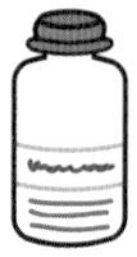

バイアル製剤
単位メモリの付いた100単位製剤用インスリン専用シリンジで使用するタイプ

表1　主なインスリン製剤

分類名	代表的な商品名
超速効型	ヒューマログ ノボラピッド アピドラ
速効型	ヒューマリンR ノボリンR
混合型	ヒューマログミックス ノボラピッドミックス
配合溶解	ライゾデグ配合
中間型	ヒューマリンN ノボリンN
持効型	レベミル トレシーバ ランタス インスリングラルギンBS ランタスXR

使用方法

プレフィルドシリンジ製剤の使用方法とそのポイントを紹介します。

注射の痛みを軽減するポイント

・新しいインスリンを投与する際は、室温に戻してから投与する
・皮膚へ垂直に、すばやく刺す　・注入ボタンをゆっくり押す

1

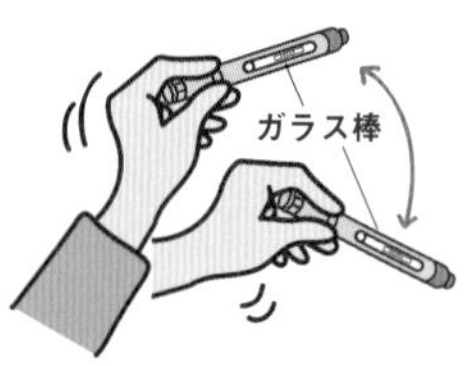

白濁したインスリンは十分にローリングし、ゆっくり10回以上振って均一にする。

混合型・中間型インスリン製剤は、白濁していてよく混ぜないとインスリンの濃度が均一にならないためよく混ぜる（ただし、それ以外の配合溶解、超速効型、速効型、持効型は混和させる必要はない）。

2

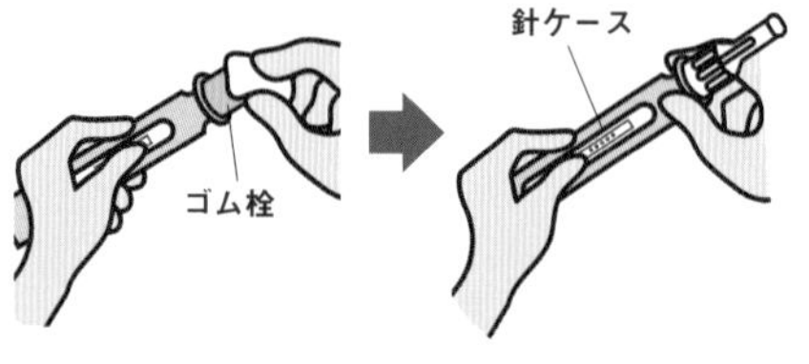

アルコール綿でゴム栓を消毒し、新しい注射針をつける。

注射する直前に針をつける。注射針は注入器のゴム部にまっすぐ取りつける。

3

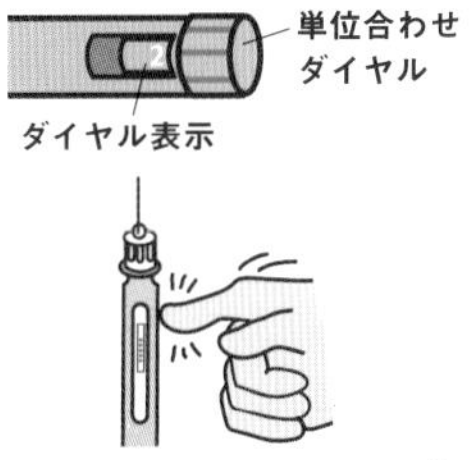
単位合わせ
ダイヤル
ダイヤル表示

ダイヤル表示を「2」にして※、上部を3〜4回はじいて空気を上に集める。

空打ちは、針が閉塞していないか、注入器が正常に作動しているかを調べる大切な確認作業。注射針の空気も除去する。

※ランタスXRの場合は「3」

4

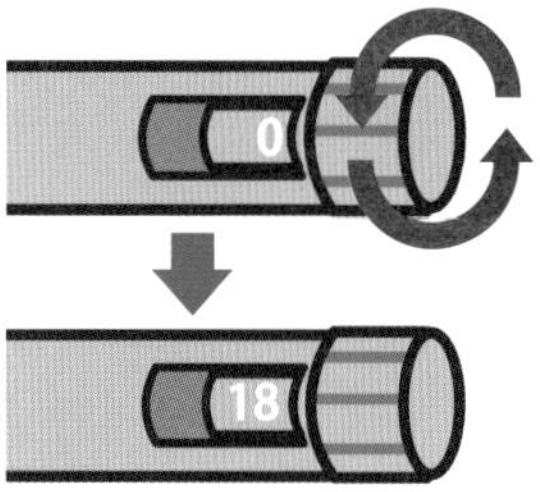

単位合わせダイヤルを回してダイヤル表示を注射する単位にする。

5

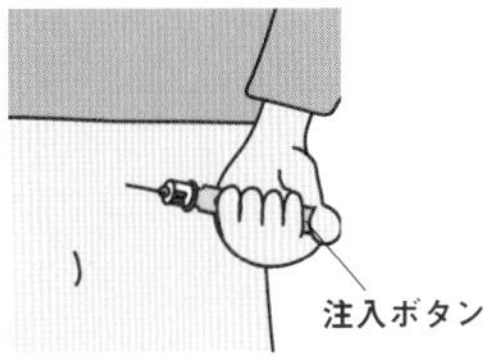
注入ボタン

針先を垂直にして注入ボタンを最後まで押す。

投与部位に垂直になるように注射する。注入ボタンは最後まで完全に押し、押したままの状態で5〜10秒数える。押したままの状態で針を抜く。

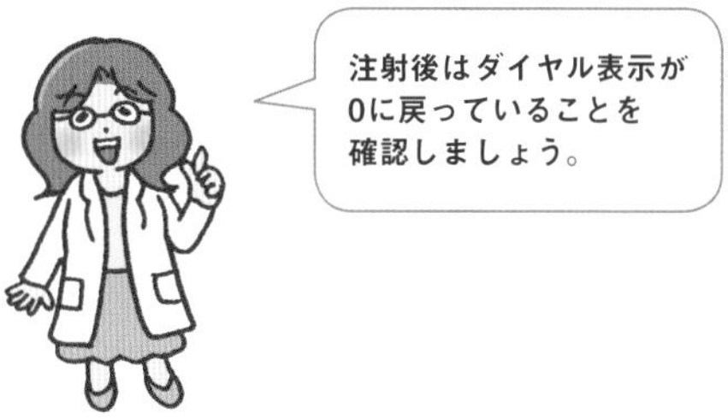
注射後はダイヤル表示が
0に戻っていることを
確認しましょう。

» 注射部位

一般的に上腕、腹壁、大腿、臀部の皮下に行いますが、痛みが少なく、吸収効果も早く、運動の影響も受けにくいことから腹壁が最もよく使用されます。注射部位や注射状況によってはその効果は変化し、一定とはなりません。同じ部位に繰り返し注射をすると、皮下脂肪腫大・硬結（**インスリンボール**）をつくることがあり（図3）、皮下脂肪腫大部位や皮下硬結部位に注射をするとインスリン吸収動態の遅延により血糖コントロールが不安定になる可能性があります。そのために、毎回注射部位を2〜3cmずつずらす必要があります。

図3 インスリンボール

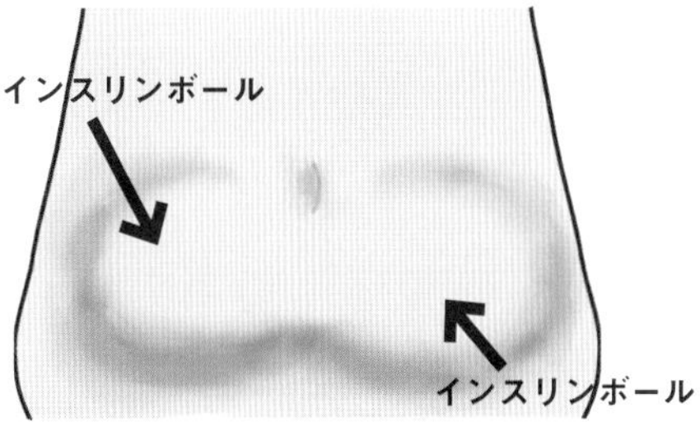
インスリンボール
インスリンボール

図2 インスリン製剤の注射部位

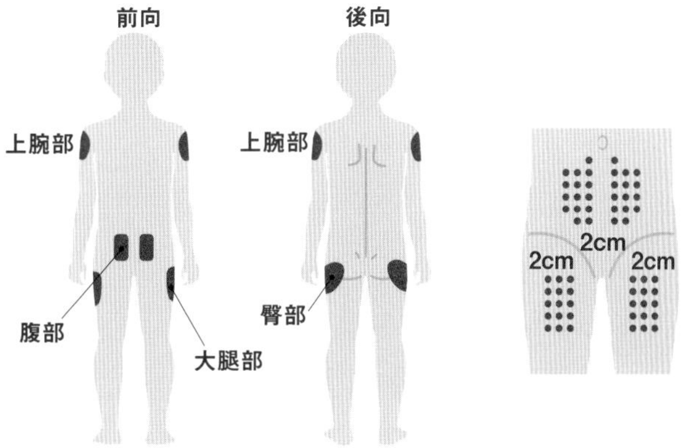
前向
後向
上腕部
上腕部
腹部
大腿部
臀部
2cm
2cm
2cm

・注射部位を変えると血糖コントロールが変化するおそれがあるため、腹部なら腹部と決めて注射を行う。
・注射ごとに2〜3cm位置をずらす。

表2 インスリン注射の吸収動態を変化させる要因

要因	インスリン吸収速度
注射部位	腹壁＞上腕＞大腿＞臀部
注射刺入深度	筋肉＞皮下＞皮内
注射部位をもむ	吸収促進
入浴	吸収促進
注射部位を冷やす	吸収遅延
皮下硬結部に注射	吸収遅延
皮下脂肪の腫大部位に注射	吸収遅延

点眼薬の使い方

点眼薬とは

日本薬局方において、点眼薬は「結膜嚢などの眼組織に適用する、液状、または用時溶解もしくは用時懸濁して用いる固形の無菌製剤」と定義されており、注射剤と同レベルの無菌性が求められています。点眼薬とは区別されている半固形の眼軟膏もここで紹介します。

点眼薬を使用する順番や点眼間隔など、点眼薬を使用するうえで必ず押さえておきたいポイントを確認しましょう。

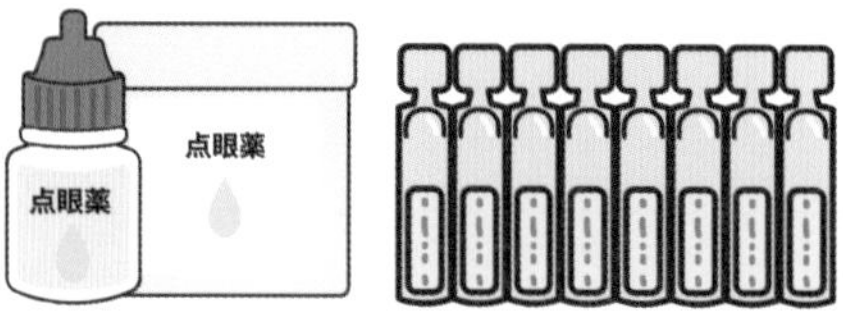

点眼薬の吸入過程

結膜全体を結膜嚢（図1の斜線部分）といい、点眼薬の貯留場所となっています。点眼薬はここから徐々に角膜、房水、水晶体と眼内へと薬が吸収されていきます。点眼1滴（約30μL）が眼内へ移行する際には、最終的に房水内濃度は最初の点滴液濃度の1/1,000~1/10,000となるといわれています。

また、点眼薬の特徴（脂溶性・親水性、粘性、分量の大きさ等）や患者の状態などによっても薬の房水内への移行性は異なります。

図1 眼の構造と点眼薬の吸収過程

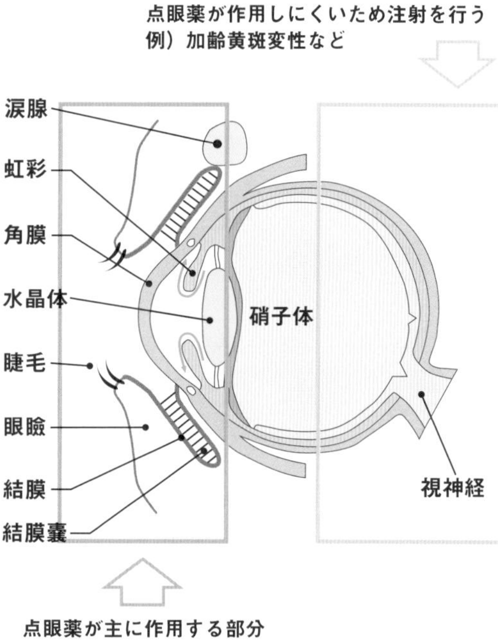

» 点眼薬の添加物

点眼薬には主成分以外にも、防腐剤、等張化剤、緩衝剤など様々な添加物が含有されています。主成分に対して、これらの添加物を組み合わせることで点眼薬の有効性、安全性、安定性の最大化を図っています。

» 点眼薬における防腐剤

点眼薬は未開封の状態では無菌ですが、一度開封すると二次汚染を受ける可能性があるため、防腐剤が必要になります。防腐剤は点眼薬使用における微生物汚染を防止する一方で、角膜や粘膜に障害を起こすこともあります。防腐剤の中でも水に溶けて安定性が高く、殺菌作用が強くて刺激がない塩化ベンザルコニウムが最も多く使用されてきましたが、角膜障害の報告もあります。

» 防腐剤フリーの点眼薬

アレルギーや角膜障害を防ぐために防腐剤が入っていない点眼薬も発売されています。点眼薬は1本で何回も点眼できる**マルチドーズタイプ**（①）と、1度で使い切りの**ユニットドーズタイプ**（②）に分類されますが、ユニットドーズタイプは防腐剤フリーです。

マルチドーズタイプの中にはノズル部分にフィルターを組み込んだ構造をしており、そのフィルターを介すことで微生物汚染を受けない**防腐剤フリーのマルチドーズタイプ**（③）も販売されています。しかし、一般的なマルチドーズタイプの製品と比べると点眼時の力がより必要になり、高齢者や手指障害のある患者には使用しにくい問題点もあります。

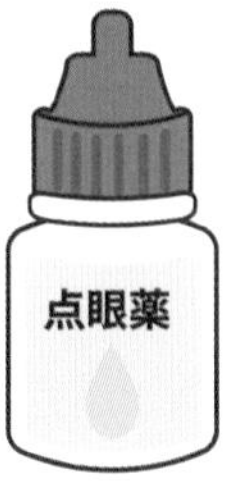

①マルチドーズタイプ

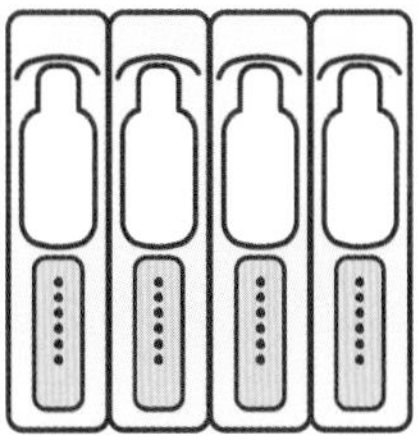
②ユニットドーズタイプ

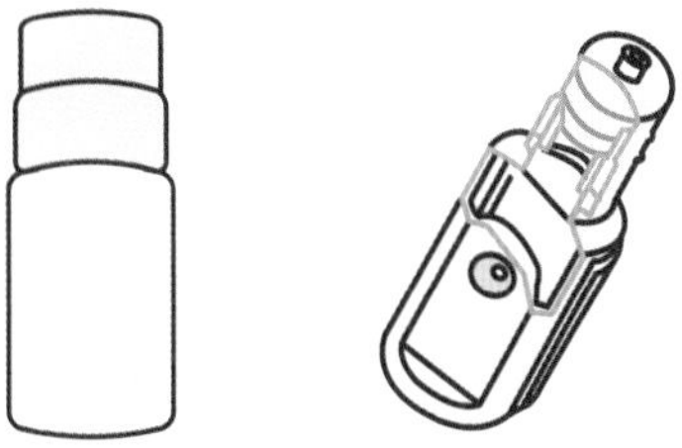
③防腐剤フリーのマルチドーズタイプ

表1　点眼容器の種類と特徴

種類	特徴
①マルチドーズタイプ	一般的な点眼薬の多くにあたり、防腐剤が含有されており何回でも点眼できる 販売会社によって点眼しやすさ、持ちやすさ、製品名の見やすさなど特徴がみられる
②ユニットドーズタイプ	防腐剤フリーなため、1回使い切り。開封したら速やかに使用し、残りは廃棄する
③防腐剤フリーの マルチドーズタイプ	フィルター内蔵ノズルにより防腐剤フリーで、何回でも点眼可能であるが、滴下に時間がかかる

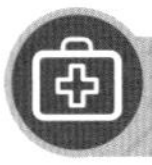

点眼薬の正しい使い方

目の保護と薬の効果を十分に発揮するためにも、正しい点眼薬の使い方を確認しましょう。

1

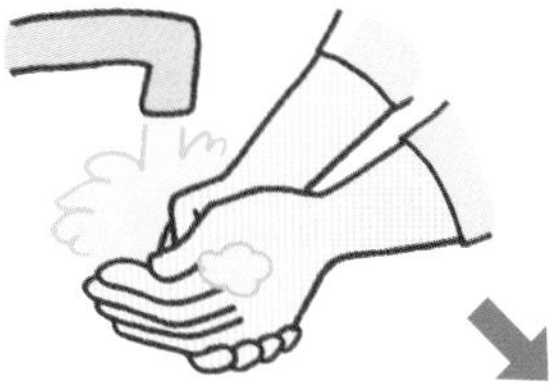
手を洗って手指を清潔にする。

2

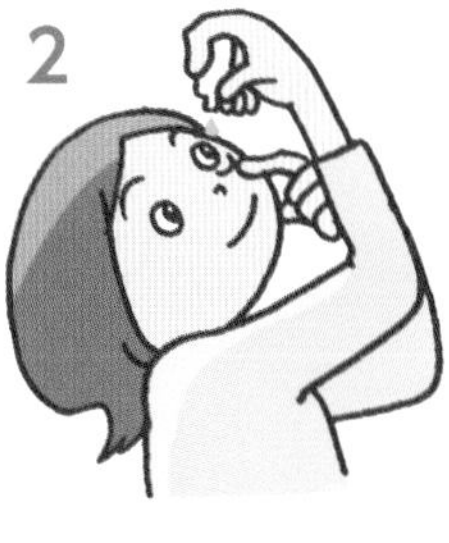
下瞼を軽く引いて、容器の先が眼瞼や睫毛、指先に触れないように注意しながら､1滴点眼する。

3

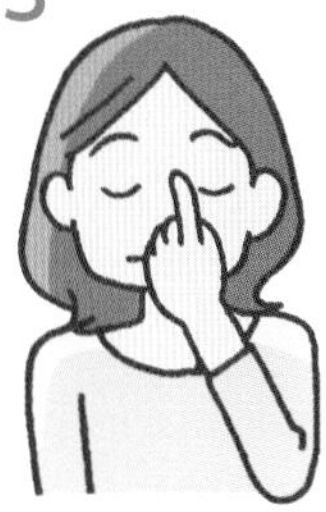
1～5分間瞼を閉じ、涙嚢部を軽く押さえる。

4

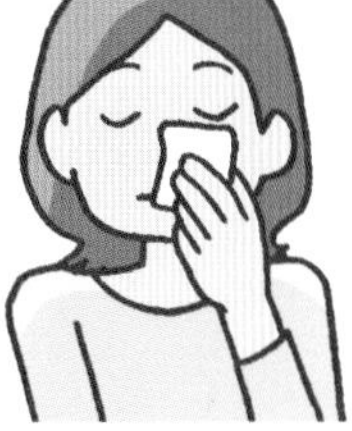
清潔なティッシュなどで、あふれた点眼液を拭き取る。

特殊な点眼薬を使用する際の注意点

点眼薬には水溶性点眼薬、懸濁性点眼薬、用時溶解点眼薬、ゲル化点眼薬、眼軟膏があります。

【懸濁性点眼薬】

よく振り混ぜてから使用してください。そのままでは薬がほとんど含まれない上澄み液のみを点眼していることになります。

（例：アゾルガ配合懸濁性点眼液）

【用時溶解点眼薬】

振ってよく溶解してから使用し、溶解後の保存条件と使用期限を必ず守りましょう。

（例：カタリン点眼液）

【ゲル化点眼薬】

粘性を高め滞留性を向上させた製剤ですが、ゲル化した点眼薬が他の点眼薬の吸収を抑制するおそれがあります。複数の点眼薬を使用する際はゲル化点眼薬を最後に点眼し、投与前は最低10分の間隔をあけましょう。

（例:チモプトールXE点眼液、リズモンTG点眼液）

【眼軟膏】

点眼するときに先端が汚染しないように特に注意が必要です。また、油性でほかの点眼薬の吸収を抑制するため、最後に使用しましょう。

（例：エコリシン眼軟膏）

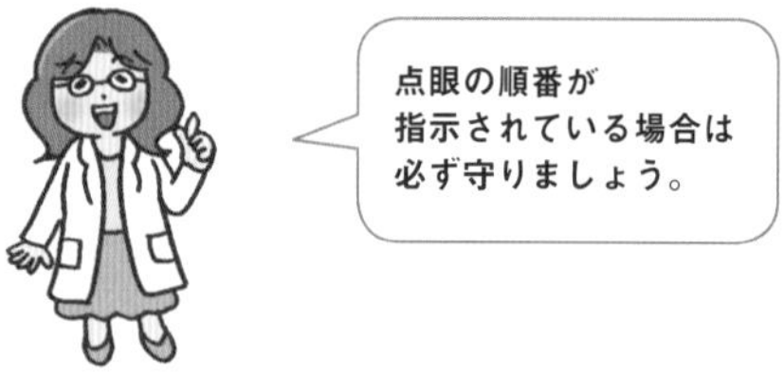

点眼の順番が
指示されている場合は
必ず守りましょう。

CHECK

点眼薬使用のポイント

- 複数の点眼薬を使用する際はその間隔を5分以上あける
- ゲル化剤は前の点眼剤から10分以上あけて使用する
- より効果を期待する点眼薬を後に使用する（最初に点眼した眼薬の主成分が眼組織に十分移行する前に、後から点眼した点眼薬によって洗い流されてしまうため）。

薬剤師が教える +αの知識

防腐剤とコンタクトレンズ

「点眼薬を使用するときはコンタクトレンズは外しましょう」といわれる理由の一つに、防腐剤がコンタクトレンズ※（ソフトコンタクトレンズと酸素透過性ハードコンタクトレンズ）に吸着しやすいことがあげられます。そのため、コンタクトレンズを外したあとに点眼するか、点眼後10分程度待ってコンタクトレンズを装着する必要があります。ただし、防腐剤を含まない点眼薬の場合は、ソフトコンタクトレンズ装着中でも使用できます。また、コンタクトレンズによる眼の乾燥症状に対して行う人工涙液はコンタクトレンズに影響を及ぼさないため、どのコンタクトレンズを装着中でも点眼することが可能です。

※一般のハードコンタクトレンズの場合、防腐剤含有の点眼薬でも装着したまま使用して問題ないとされています。

点眼薬の保管と使用期限

直射日光を避け、添付文書の貯法に従って取り扱います。一般的な点眼薬は開封後1ヵ月を目安に使用します。また、防腐剤の入っていない1回使い切り製剤は、残液はたくさんありますが複数回にわたる使用は絶対にやめましょう。

点鼻薬の使い方

点鼻薬とは

点鼻薬は、鼻腔に直接薬を噴霧または滴下させることで鼻の粘膜からすみやかに薬が吸収されるため、効果が早く出ることが特徴です。

点鼻薬はアレルギー性鼻炎をはじめ、片頭痛治療薬や子宮内膜症治療薬、夜尿症治療薬などにも使用されます。

点鼻薬の使い方

点鼻薬の使用方法を紹介します。

1

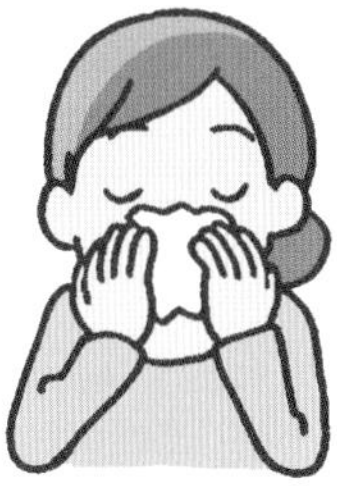

鼻を軽くかむ。

2

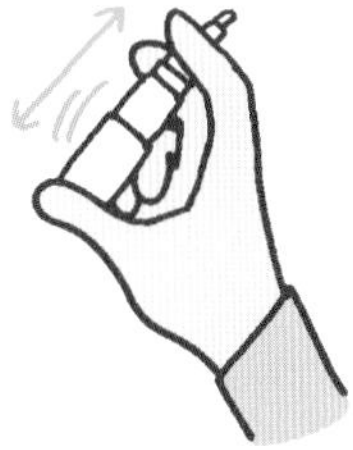

容器をよく振る。振ってはいけない薬もある。

3

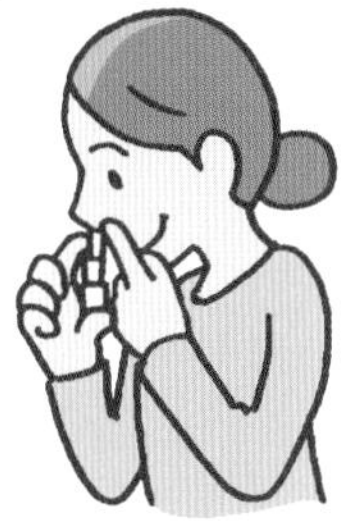

頭をうつむき加減で片方の鼻の穴をふさぎ、もう一方の鼻の穴に容器の先を立てて入れて軽く息を吸いながら噴霧する。

4

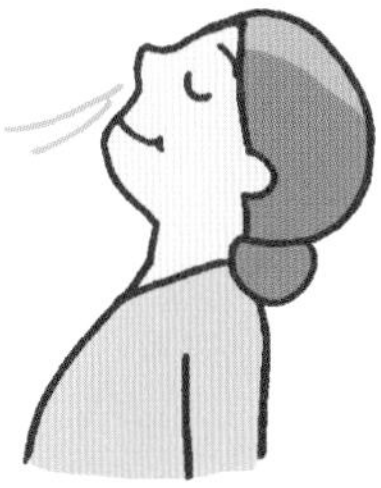

薬を鼻の奥まで行き渡らせるために上を向きながらゆっくり吸い込む。

5

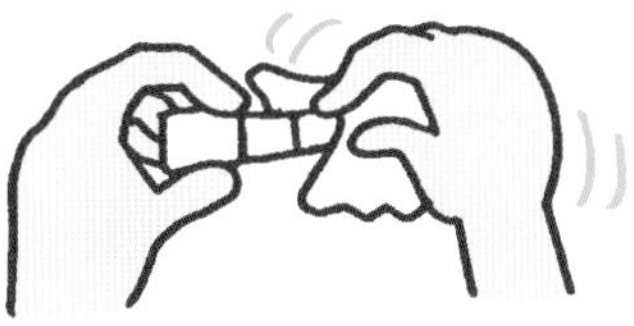

終わったあとはティッシュやガーゼで容器の先端をよくふき、キャップを閉める。

注意：一般的な使用法になるため、医師・薬剤師から別途指示がある場合はそれに従う。また、薬剤毎に注意点などが異なる場合があるため、詳細は添付文書を確認すること。

代表的な点鼻薬

①鼻噴霧用ステロイド薬

ステロイド点鼻薬はアレルギー性炎症に対して強力な抗炎症作用を示し、くしゃみ、鼻みず、鼻づまり、鼻掻痒感といった症状に等しく効果を示します。即効性はありませんが、効果の発現は比較的早く約１～２日で効果がみられ、長期連用により改善率は向上します。

鼻噴霧用ステロイド薬は全身性の副作用リスクは最小限に抑えられているため、長期に使用しても全身性副作用は少ないと考えられています。

②鼻噴霧用抗ヒスタミン薬

抗アレルギー作用を示します。点鼻薬であるが眠気を催すことがあるため、注意が必要です。

③鼻噴霧用血管収縮薬

血管収縮薬は鼻づまりによく効き、即効性もある一方で、長期の使用で鼻粘膜本来の自律神経調節機構が失調して、鼻粘膜の循環障害に陥り慢性浮腫性病変を起こすことがあります。そのため、１～２週間程度の使用にとどめます。

表1　主な点鼻薬一覧

ステロイド薬
- フルチカゾンフランカルボン酸エステル（アラミスト）
- デキサメタゾンベシル酸エステル（エリザス）
- モメタゾンフランカルボン酸エステル水和物（ナゾネックス）

抗ヒスタミン薬
- レボカバスチン塩酸塩（リボスチン）

血管収縮薬
- ナファゾリン硝酸塩（プリビナ）

子宮内膜症・子宮筋腫治療薬
- ブセレリン酢酸塩（スプレキュア）

片頭痛治療薬
- スマトリプタン（イミグラン）

中枢性尿崩症治療薬
- デスモプレシン酢酸塩水和物（デスモプレシン）

※カッコ内は主な商品名

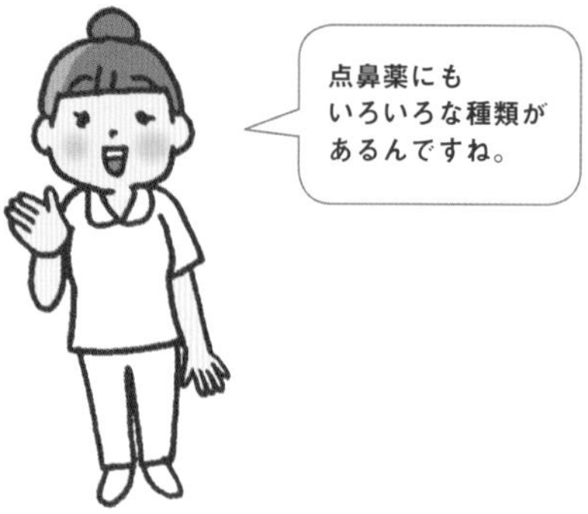
点鼻薬にも
いろいろな種類が
あるんですね。

点耳薬の使い方

点耳薬とは

耳は外耳、中耳、内耳から成ります。点耳薬は、外耳道から中耳腔で起こる疾患に対して、耳の中に直接薬を投与するため、薬が炎症部位に直接届き、全身性の副作用が生じにくいのが特徴です。抗菌薬や耳垢ステロイド、耳垢薬が点耳薬として用いられます。

図1　耳の構造

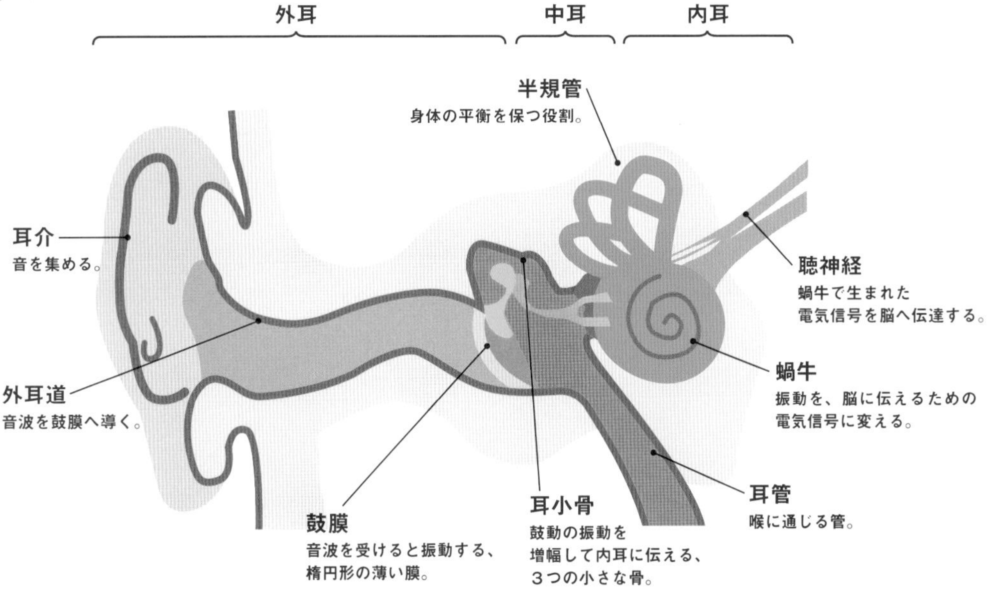

外耳
中耳
内耳
半規管
身体の平衡を保つ役割。
耳介
音を集める。
聴神経
蝸牛で生まれた
電気信号を脳へ伝達する。
外耳道
音波を鼓膜へ導く。
蝸牛
振動を、脳に伝えるための
電気信号に変える。
耳管
喉に通じる管。
鼓膜
音波を受けると振動する、
楕円形の薄い膜。
耳小骨
鼓動の振動を
増幅して内耳に伝える、
３つの小さな骨。

点耳薬の使い方

①綿棒などで耳垢や耳漏を除去します。
②横向きに寝て、点耳する耳が上に向くようにして、体温くらいまで点耳薬を温めたあとに、容器の先端が直接耳に触れないように滴下します。
③２～３分　(耳浴*1の場合10分間) そのままの姿勢を保ちます。
④ティッシュなどを耳にあてながら起き、流れ出た点耳液を拭きとります。

上手く差すコツ

・点耳薬は人肌まで温める。
　→冷たいまま点耳するとめまいが起こりやすくなる。
・点耳薬を入れたあと唾を飲み込む。
　→耳の中に薬が広がりやすくなる。

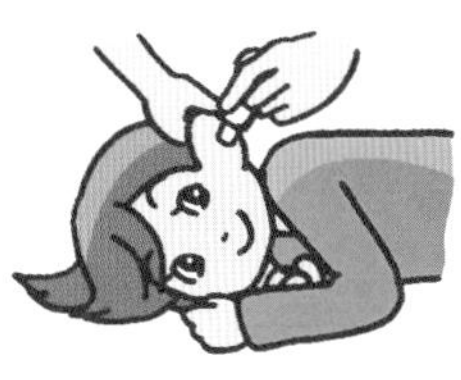

＊1　耳浴：薬を長時間耳の中にとどめておく治療法のこと。

薬の正しい保管方法

「薬（医薬品）とは？」(P. 8～) では、薬の規制と保管方法について紹介しました。ここでは、薬の品質管理の面から正しい保管方法を紹介します。薬は適切な温度や状態で管理することが大切です。薬の保管方法を誤ると,効果を示す成分（有効成分）が分解・変質することがあります。 添付文書にも記載されています(図1)。

図1　ヒューマログ注ミリオペンの添付文書

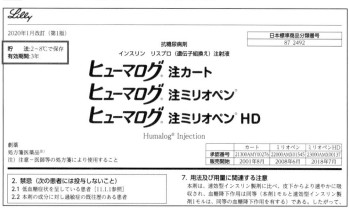

Lilly

2020年1月改訂（第1版）

日本標準商品分類番号
87 2492

貯　　法:2～8℃で保存
有効期間:3年

抗糖尿病剤
インスリン　リスプロ（遺伝子組換え）注射液

ヒューマログ® 注カート
ヒューマログ® 注ミリオペン®
ヒューマログ® 注ミリオペン® HD

Humalog® Injection

劇薬
処方箋医薬品(注)
注）注意－医師等の処方箋により使用すること

	カート	ミリオペン	ミリオペンHD
承認番号	21300AMY00276	22000AMX01545	23000AMX00137
販売開始	2001年8月	2008年6月	2018年7月

2. 禁忌（次の患者には投与しないこと）
2.1 低血糖症状を呈している患者［11.1.1参照］
2.2 本剤の成分に対し過敏症の既往歴のある患者

7. 用法及び用量に関連する注意
本剤は、速効型インスリン製剤に比べ、皮下からより速やかに吸収され、血糖降下作用は同等（本剤1モルと速効型インスリン製剤1モルは、同等の血糖降下作用を有する）である。したがって、

ヒューマログ注カート ヒューマログ注ミリオペン ヒューマログ注ミリオペンHD
日本イーライリリー2020年1月改定（第1版）より一部引用

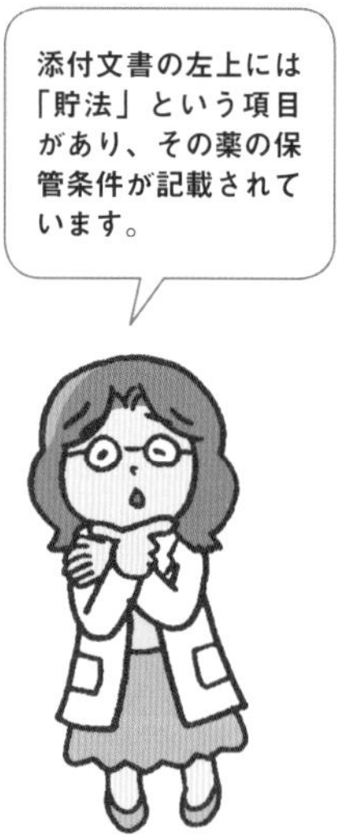

添付文書の左上には「貯法」という項目があり、その薬の保管条件が記載されています。

薬の品質に影響する要因

薬は有効成分だけではなく、添加剤や基剤が含まれているため様々な因子が薬の品質に影響を与えます。その因子とは、温度、湿度、光、酸素などがあげられます。

» 温度

添付文書には、「何℃以下」など具体的な数値の場合と、「室温」「常温」「冷所」と記載されている場合があります。日本薬局方では温度の範囲が定められています（表1）。

図1のように冷所保存でかつ温度が指定されている場合は、指定温度（2~8℃）で保管します。特別な指定がなく「冷所保存」とされている場合は１～15℃で保管します。また、冷所保存の薬も凍結を避けて保管することが基本です。

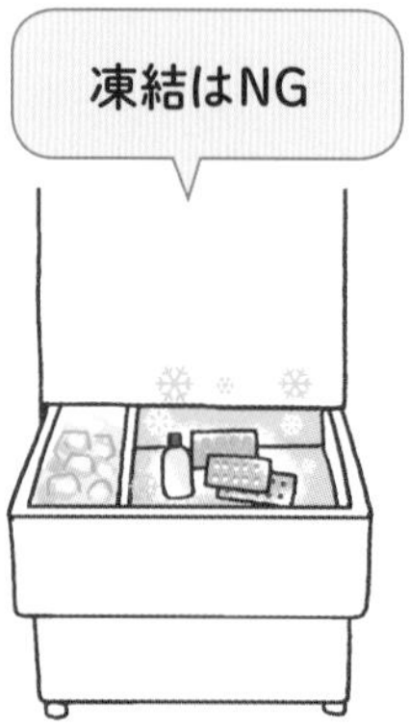

表1　日本薬局方の温度規定

室温	1～30℃
常温	15～25℃
冷所	1～15℃

» 湿度

内服薬の中で吸湿性が高いものは湿度の影響を受けやすくなります。特に吸湿性が高い薬を一包化すると着色や変色、湿潤など外観上に変化が見られることがあります。

> アモキシシリン水和物・クラブラン酸カリウム（オーグメンチン）
> 　オーグメンチンは湿気に弱く、錠剤も6錠ごとに個包装されています。また、保管もこのアルミ袋に入れ、開封後は1ヵ月後までに使用するように注意喚起されています。そのため､一包化調剤はできません。

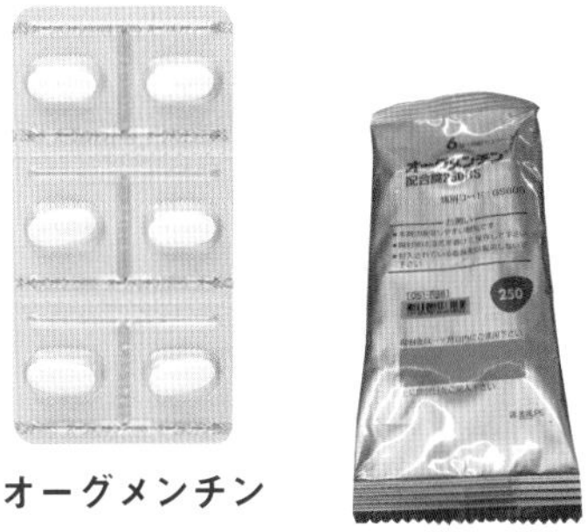
オーグメンチン

» 光

光の影響で薬が分解することがあります。これを避けるために褐色のアンプルに入っていたり、遮光シートに保管されています。ビタミン剤は特に影響を受けやすいため、遮光カバーをして投与する必要があります。

> メコバラミン（メチコバール）
> 　遮光のPTPシート、アルミ包装となっています。メチコバール細粒はアルミ包装から遮光ができない分包紙へ分包すると3時間後には含量が低下（規格外）になります。

メチコバール
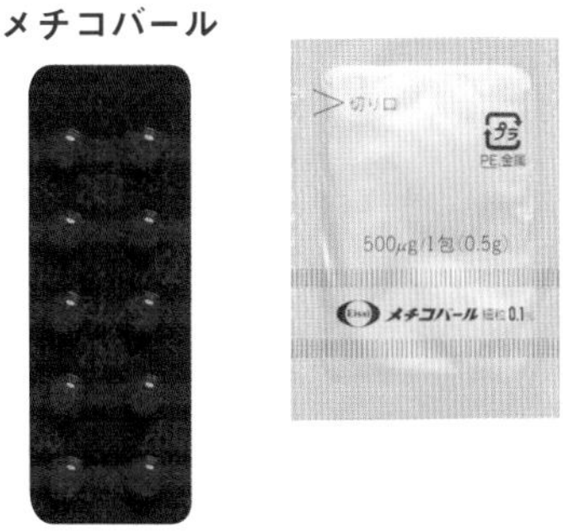

» 酸素

酸素によって分解される薬があります。酸素の影響を受けやすい薬は、酸素バリア性の外装で包装するなど包装上の工夫がみられます。注射薬や輸液の中には、外袋で包装された薬を目にすることが多いと思います。この包装は単なるラッピングではなく、品質を守るために重要な役割を果たしています。そのため、使用する直前に外袋を開封するようにしましょう。

> 脂肪乳剤（イントラリポス輸液）
> 　脂肪乳剤は酸化しやすく、脱酸素剤が封入されています。また、本剤は脂肪の酸化を防ぐためにガスバリア性の外袋で包装されており、包装に破損があった場合などはインジケーターが変色してお知らせします（図2）。変色している場合は投与してはいけません。

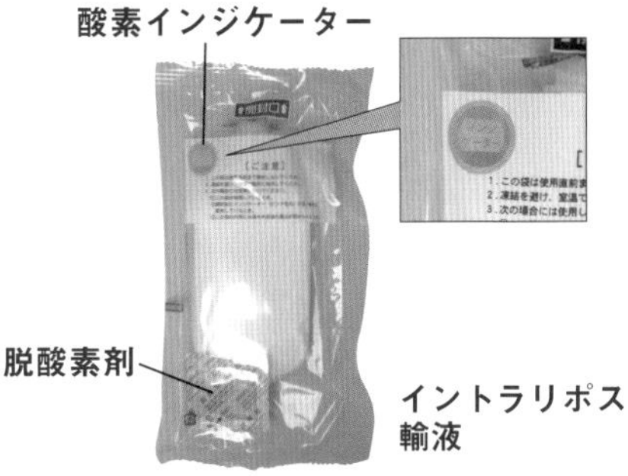

図2　イントラリポス輸液のインジケーター

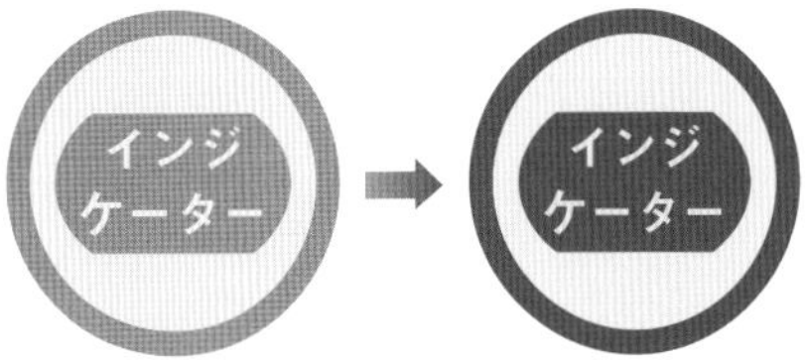

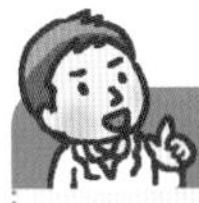
薬剤師が教える +αの知識

薬の使用期限について

薬は未開封の状態だと、製造してから3～5年程度は効き目が変わらずに使えるように、品質を確認する試験を行っています（3年未満のものもあります)。薬の外箱や注射薬、外用薬の場合は1つ1つに使用期限が記載されています。患者の持参薬などでは使用期限が切れている場合もあるので、注意しましょう。

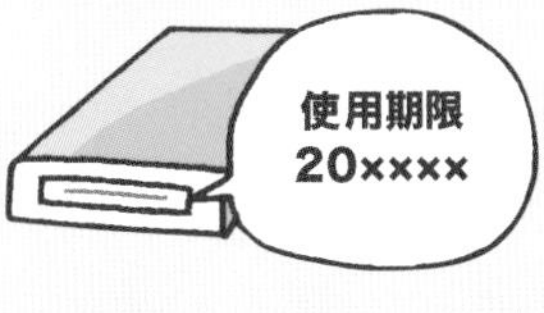

付録

知っていると役に立つ薬に関すること

先輩看護師からのアドバイス⑥

お年寄りの患者さんあるある。耳の遠い患者さんは、呼ばれたのが自分の名前じゃなくても返事をしてしまうので気をつけて。
（15年目看護師）

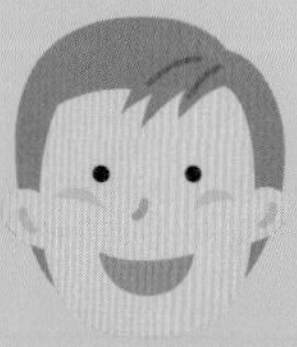

薬の投与用量の指示は「mg、ml、A、V、錠」など、様々な単位でオーダーされます。普段から単位を意識し、薬ごとの投与量の上限を把握しておくことで、過剰投与、過少投与を防ぐことができます。
（12年目看護師）

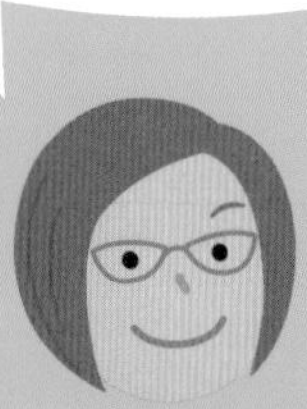

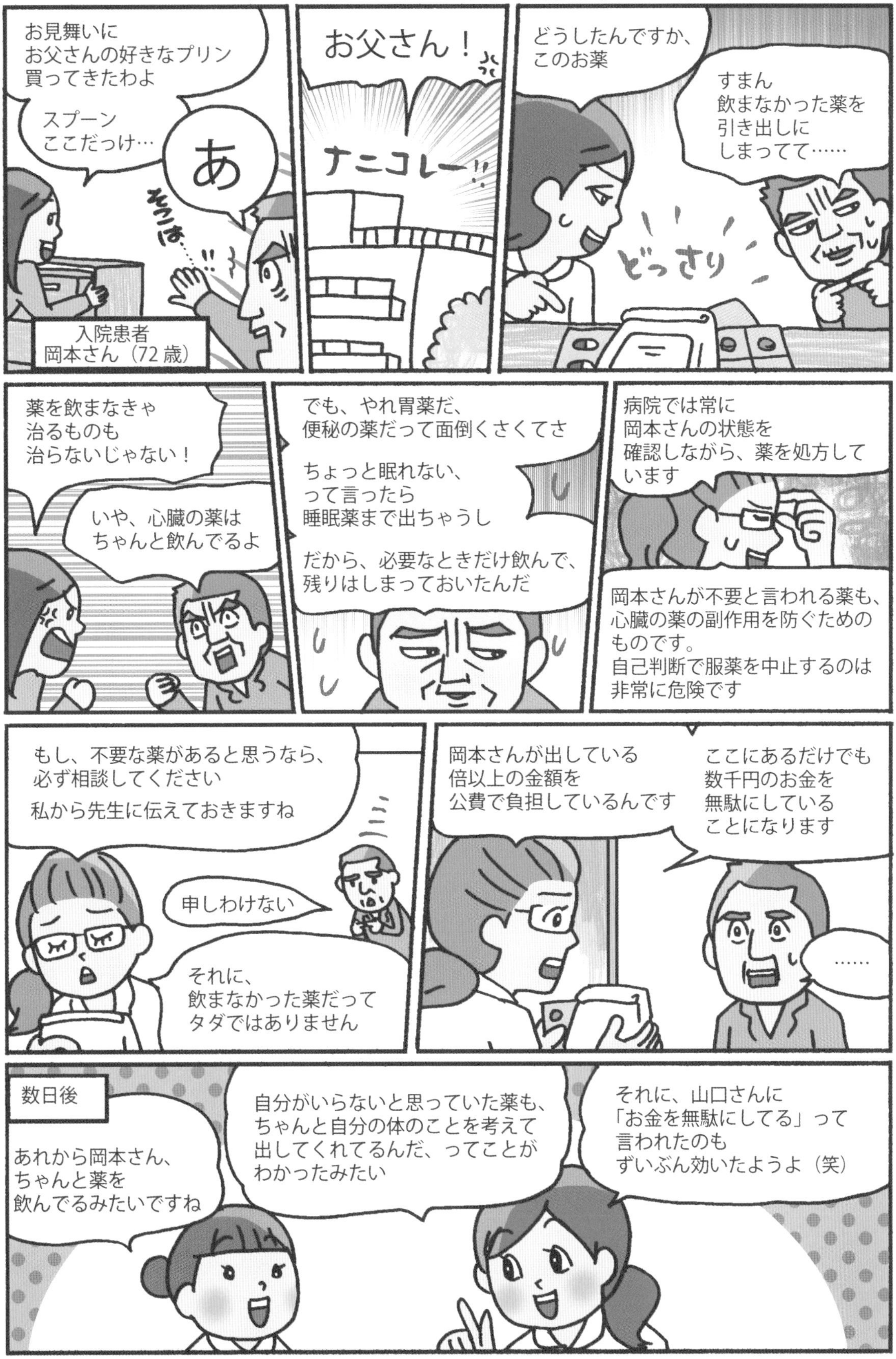
お見舞いに
お父さんの好きなプリン
買ってきたわよ
スプーン
ここだっけ…
あ
そうだ…!!
入院患者
岡本さん（72歳）
お父さん！
ナニコレー!!
どうしたんですか、
このお薬
すまん
飲まなかった薬を
引き出しに
しまってて……
どっさり
薬を飲まなきゃ
治るものも
治らないじゃない！
いや、心臓の薬は
ちゃんと飲んでるよ
でも、やれ胃薬だ、
便秘の薬だって面倒くさくてさ
ちょっと眠れない、
って言ったら
睡眠薬まで出ちゃうし
だから、必要なときだけ飲んで、
残りはしまっておいたんだ
病院では常に
岡本さんの状態を
確認しながら、薬を処方して
います
岡本さんが不要と言われる薬も、
心臓の薬の副作用を防ぐための
ものです。
自己判断で服薬を中止するのは
非常に危険です
もし、不要な薬があると思うなら、
必ず相談してください
私から先生に伝えておきますね
申しわけない
それに、
飲まなかった薬だって
タダではありません
岡本さんが出している
倍以上の金額を
公費で負担しているんです
ここにあるだけでも
数千円のお金を
無駄にしている
ことになります
……
数日後
あれから岡本さん、
ちゃんと薬を
飲んでるみたいですね
自分がいらないと思っていた薬も、
ちゃんと自分の体のことを考えて
出してくれてるんだ、ってことが
わかったみたい
それに、山口さんに
「お金を無駄にしてる」って
言われたのも
ずいぶん効いたようよ（笑）

持参薬の注意点

持参薬について

持参薬とは、患者が入院時に持ってきた薬（内服薬、外用薬、注射薬）のことです。患者は、持参薬は内服薬だけだと思っている場合があるので、テープ剤や軟膏なども使用していないか確認しましょう。ほかの医療機関で処方された持参薬の確認が不十分だと、思わぬ医療事故を生じる恐れがあります。さらに、近年のジェネリック医薬品の増加により、持参薬の鑑別・管理は複雑な業務となっています。

その際に役立つのが、薬袋やお薬説明書、お薬手帳などの情報源です。お薬手帳は患者に処方された薬の名前、用法・用量など記録を残すための手帳です。これを活用することで薬の重複や相互作用を避け、安全な薬物療法を提供することが可能となります。

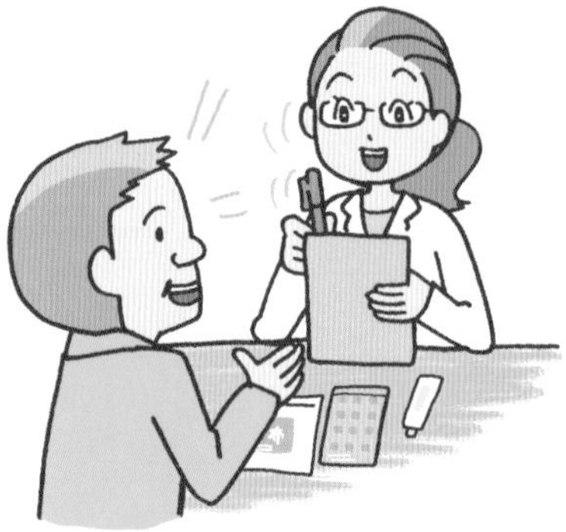

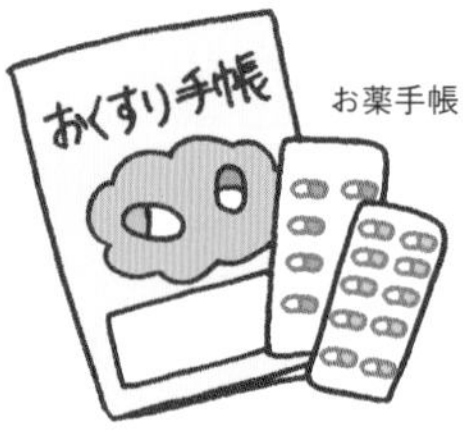

お薬手帳

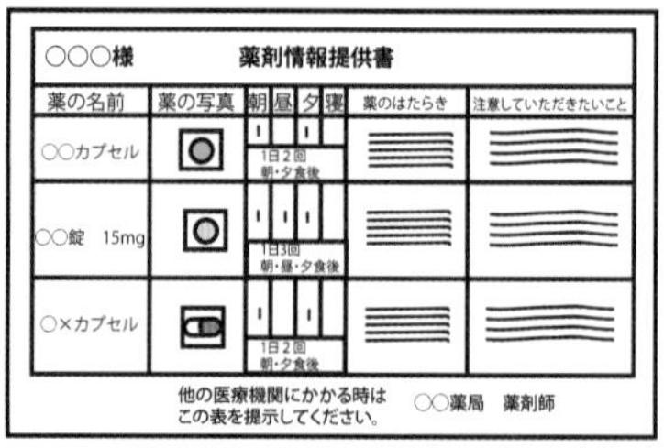

お薬説明書

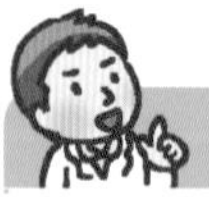

薬剤師が教える ＋αの知識

①鑑別の方法

「医薬品医療機器総合機構（PMDA）」のウェブサイト（https://www.pmda.go.jp）から添付文書を検索できます。薬が一包化されている場合は、ウェブサイトや専門書籍から、錠剤に刻印されている識別コードで医薬品を鑑別することも可能です。

②電子版お薬手帳

現在スマートフォンなどのアプリとして、「電子版お薬手帳」が普及しつつあります。常に持ち歩くスマートフォンの中にお薬手帳があれば、手帳を忘れることがなく、また急な場合にも薬の確認ができて便利です。しかし一方で、電子版お薬手帳の場合、スマートフォン本体を医療スタッフが預かることが難しいなどの課題もあります。

持参薬に関連するインシデント事例

持参薬鑑別では、薬剤名・規格・剤形・会社名（屋号）・用法・用量・残数などを確認します。確認を誤ると、薬の重複、過量投与や過少投与などにつながります。

表1に、日本医療機能評価機構の医療安全情報で周知された例を紹介します。いずれも持参薬の継続や院内採用薬に切り替える際に起こった事例です。剤形、規格、用法、用量、一般名を必ず確認しましょう。

また、持参薬の中には手術や検査の前に休薬するものがあります（表2）。休薬が遅れたことで手術が延期になった事例も報告されています。

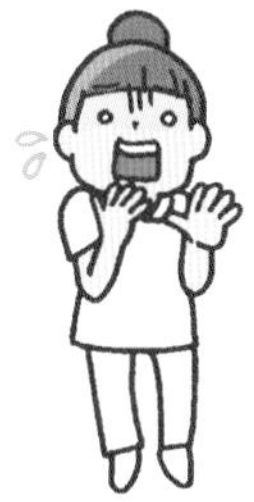

表1　持参薬に関連するインシデント事例

内容	持参薬	院内で処方した薬	詳細
重複投与	アロチーム錠100mg （一般名：アロプリノール）	ザイロリック錠100mg （一般名：アロプリノール）	商品名が異なるため、同じ成分であることに気づかなかった
規格間違え	ブロプレス錠2mg 1日1錠　1日1回	ブロプレス錠4mg 1日1錠　1日1回	規格の確認を誤り2倍投与となった
単位間違え	リスペリドン細粒1% 5mg	リスペリドン細粒1%　5g （成分量として50mg）	単位の確認を誤り10倍投与となった
用法間違え	メトトレキサートカプセル（2mg） 週1回　朝1C・夕1C	メトトレキサートカプセル(2mg) 連日　朝1C・夕1C	用法の確認を誤り連日投与した

表2　手術前に休薬する薬の例

抗凝固薬・ 抗血小板薬	手術時の出血リスクを減らすため、原則中止することが推奨される薬です。その薬理作用が、可逆的作用機序による抗凝固薬・抗血小板薬の多くは、薬が血中から消失されれば効力を失うため、その消失日数が休薬日数の目安になります。アスピリンやクロピドグレルなどの抗血小板薬の中には不可逆的作用機序により血小板凝集能に影響を与え、薬が血中から消失した後も薬理作用が継続し、7～10日長ければ14日間の休薬が必要となるものもあります。
糖尿病治療薬	糖尿病治療薬のうち、ビグアナイド系製剤であるメトホルミン（メトグルコ、グリコラン)は、血中の乳酸が増加する乳酸アシドーシスに注意します。乳酸アシドーシスは腎機能低下時や脱水時に起こりやすく、CTやX検査で使用され腎機能を低下させる恐れがあるヨード系造影剤や、脱水の恐れがある利尿薬との併用には注意が必要です。 近年では糖尿病治療薬の配合剤が多く登場しています。持参薬の鑑別時は一般名の確認をしましょう。
女性ホルモン製剤	経口避妊薬や更年期障害、月経異常の治療薬に代表される女性ホルモン製剤には、エストロゲンが含まれています。経口摂取されたエストロゲンは消化管から吸収され、肝臓内に取り込まれると肝臓の組織を刺激して凝固系を活性化させるため、静脈血栓塞栓症のリスクとなります。経口避妊薬は、薬に配合されているエストロゲンの量や患者さんの背景(年齢、喫煙歴など)によってVTE発症のリスクが異なるため、休薬期間については医師の指示を仰ぐことが大切です。
骨粗鬆症治療薬	閉経後骨粗鬆症治療薬としてラロキシフェン塩酸塩(エビスタ)やバセドキシフェン酢酸塩(ビビアント)があります。これらは、骨にあるエストロゲン受容体に作用することで骨量を増やし、骨粗鬆症の進行を抑えます。しかし、女性ホルモン製剤と同様にエストロゲンには血液を凝固させる作用があるため、VTEのリスクを抑える目的で術前から術後にかけて休薬することがあります。

転倒・転落に関与する薬

転倒・転落の要因

入院中の患者の転倒や、車いす・ベッドからの転落事例は少なくありません。特に高齢者は注意が必要です。

転倒・転落が発生する要因は、患者の身体／内的要因（表1）と、病室の状態など患者周囲の環境／外的要因に大きく分けられ、これらに行動要因が加わることで、発生する可能性が増加します。ここでは、内的要因の1つとなる転倒・転落に関与する可能性がある薬について紹介します。

表1　転倒・転落の原因

要因	代表的な疾患や病態	
運動要因	麻痺	脳卒中／末梢神経障害　など
	筋力低下	長期臥床による廃用症候群（移動の際に杖や介助が必要）　など
	姿勢保持障害	パーキンソン病／進行性核上性麻痺　など
	四肢・体幹失調	脊椎小脳変性症　など
	不随意運動	パーキンソン病のジスキネジア／舞踏運動　など
感覚要因	視力低下	白内障などの眼疾患
	聴力低下	難聴
	固有感覚・位置覚低下	末梢神経障害／脳血管障害　など
高次要因	意識障害・せん妄	脳血管障害／髄膜脳炎／てんかん発作　など
	認知症	アルツハイマー型認知症／脳血管性認知症／前頭側頭型認知症　など
	半側空間無視	脳血管障害　など
	薬剤	睡眠薬／抗精神病薬／抗不安薬／抗うつ薬／鎮静薬／利尿薬　など
その他の要因	発熱・脱水	感染症　など
	起立性低血圧・失神	パーキンソン病／末梢神経障害　など
	頻尿・尿失禁	脳血管障害／認知症／パーキンソン病　など

転倒・転落に関与する薬

様々な薬での報告があります（表2）。1つの薬だけでなく、**多剤併用（ポリファーマシー）**もリスク増加の原因となります。特に精神科領域の薬（抗精神病薬、抗うつ薬、睡眠導入薬など）の多剤併用は転倒・転落との強い関連がいわれています。

» 睡眠薬

ふらつきやめまいが生じやすいだけでなく、集中力や注意力が散漫になるため、平衡感覚がうまく保てないことがあります。最も危ないのは、薬効が残り朦朧(もうろう)とした状態でベッドから降りようとする場合です。特に高齢者は薬の代謝能力が低下し薬効が強くなることがあるため、通常よりも少量から投与していくことが推奨されています。

» 抗不安薬・抗うつ薬・抗精神病薬・抗てんかん薬

睡眠導入薬と同様に、抗不安薬など中枢神経に作用する薬には眠気、ふらつきなどの副作用があります。特に多剤併用の場合は注意が必要です。抗不安薬では筋緊張の低下をもたらすこともあり、転倒・転落のリスクとなります。

» 高血圧治療薬

循環動態が変化することにより、立ち上がるときなどに急にふらつく起立性低血圧のおそれがあります。特に飲み始めや薬が増量になった場合は注意が必要です。

» 糖尿病治療薬

糖尿病治療薬では食事や患者の状態で低血糖が起こることがあります。初期症状としてふらつきが出ることもあり、注意が必要です。

» 利尿薬

血圧降下によるふらつきとともに、トイレに駆け込もうとして、転倒・転落することが少なくありません。飲み始めには、注意するよう説明します。

表2 転倒・転落に関与する代表的な薬

分類	一般名（代表的な商品名）
睡眠導入薬	ゾルピデム（マイスリー） ゾピクロン（アモバン） エスゾピクロン（ルネスタ）
抗不安薬	ロラゼパム（ワイパックス）
抗うつ薬	パロキセチン（パキシル） セルトラリン（ジェイゾロフト） デュロキセチン（サインバルタ） イミプラミン（トフラニール）
抗精神病薬	ハロペリドール（セレネース） リスペリドン（リスパダール） オランザピン（ジプレキサ） アリピプラゾール（エビリファイ）
抗てんかん薬	バルプロ酸ナトリウム（デパケン） レベチラセタム（イーケプラ） クロチアゼパム（マイスタン）
認知症治療薬	ドネペジル（アリセプト） メマンチン（メマリー）
高血圧治療薬	アムロジピン（ノルバスク、アムロジン） ニフェジピン（アダラート） テルミサルタン（ミカルディス） オルメサルタン（オルメテック）
糖尿病治療薬	グリベンクラミド（アマリール） メトホルミン（メトグルコ） シタグリプチン（ジャディアンス、グラクティブ） インスリン
利尿薬	フロセミド（ラシックス） スピロノラクトン（アルダクトン）
抗ヒスタミン薬	d-クロルフェニラミンマレイン酸（ポララミン） レボセチリジン（ザイザル）
強心薬	ジゴキシン（ジゴシン、ハーフジゴキシン）
抗がん薬	パクリタキセル（タキソール） シスプラチン（ランダ）
NSAIDs	ロキソプロフェン（ロキソニン） セレコキシブ（セレコックス）
オピオイド	モルヒネ（MSコンチン、オプソ、モルペス） オキシコドン（オキシコンチン、オキノーム） フェンタニル（フェントス）
神経障害性疼痛治療薬	プレガバリン（リリカ） ミロガバリン（タリージェ）

» 抗がん薬

副作用として骨髄抑制があり、貧血により立ちくらみが起こることがあります。また、タキサン系のパクリタキセルやプラチナ系のシスプラチンでは、しびれが原因の転倒にも注意が必要です。

» 神経性疼痛治療薬

プレガバリン（リリカ）に代表される神経性疼痛治療薬は、処方される頻度が高い薬ですが、めまい、眠気、意識消失の副作用も高い頻度で報告されています。特に高齢者では、これらの症状により転倒し骨折等を起こした例があるため、十分に注意しなければなりません。

ほかにも**抗ヒスタミン薬**では眠気の副作用があるほか、**NSAIDs**でも転倒・転落との関連が示唆されています。患者にリスクを説明するとともに、転倒・転落を防ぐ環境を整えることも重要です。

血管外漏出に注意が必要な注射薬

血管外漏出とは

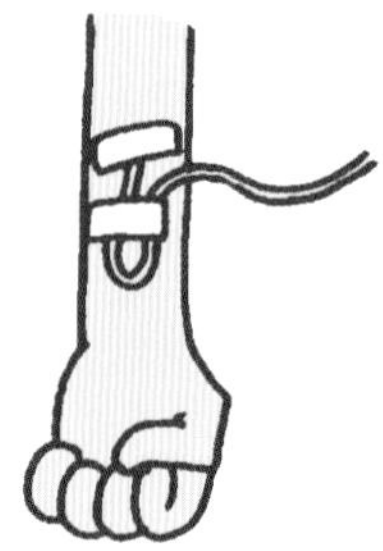

点滴静脈内注射時に薬液が血管内に入らず、皮下の周囲組織に漏れた状態を**血管外漏出**（extravasation：**EV**）といいます。注射部に腫脹が起こり、当該肢全体に浮腫が生じるほか、炎症や壊死を生じることがあります。

「がん化学療法」（P.127〜145）では、抗がん薬の血管外漏出のリスク分類とその対応について紹介しましたが、抗がん薬以外でも血管外漏出が起こった場合、リスクが高い注射薬もあります。ここでは、抗がん薬以外の血管外漏出に注意が必要な注射薬について紹介します。

血管外漏出に注意が必要な注射薬

ＥＶに注意が必要な代表的な注射薬（抗がん薬以外）を添付文書のＥＶに関する記載をもとに、表1にまとめました。主に浸透圧が高い（高浸透圧）注射薬、血管収縮薬、電解質補正薬、強アルカリ性の注射薬です。ＥＶが起こった場合、壊死や炎症の報告がある注射薬は、抗がん薬に準じて迅速に対応する必要があります。

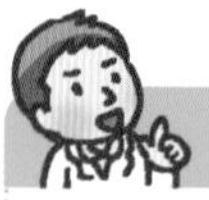

薬剤師が教える +αの知識

①塩化カリウム（KCL）注の濃度・速度に注意！

塩化カリウム注、各種疾患または状態における低カリウム血症を改善するためのカリウム補給剤として頻用されています。

塩化カリウム注は心停止の恐れがあるため、急速静注は禁止です。また、末梢静脈から投与する場合、高濃度で血管炎のリスクもあるので、濃度にも注意が必要です。塩化カリウム注の指示が出た場合は以下を必ず確認してください。

- 急速静注禁止
- 輸液に希釈して投与すること（濃度：40mEq/L以下）
- 投与速度　20mEq/hr以下
- 1日投与量　100mEq/日以下

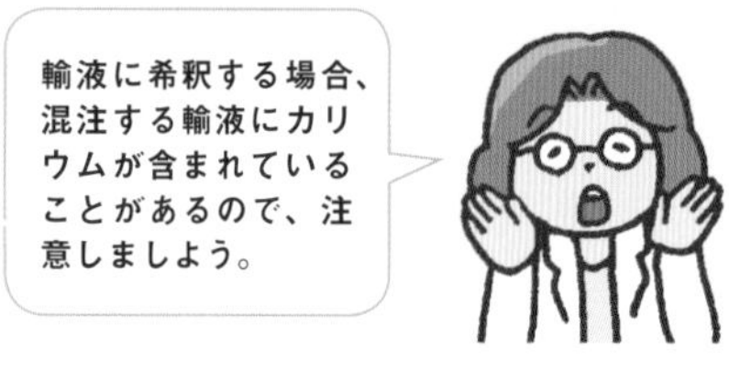
輸液に希釈する場合、混注する輸液にカリウムが含まれていることがあるので、注意しましょう。

②ガベキサートメシル酸塩使用時の血管炎

急性膵炎や播種性血管内凝固症候群（DIC）に使用するタンパク分解酵素阻害剤ガベキサートメシル酸塩（エフオーワイ）は、添付文書に「末梢血管から投与する場合、輸液の濃度を0.2%以下で点滴静注することが望ましい」と記載されています。高濃度の場合、血管内壁を障害し、注射部位および刺入した血管に沿って静脈炎や硬結、潰瘍・壊死を起こすことがあるためです。中心静脈から末梢投与になった場合等で、高濃度のまま末梢から投与し、潰瘍・壊死を起こした事例が報告され、注意喚起されています。

同効薬のナファモスタットメシル酸塩（フサン）も同様に潰瘍・壊死を起こすことがあるので、注意が必要です。

表1　血管外漏出に注意が必要な代表的な注射薬

添付文書の記載	理由	薬効	一般名（代表的な商品名）
血管外漏出時に壊死を起こすことがある、または報告がある	強アルカリ性	アシドーシス治療薬	炭酸水素ナトリウム（メイロン）
		悪性高熱症治療薬	ダントロレンナトリウム水和物（ダントリウム）
		抗ウイルス薬	アシクロビル（ゾビラックス）
	高浸透圧	末梢用静脈栄養	ビタミンB_1・糖・電解質・アミノ酸 （ビーフリード、パレプラス）
	血管収縮薬	急性循環不全改善薬	ドパミン塩酸塩（イノバン）
		急性循環不全改善薬	ドブタミン塩酸塩（ドブポン、ドブトレックス）
		血管収縮・血圧上昇薬	フェニレフリン塩酸塩（ネオシネジンコーワ）
		血圧上昇薬	ノルアドリナリン（ノルアドレナリン）
		アドレナリン	アドレナリン（ボスミン）
	電解質補正薬 その他	カルシウム剤	塩化カルシウム
		タンパク分解酵素阻害剤	ガベキサートメシル酸塩（エフオーワイ）
		タンパク分解酵素阻害剤	ナファモスタットメシル酸塩（注射用フサン）
		抗アレルギー薬	ヒドロキシジン塩酸塩（アタラックス-P）
		静注用脂肪乳剤	ダイズ油（イントラリポス）
		免疫グロブリン製剤	ポリエチレングリコール処理 ヒト免疫グロブリン（献血ヴェノグロブリン）
		昇圧薬	エチレフリン塩酸塩（エホチール）
		不整脈用薬	ランジオロール塩酸塩（オノアクト）
		全身麻酔・鎮静用剤	プロポフォール（ディプリバン）
		抗菌薬	バンコマイシン塩酸塩（バンコマイシン）
血管外漏出時に発赤、腫脹、疼痛、炎症を起こすことがあるまたは報告がある	高浸透圧	MRI造影剤	ガドキセト酸ナトリウム（EOB・プリモビスト） ガドブトロール（ガドビスト） ガドテル酸メグルミン（マグネスコープ）
		ＣＴ用造影剤	イオヘキソール（イオパーク） イオパミドール（イオパミロン） イオプロミド（プロスコープ） イオメプロノール（イオメロン） イオジキサノール（ビジパーク） イオトロクス酸メグルミン（ビリスコピン）
		その他の造影剤	フルオレセイン（フルオレサイト）
	強アルカリ性	利尿薬	カンレノ酸カリウム（ソルダクトン）
	その他	高血圧治療薬	ニカルジピン塩酸塩（ペニジピン）
漏出部位周辺の色素沈着	その他	鉄剤	含糖酸化鉄（フェジン）
組織内石灰沈着症	電解質補正用薬	カルシウム補給剤	グルコン酸カルシウム水和物（カルチコール）
その他※	強アルカリ性	強心薬・喘息治療薬	アミノフィリン水和物（ネオフィリン）
		利尿薬	フロセミド（ラシックス）
		全身麻酔薬	チオペンタールナトリウム（ラボナール）
	強酸性高浸透圧	ビタミンB_1製剤	フルスルチアミン塩酸塩 （アリナミンF100）
	高浸透圧	糖類剤	高張ブドウ糖液 （ブドウ糖20%以上含むもの）
		鎮静薬	ジアゼパム（ホリゾン、セルシン）
		脳圧降下・ 浸透圧利尿薬	D-マンニトールD-ソルビトール （マンニットールS）
	電解質補正薬	補正用塩化カリウム液	塩化カリウム（KCL）

※添付文書上に血管外漏出時の記載、または報告はないが、一般的に血管外漏出に注意が必要といわれている注射薬
（横浜市立大学附属病院　医療安全マニュアルより一部改変）

注射薬の配合変化はなぜ起こるのか？

注射薬の配合変化とは

配合変化とは、２種類以上の注射薬を混合するときに起こる物理的・化学的変化のことです。一部の注射薬では、医療機器とも相互作用を生じます（医療器具との相互作用は、P.216～「注射薬使用時のルート、フィルターの注意点」参照）。配合変化というと、沈殿・白濁・混濁などの外観変化が思い浮かぶと思いますが、それ以外にも主薬の含有量が低下し、期待した効果が得られなくなることもあります。

また、沈殿物がフィルターや輸液ラインの詰まりや、静脈炎や血管炎を起こす危険性もあり、「○○と△△は同じ輸液に混合しても大丈夫か？」「メインの側管から□□は同時に投与可能か？」は病院内で薬剤師に質問される頻度が高い内容です。しかし、病院内に多数ある注射薬の配合変化をすべて覚えることは不可能です。

配合変化の要因には、物理的変化と化学的変化があります（表1）。ここでは配合変化が起こる原因と注意が必要な注射薬について紹介します。

表1　配合変化の要因

物理的変化	溶解性、薬の吸着・収着
化学的変化	濃度、酸-塩基反応、pH変動、酸化-還元反応、加水分解、光分解、凝析・塩析出など

pH依存性配合変化

注射薬は溶解度や安定性を高めるために、最適なpHに調整されているため、pHの変動により混濁、沈殿、結晶析出、変色などを生じます。pHの変動に依存するものを「pH依存性配合変化」といいます。pH3.0以下の強酸性や、pH9～12付近のアルカリ性の注射薬は特に注意が必要です（表2）。注射薬のpHは添付文書の「組成・性状」から確認することができます。迷った場合は添付文書を確認してみましょう。

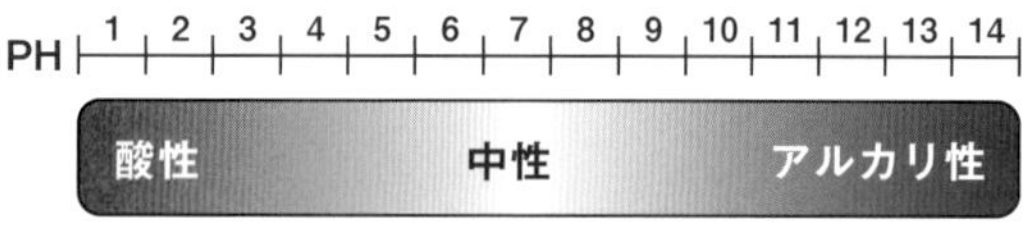

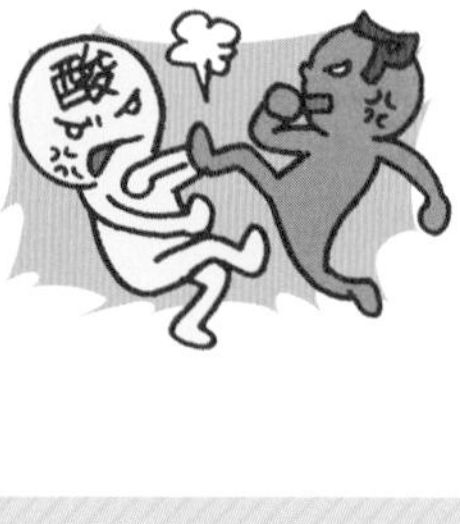

その他の配合変化

» 物理的変化

物理的変化には溶解性や吸着があります。水に溶けにくい注射薬はエタノールなどの有機溶媒で溶解されており、これらは水が加わることで配合変化を生じることがあります。抗不安薬**ジアゼパム（ホリゾン、セルシン）**、抗てんかん薬の**フェニトインナトリウム（アレビアチン）**、**フェノバルビタール（フェノバール）**は有機溶媒で溶解されているので注意が必要です。

» 凝集・塩析

直径が１～500nmのコロイド粒子が液体中に浮遊している状態をコロイド溶液といいます。水中に水と親和性を持つコロイド粒子が分散してい

表2 配合変化に注意が必要な注射薬

	薬効	一般名（代表的な商品名）
酸性の注射薬（pH3.0以下）	アドレナリン	アドレナリン（ボスミン）
	抗がん薬	シスプラチン（ランダ）
	急性循環不全改善薬	ドブタミン塩酸塩（ドブポン、ドブトレックス）
	昇圧薬	ノルアドレナリン（ノルアドレナリン）
	急性循環不全改善薬	ドパミン塩酸塩（イノバン）
	気道粘液溶解薬	ブロムヘキシン塩酸塩（ビソルボン）
	制吐薬	メトクロプラミド（プリンペラン）
	催眠鎮静薬	ミダゾラム（ドルミカム）
	抗ヒスタミン薬	ヒドロキシジン（アタラックス-P）
	降圧薬	ニカルジピン塩酸塩（ペルジピン）
アルカリ性の注射薬（pH7.0以上）	抗ウイルス薬	アシクロビル（ゾビラックス）
	脱炭酸酵素阻害薬	アセタゾラミドナトリウム（ダイアモックス）
	気管支拡張薬	アミノフィリン（ネオフィリン）
	抗菌薬	アンピシリンナトリウム（ビクシリン）
	プロトンポンプ阻害薬	オメプラゾールナトリウム(オメプラール)
	プロトンポンプ阻害薬	ランソプラゾール（タケプロン）
	鉄剤	含糖酸化鉄（フェジン）
	利尿薬	カンレノ酸カリウム（ソルダクトン）
	抗菌薬	スルバクタムナトリウム・アンピシリンナトリウム（ユナシン）
	抗てんかん薬	フェニトインナトリウム(アレビアチン)
	副腎皮質ステロイド	コハク酸メチルプレドニゾロンナトリウム（ソル・メドロール）
	抗がん薬	フルオロウラシル（5-FU）
	利尿薬	フロセミド（ラシックス）
	抗がん薬	メトトレキサート（メトトレキサート）
	中和薬	炭酸水素ナトリウム（メイロン）

る状態を「**親水コロイド**」、水と親和性を持たないコロイド粒子が分散している状態を「**疎水コロイド**」といいます。

疎水コロイドは水による安定化を受けず、コロイド同士で反発し分散しています。ここに少量でも電解質が加わるとコロイド粒子がいくつか集まり大きな粒子となって沈殿します。この現象を「凝析」といいます（図1）。抗真菌薬アムホテリシンB（ファンギゾン）の添付文書に「生理食塩液等の電解質溶液を使用しないこと」と記載されているのはこの現象のためです。

図1 凝析のイメージ

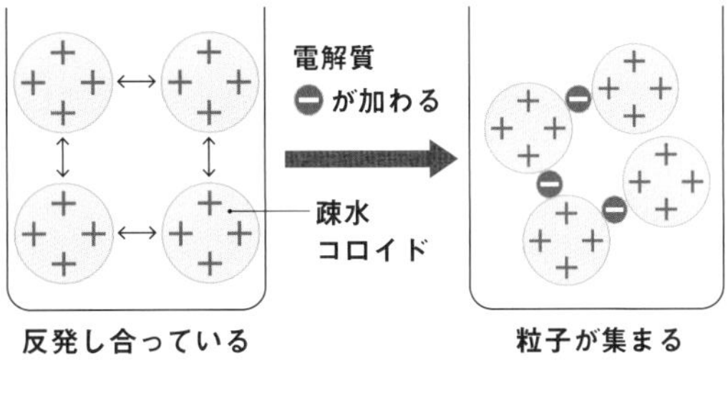

付録

親水コロイドは水中で多くの水分子に支えられて安定化しているため、少量の電解質で凝析は起きません。しかし大量の電解質を加えると、電解質に水を奪われコロイド同士が大きな粒子となって沈殿します。これを「**塩析**」といいます（図2）。抗がん薬**L-アスパラギナーゼ（ロイナーゼ）**の添付文書には、「生理食塩液で直接溶解すると塩析のため白濁することがある」と記載されています。

図2　**塩析のイメージ**

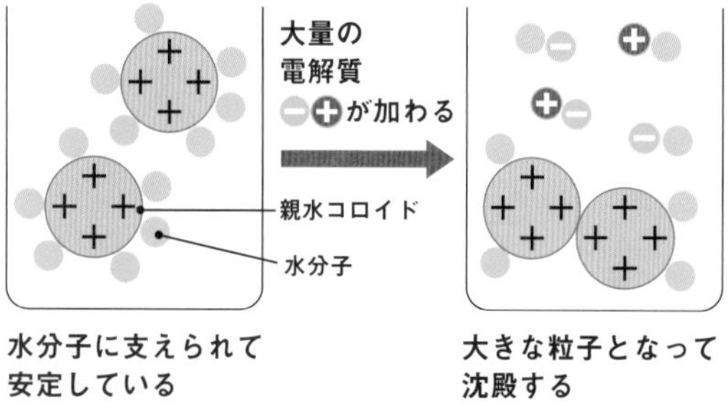

» 複合体の形成

CaやMgを含む輸液にリン酸塩、炭酸塩を含む注射薬を混注すると、難溶性のリン酸Ca、炭酸Ca、リン酸Mg、炭酸Mgが生成され、沈殿を生じます。塩化カルシウム注と炭酸水素ナトリウムを混合すると炭酸カルシウムの析出が起こることがあるのはこのためです。

» 酸化・還元反応

物質が酸素と化合する反応を酸化、酸素を失う反応を還元といいます。この酸化・還元反応で注射薬の分解が起こることがあります（図3）。抗菌薬**アンピシリンナトリウム（ビクシリン）**をブドウ糖液で溶解すると、還元反応を受け分解が促進されてしまいます。そのため、使用直前に溶解し、溶解後は速やかに使用する必要があります。

図3　**酸化・還元反応**

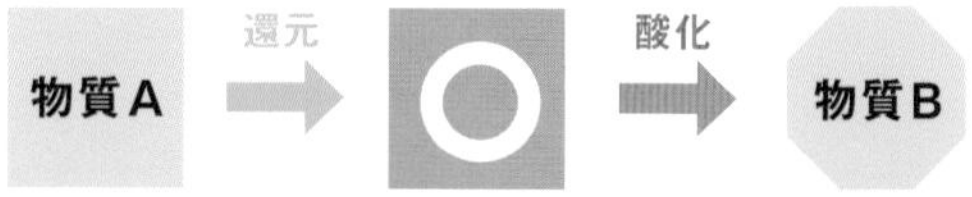

» その他

水が作用して起こす分解反応（加水分解）では、外観変化を伴わない場合が多いですが、薬の成分が分解され含量が低下してしまうこともあります。また、配合変化は複数の理由により起こることもあります。添付文書に「他剤と混合しないこと」「○○で溶解すること」などと記載されているのはそのためです。普段病棟で使用しない注射薬の場合は、添付文書の「用法･用量に関連する注意」「適用上の注意」をもう一度確認してみましょう。

注意が必要な配合変化

» セフトリアキソンナトリウム注とカルシウム含有製剤

抗菌薬**セフトリアキソンナトリウム（ロセフィン）**はカルシウム含有の注射薬または輸液と同時に投与することにより、難溶性の**セフトリアキソンカルシウム塩**の結晶が析出します。この析出物が肺や腎臓などに沈着したことが原因で死亡例も報告されています。高カロリー輸液やカルシウムを含有している輸液がメインで、側管からセフトリアキソンを投与する場合は別のラインで投与するか、メインを止めてセフトリアキソンを投与した後、残液を考慮して前後フラッシュが必要です。

表3　**カルシウムを含有する主な注射薬・輸液**

- 高カロリー輸液（エルネオパNF1号輸液・2号輸液、ワンパル1号輸液・2号輸液）
- 末梢静脈栄養輸液（ビーフリード輸液、パレプラス輸液）
- 乳酸リンゲル液（ラクテック注、ソルラクトTMR輸液）
- 糖加乳酸リンゲル液（ラクテックG輸液・D輸液）
- 酢酸リンゲル液（ソルアセトF輸液、ヴィーンF輸液）
- 糖加酢酸リンゲル液（ソルアセトD輸液、ヴィーンD輸液、フィジオ140輸液）
- 重炭酸リンゲル液（ビカーボン輸液、ビカネイト輸液）

※カッコ内は主な商品名

» L-システイン含有アミノ酸輸液とカルバペネム系抗菌薬

L-システイン含有のアミノ酸輸液投与時に側管からカルバペネム系抗菌薬（メロペネムなど）を投与すると、カルバペネム系抗菌薬の残存率が短時間で低下することが分かっています。つまり、1～2時間の側管からの投与であったとしても期待した効果が得られなくなります。なお、N-アセチルシステインを含有したアミノ酸輸液では急激な力価低下はありません。

表4　L-システインを含有する主なアミノ酸輸液

- 総合アミノ酸輸液（アミパレン輸液、プレアミンP注射液）
- 肝不全用アミノ酸輸液（アミノレバン点滴静注）
- 腎不全用アミノ酸輸液（キドミン輸液、ネオアミユー輸液）
- 末梢静脈栄養輸液（アミカリック輸液）
- 高カロリー輸液用基本液（ピーエヌツイン輸液）

※カッコ内は主な商品名

» 脂肪乳剤の配合変化

脂肪乳剤（イントラリポス輸液）は脂肪酸補給やエネルギー源として、ダイズ油を乳化しています。脂肪乳剤は温度、pH、糖、アミノ酸などにより不安定になることがあるので、他の輸液製剤との混合は避けます。**フルルビプロフェンアキセチル注（ロピオン）、プロポフォール注（ディプリバン）**も脂肪乳剤に薬を溶かしているので、同様に注意が必要です。糖・電解質・アミノ酸に脂肪乳剤を配合した**バッグ製剤（ミキシッドL輸液・H輸液）**もありますが、総合ビタミン、微量元素、電解質（ナトリウム製剤、カリウム製剤）以外との混合は避け、隔壁開通後は速やかに使用します。

中心静脈栄養を使用している患者で末梢静脈ラインの確保が難しい場合には、栄養輸液投与ラインの側管から投与することは可能とされています。しかし、脂肪乳剤の側管投与は微生物の汚染やカテーテル閉塞に注意が必要です。対策として①脂肪乳剤投与ラインの24時間以内の交換、②週1～2回の中心静脈ラインの交換、③脂肪乳剤投与後の十分なフラッシュを行うようにしましょう。なお、フィルターが詰まる原因になるので、フィルターの下から投与する必要があります。

図4　主な脂肪乳剤

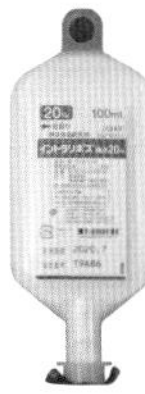

イントラリポス輸液

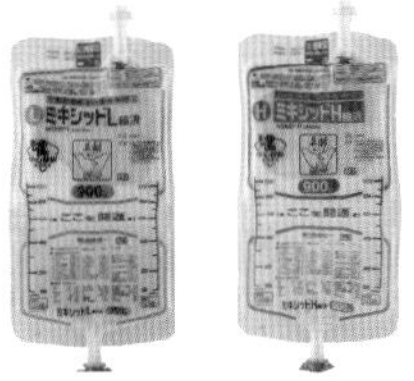

ミキシッドL・H輸液

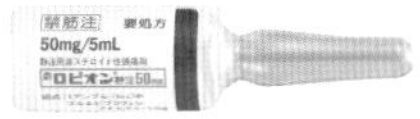

ロピオン静注

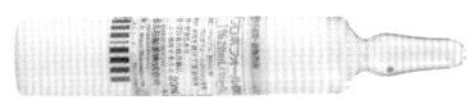

プロポフォール静注1%「マルイシ」※

※通常の脂肪乳剤と異なり、使用開始後12時間での交換が必要です。

» 遮光が必要な注射薬

光は溶液中の酸化・還元反応、加水分解などを促進します。ビタミンA、ビタミンB_2、ビタミンB_{12}などビタミン類は光反応により分解が促進されるため、遮光が必要です。遮光が必要な注射薬を表5に示します。遮光が必要な注射薬は、直射日光が当たる場所に保管しない、使用する直前に開封する、投与時は点滴ボトルの遮光などに注意しましょう。

表5　遮光が必要な注射薬

分類	一般名（代表的な商品名）
ビタミン剤	メナテトレノン（ケイツー注） フラビンアデニンジヌクレオチド（フラビタン注） メコバラミン（メチコバール注） 高カロリー輸液用総合ビタミン剤（ネオラミンマルチV） 総合ビタミン剤（ビタメジン）
抗がん薬	シスプラチン（ランダ注） ダカルバジン（ダカルバジン注）

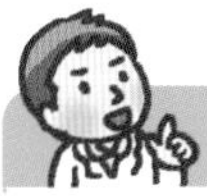

薬剤師が教える　+αの知識

KCL注は遮光が必要？

カリウム補正に用いる塩化カリウム（KCL）注には、着色としてリン酸リボフラビンナトリウムが含有されています。リン酸リボフラビンナトリウムは光に不安定ですが、カリウム製剤のリスクマネジメントのための着色として含有されています。つまり、KCL注を混合した輸液は遮光の必要はありません。

注射薬使用時の ルート、フィルターの注意点

注射薬と医療機器の相互作用

注射薬では、医療機器（主にルート、フィルター）とも相互作用を生じることがあります。「○○は専用のルートを使うこと」「△△はフィルターを通してはいけない」などと指示されたことはありませんか？　適正なルート、フィルターを選択しないと、ルートやフィルターの閉塞につながるだけでなく、薬の含量低下や添加物が溶け出すこともあります。ここでは、医療機器と注射薬の相互作用について紹介します。

注射薬と医療機器の相互作用

PVC（ポリ塩化ビニル）は、幅広い用途で使用されているプラスチック材料です。医療現場では点滴用の輸液セットや血液透析用の回路など様々な材料に使用されています。とても硬く、曲げにくいため、**フタル酸ジ-2-エチルヘキシル（DEHP）**という可塑剤を添加して柔らかくしています（図1）。素材と注射薬の相互作用には、「**吸着**」「**収着**」「**溶出**」の3種類があります。

図1　ポリ塩化ビニル（PVC）チューブ

ポリ塩化ビニル（PVC） ＋ 可塑剤 フタル酸ジ-2-エチルヘキシル（DEHP） ＋ 安定化剤

図2　吸着・収着のイメージ

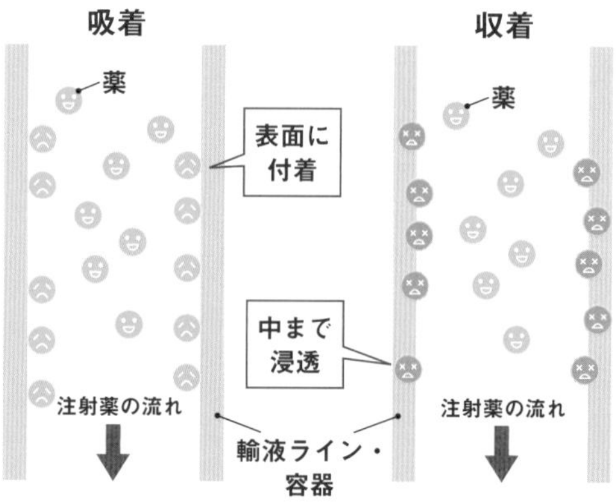

» 吸着・収着

輸液ラインや容器などの表面に薬が付着することを「吸着」といい、輸液ラインや容器の材質の中まで薬が浸透することを「収着」といいます（図2）。吸着・収着量は薬と医療器具の接触時間が長いほど、つまりルートが長く投与速度が遅いほど影響します。吸着・収着を起こす代表的な注射薬を表1に示します。収着を起こす薬はPVCフリー（PVCを使用していない）のチューブや容器を使うことで防ぐことができますが、材質によってはPVC製の医療器具に比較して強度が劣ることもあります。

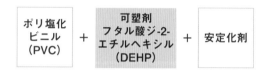

表1　吸着・執着を起こす代表的な注射薬

	薬効	一般名（代表的な商品名）
吸着を起こす薬	インスリン製剤	インスリン ヒト〈遺伝子組換え〉（ヒューマリン）
	G-CSF製剤	フィルグラスチム〈遺伝子組換え〉（グラン） レノグラスチム〈遺伝子組換え〉（ノイトロジン）
収着を起こす薬	血管拡張薬	ニトログリセリン（ミリスロール） 硝酸イソソルビド（ニトロール）
	催眠鎮静薬、抗不安薬	ジアゼパム（ホリゾン、セルシン）
	催眠鎮静薬	ミダゾラム（ドルミカム）

» 溶出

前述のようにPVC製の輸液ラ

インにはDEHPという可塑剤が添加されています。注射薬の中には添加剤等の影響で、PVC製の輸液ラインを通過するとDEHPが溶出することがあります（図3）。DEHPは、内分泌攪乱化学物質の候補物質として議論されていましたが、現在は精巣毒性を有する一般毒性物質とされています。DEHPの溶出を起こす代表的な注射薬を表2に示します。DEHPの溶出はDEHPを含まない輸液ライン（DEHPフリー）を使用することで防ぐことができます。

図3 溶出のイメージ

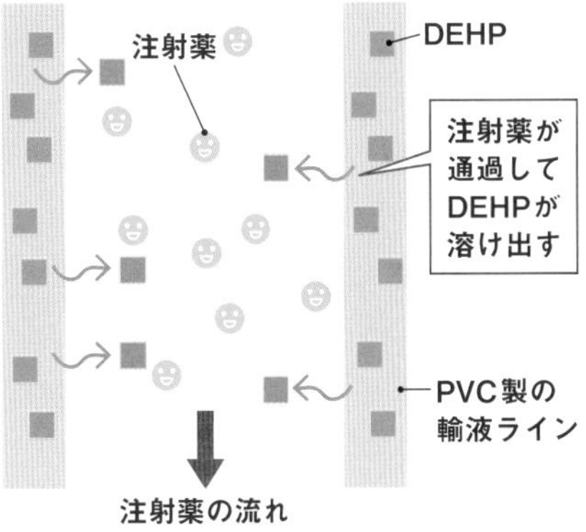

表2 DEHPの溶出を起こす代表的な注射薬

薬効	一般名（代表的な商品名）
抗がん薬	パクリタキセル（タキソール）
	エトポシド（ラステット）
免疫抑制薬	シクロスポリン（サンデミュン）
	タクロリムス（プログラフ）
脂肪乳剤	ダイズ油（イントラリポス）
プロスタグランジンE_1製剤	アルプロスタジル（リプル、パルクス）
鎮静薬	プロポフォール（ディプリバン）
高カロリー輸液用総合ビタミン薬	総合ビタミン（ネオラミン・マルチV）

フィルターと注射薬の相互作用

» フィルターの役割

輸液フィルター（フィルター）は、輸液に混入した異物（アンプルカット時のガラス片、ゴム片、繊維片、輸液交換時に発生したエアなど）の除去、薬の配合変化による沈殿物の除去や、輸液に混入した細菌による感染リスクを回避する役割があります。フィルターの孔径は0.22 μmで、細菌や真菌等の微生物を捕捉できるサイズです（図4）。

図4 輸液中にみられる微生物、微粒子の大きさ

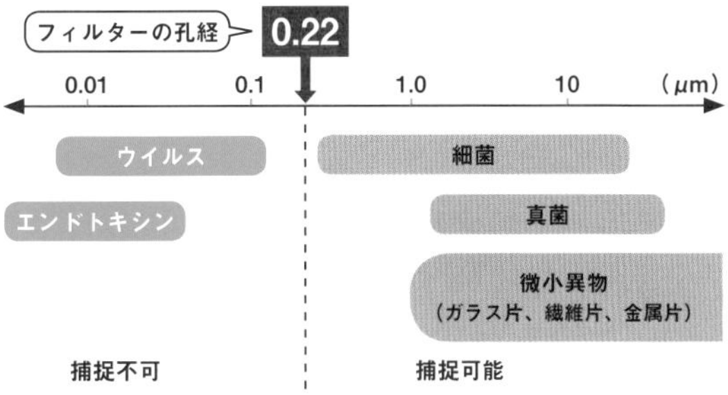

» フィルターを使用してはいけない注射薬

フィルターの孔径よりも粒子が大きい薬やフィルターに吸着する薬などは目詰まりの恐れがあるため、フィルターを使えません。そのほか、フィルターを変性する薬なども使用できません（表3）。

表3 フィルターを使用してはいけない代表的な注射薬

問題点	薬効	一般名（代表的な商品名）
目詰まりを起こす	血液製剤	アルブミン製剤 グロブリン製剤
	脂肪乳剤	ダイズ油（イントラリポス輸液）
	プロスタグランジンE_1製剤	アルプロスタジル（リプル、パルクス）
	鎮静薬	プロポフォール（ディプリバン）
	解熱鎮痛薬	フルルビプロフェン アキセチル（ロピオン）
	浸透圧利尿薬	濃グリセリン・果糖（グリセオール）
	ビタミンK	メナテトレノン（ケイツーN）
吸着を起こし、効果が減弱する	インスリン製剤	インスリン ヒト〈遺伝子組換え〉（ヒューマリン）
	G-CSF製剤	フィルグラスチム〈遺伝子組換え〉（グラン）
フィルターの変質が起こる	抗悪性腫瘍薬	エトポシド（ラステット）

インスリン1単位は何mL？

インスリンの単位について

インスリンは、スライディングスケールなどで汎用されている薬の１つですが、投与量を誤ると重篤な低血糖を招いて患者の命にもかかわります。そのため、インスリン単位の誤認については過去に何度も注意喚起が行われてきましたが、いまだに過量なインスリンを投与した事例が報告されています。報告の多くは、経験年数１年未満の医師や看護師によるものです。

現在、インスリンはペンタイプが主流ですが、これらの事例はバイアルタイプのインスリンから必要量を秤取・投与する際に起こっています。こうした事故を受けて厚生労働省は、製造販売業者に対し「インスリン製剤販売名命名の取扱いについて」を発出し、新たな命名方法を指示しました。現在、バイアル製剤のインスリンは100単位/mLに濃度が統一されており、**１バイアル1000単位（10mL）**です（表1、図1）。

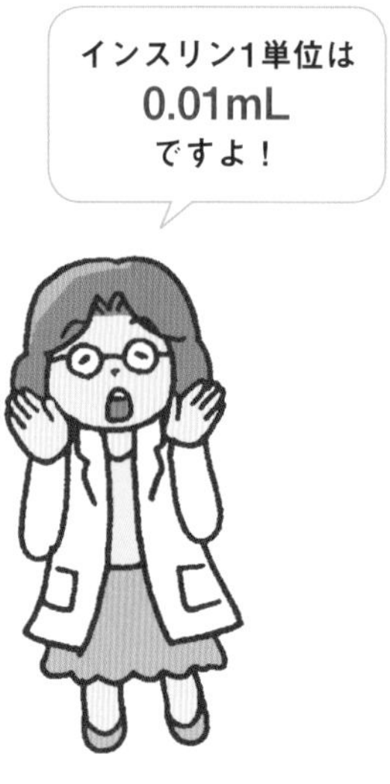
インスリン1単位は
0.01mL
ですよ！

表1　主なインスリンのバイアル製剤

分類	商品名
超速効型	ノボラピッド注100単位/mL（1000単位/10mL）
	ヒューマログ注100単位/mL（1000単位/10mL）
	アピドラ注100単位/mL（1000単位/10mL）
速効型	ヒューマリンR注100単位/mL（1000単位/10mL）
	ノボリンR注100単位/mL（1000単位/10mL）
中間型	ヒューマリンN注100単位/mL（1000単位/10mL）
持効型	ランタス注100単位/mL（1000単位/10mL）
混合型	ヒューマリン3/7注100単位/mL（1000単位/10mL）

図1　インスリンのバイアル製剤の表示

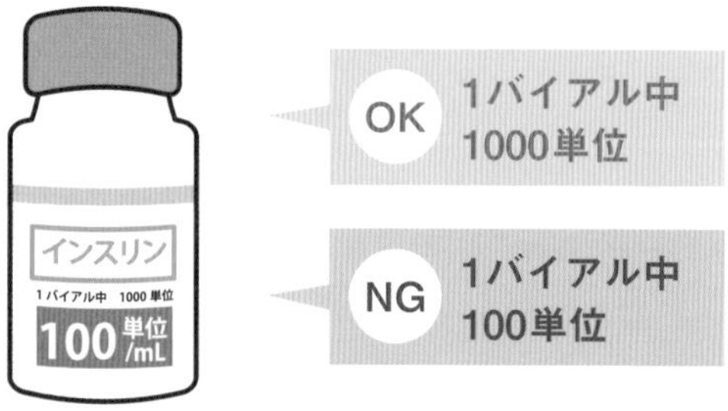
インスリン
1バイアル中　1000単位
100単位/mL
OK
1バイアル中
1000単位
NG
1バイアル中
100単位

正しい投与のために使用する注射器は？

ここまででインスリン1単位が0.01mLということは理解いただけたと思います。実際にインスリンをバイアルから秤取して投与する際は、必ず1目盛り1単位と表示されているインスリン専用の注射器を使用してください。

図2　インスリン専用注射器と一般の注射器

― インスリンを4単位測る場合 ―

インスリン専用注射器

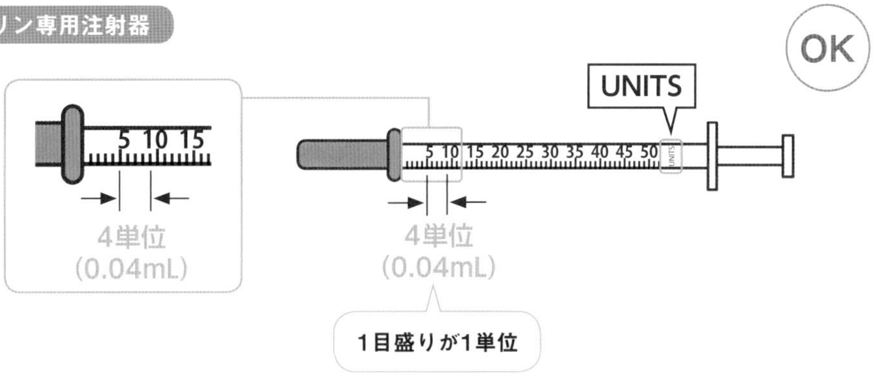

一般の注射器

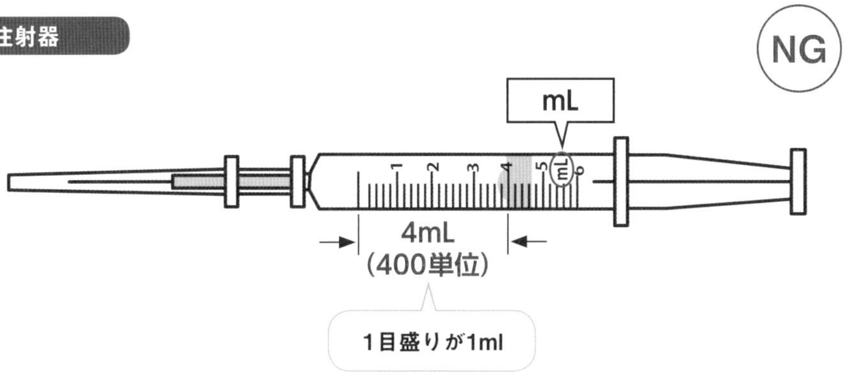

インスリンの過剰投与の事例

事例1

看護師は、スライディングスケールの指示でヒューマリンR注100単位／mLを4単位、皮下注射することを確認した。看護師は、インスリン専用の注射器があることは知っていたが、インスリンの4単位は4mLであると思っていたため、5mLの注射器にヒューマリンR注 4mL（400単位）を準備し、皮下注射した。10分後にリーダー看護師に報告した際、100倍 量を投与したことに気づいた。

事例2

後期研修医は、ヒューマリンR注100単位／mLを0.5単位／hで投与する際、1単位は1mLと思っていたため、「ヒューマリン持続静注0.5mL／h」の指示を出した。指示を受けた看護師は、ヒューマリンR注の原液を20mLの注射器に吸い、シリンジポンプにセットして0.5mL（50単位）／hで開始した。約4時間後、患者の血糖値が30mg／dLに低下し、インスリンを過剰に投与していることに気づいた。

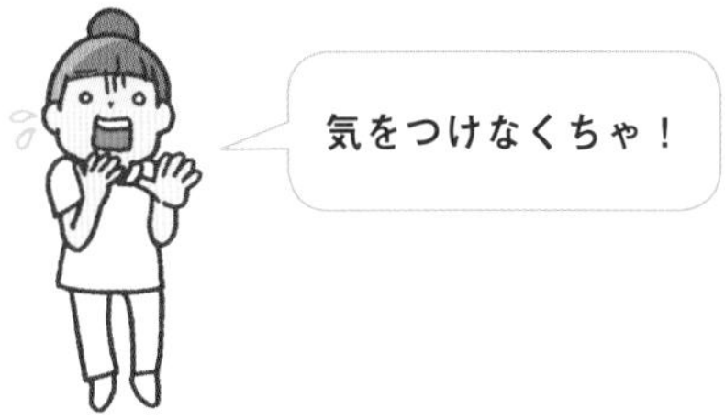

経口摂取不可、嚥下困難の患者に薬を使うときの注意点

経口摂取不可、嚥下困難の患者への服薬方法

加齢による筋力の衰えや病気または手術の影響で、薬や食べ物を飲み込むことができない患者さんは、服薬方法に工夫が必要です。患者個々の状態にあった服薬方法を選択することで、誤嚥や薬の残留を防ぎ、安全な服薬が可能になります。

錠剤を粉砕すれば飲みやすく、また管から投与しやすいのではと思っている方もいるのではないでしょうか。しかし、嚥下困難の患者さんは、粉薬を飲むことで誤嚥を引き起こす可能性があるため注意が必要です（表1）。また薬の中には粉砕すると効果が失われてしまうものもあります。このような錠剤を粉砕することで起こる問題を解決した投与方法として簡易懸濁法があります。

表1 嚥下障害に応じた服薬方法の例

軽度の嚥下障害の場合

①薬の剤形変更
- 錠剤を口腔内崩壊錠、貼付剤、坐剤、吸入剤に変更する
- 服用回数が少ない薬に変更する

②飲み方の変更
- 服薬補助ゼリーなどを使って服薬する
- 食事に混ぜて服薬する

重度の嚥下障害の場合

経鼻胃管または胃ろう・腸ろうから薬を溶かして投与する(簡易懸濁法)

簡易懸濁法とは

錠剤やカプセル剤を粉末にせず、そのまま温湯(約55℃)に入れて攪拌し、薬を崩壊・懸濁する方法です。この方法を用いることで、投与直前まで薬の確認ができ、また曝露の点から粉砕できない抗がん薬や免疫抑制薬なども安全・確実に投与することができます。

表2 簡易懸濁法のメリット

- 光、温度、湿度の影響を受けにくい
- 薬のロスが少ない
- 経管チューブの閉塞が回避できる
- 投与直前まで薬の確認ができる
- 薬の中止・変更時に薬の再利用ができる
- 調製者・介護者への曝露が少ない

図1 簡易懸濁法の手順

用意するもの

・容器　・シリンジ　・1回分の薬　・お湯（約55℃）

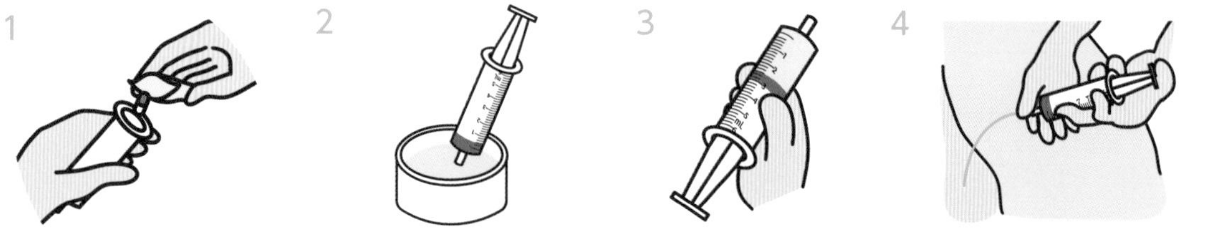

1 薬をシリンジに入れる。

2 シリンジでお湯（約55℃）を20ml吸う。

3 よく振り、10分以上放置する。

4 再度よく振り、経管チューブに接続して注入する。

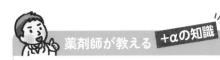

薬剤師が教える +αの知識

どうしてお湯は55℃、放置時間は10分なの？

カプセルを溶かすには、37℃以上で10分間保持する必要があります。室温に10分間放置したときに37℃以下にならないお湯の最低温度が55℃のため（図2）、この温度に設定されています。

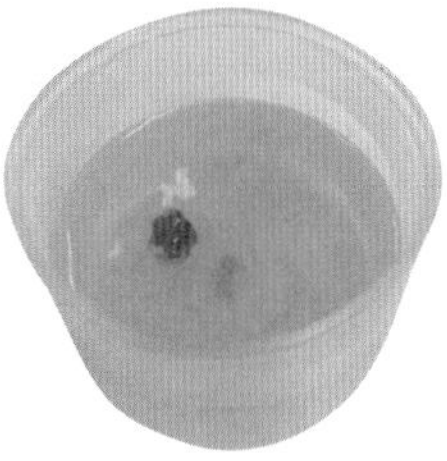

図2 室温24℃における水温（20ml）の変化

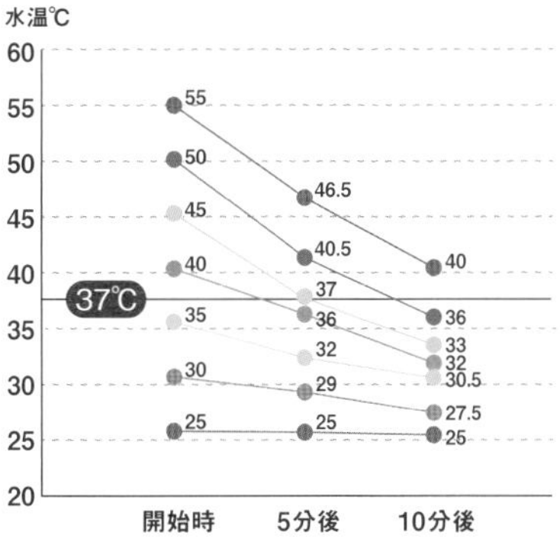

簡易懸濁法で気をつけること

簡易懸濁法は、錠剤を粉砕して投与するより安全で確実な投与方法ですが、すべての薬に適合しているわけではありません。飲みやすさや薬の効き目を考えて加工されている薬（徐放錠や腸溶錠）は、期待された効果を発揮することができないため、簡易懸濁法には向いていません。薬の種類や特徴を知っておくことで簡易懸濁法ができる薬か推測することができます（表3）。

また、最近では簡易懸濁法の関連書籍も多く発売されていますので、参考にすることができます。

表3 錠剤の種類と簡易懸濁の適否

剤形	特徴	代表的な商品名	簡易懸濁
素錠（裸錠）	表面に何も加工をしていないもの	マグミット錠	○
口腔内崩壊錠（OD錠/D錠）	唾液で溶けるように作られたもの	アムロジンOD錠、ガスターD錠	◎
チュアブル錠	かみ砕いて服用するもの	キプレスチュアブル錠	○
フィルムコーティング錠 糖衣錠	味の悪い薬の表面を砂糖などで覆い、飲みやすくしたもの	アリナミンF糖衣錠、プルゼニド	△
徐放錠	薬の成分がゆっくり溶けるように設計されたもの	ムコソルバンL錠、テオドール錠	×
腸溶錠	胃では溶けにくく腸で溶けるよう設計されたもの	バイアスピリン錠、オメプラール錠	×※

◎：よく適している、○:適している、△:ひびを入れれば可能、×:適していない
※チューブの先端位置が腸であれば簡易懸濁可能

薬剤師が教える +αの知識

ランソプラゾールOD錠はなぜ水で溶解するの？

胃酸分泌を抑制する薬であるランソプラゾールOD錠には添加剤としてマクロゴール6000が含まれています。マクロゴール6000は56～61℃で固まる性質を持っているため、簡易懸濁法で溶かすお湯の温度が高いと固まってしまいます。そのため、常温の水で溶かしたり、水温が下がる投与直前にランソプラゾールOD錠を溶かすとチューブを詰まらせずに投与できます。

マクロゴール6000を含む薬（商品名）

・アジルバ錠・アテレック錠・アレジオン錠
・アレロック錠・イーケプラ錠・クラビット錠
・ザイロリック錠・トラゼンタ錠
・ナウゼリン錠・フェロミア錠・ムコスタ錠
・メチコバール錠・メトグルコ錠　など

知っておきたい消毒薬の知識

滅菌と消毒の違い

医療現場では、様々な場面で滅菌、消毒を行います。滅菌とは、「物質中のすべての微生物を殺滅または除去すること」と定義されており、高圧蒸気滅菌、乾燥滅菌、照射滅菌、ガス滅菌などがあり、対象は物（器具など）です。

一方、消毒は「生存する微生物の数を減らすために用いられる処置法」と定義され、物理的消毒法（煮沸消毒法、熱水消毒法など）と消毒薬を使用する化学的消毒法があり、対象は物と人体となる点が滅菌と異なります。

図1　滅菌と消毒のイメージ

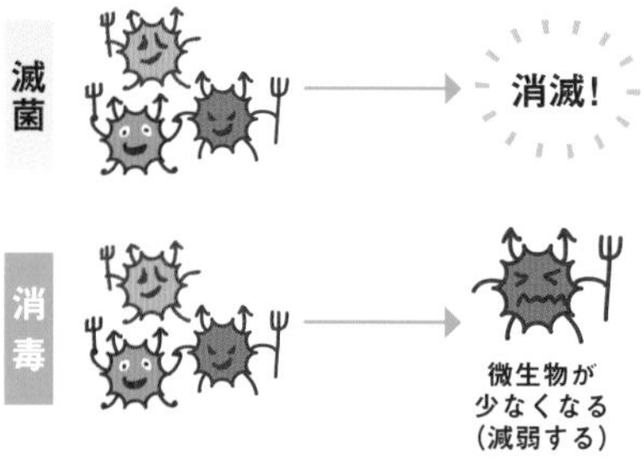

消毒薬を使用する際の注意点

消毒薬の殺菌効果に与える因子としては、微生物の種類、菌量、血液などの有機物、消毒対象物の性状、消毒薬の種類・濃度、作用時間・作用温度、pHなどがあります。選択する消毒薬の濃度を間違えると、期待する効果が得られないだけでなく、人体に害をなす場合もあります。ここでは、おもな消毒薬の種類や用途、注意点を解説します。

消毒薬の分類

消毒薬は、その強さに応じて「高水準」「中水準」「低水準」の３つに分類されます。これは、それぞれの微生物を殺す強さである抗微生物スペクトルの広さによって分類されています（図2）。

グルタラール（ステリゾール）、**フタラール（ディスオーパ）**および**過酢酸（アセサイド）**などの高水準消毒薬や、中水準消毒薬の**次亜塩素酸ナトリウム**は、すべての微生物に有効です。次に広いスペクトルを示すのは中水準消毒薬のうちの**ポビドンヨード**や**アルコール**で、これらの消毒薬は芽胞を除く微生物に有効です。

一方、**クロルヘキシジン**や**塩化ベンザルコニウム**等の低水準消毒薬は一般細菌や酵母様真菌などに有効で、抗菌スペクトルの狭い消毒薬です。

表1に消毒薬の抗微生物スペクトルと適応対象をまとめました。消毒薬の選択には対象となる微生物とともに適応対象も重要な要素になります。消毒薬によっては「人体に使用できないもの」、「金属には適応できないもの」など、それぞれに特徴があります。筆者の施設では、人体に使用できない消毒薬に「人体に使用禁」のシールを貼付し、注意喚起を行っています。

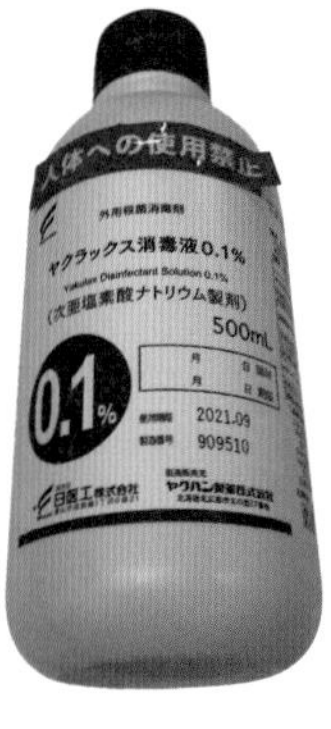

図2 微生物の消毒薬抵抗性と消毒薬の抗菌スペクトル

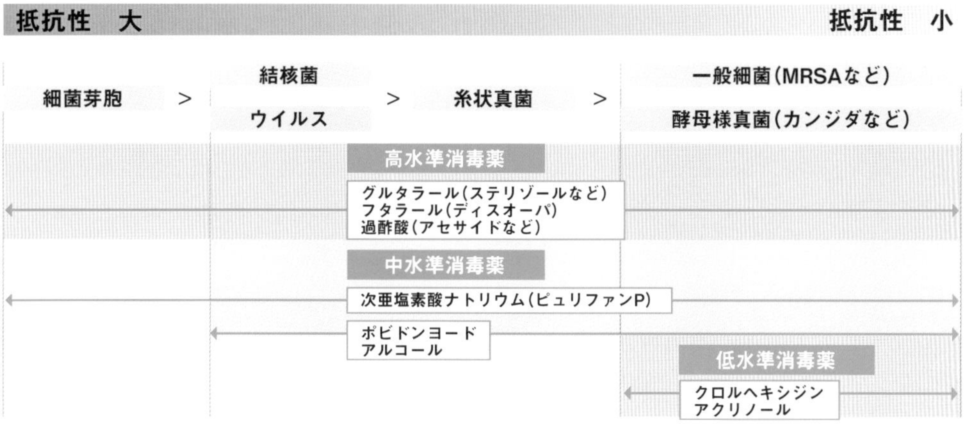

表1 消毒薬の抗微生物スペクトルと適応対象

○：有効　△：やや有効　－：使用不可

水準別	系統	一般名	対象					主な用途
			器具		環境	手指・皮膚	粘膜	
			金属	非金属				
高水準	アルデヒド系	グルタラール、フタラール	○	○	—	—	—	内視鏡
	酢酸系	過酢酸	△	○	—	—	—	
中水準	塩素系	次亜塩素酸ナトリウム	—	○	△	△	△	血液、体液、排泄物、吐物、医療器具（金属除く）など
	ヨウ素系	ポビドンヨード	—	—	—	○	○	手術部位の皮膚・粘膜、穿刺部位、手指、咽頭など
	アルコール系	消毒用エタノール イソプロパノール	○	○	△	○	—	注射部位、皮膚、環境など
低水準	第四級アンモニウム塩系	ベンザルコニウム塩化物	○	○	○	○	○	手術部位（手術野）の粘膜皮膚・粘膜の創傷部位、感染皮膚面、腟洗浄、結膜嚢 ＊濃度により異なる
	ビグアナイド系	クロルヘキシジングルコン酸塩	○	○	○	○	—	皮膚創傷部、手指、医療用具など、濃度により異なる環境、排泄物など
	両面界面活性剤系	塩酸アルキルジアミノエチルグリシン	○	○	○	○	△	環境、排泄物など

消毒薬の特徴

» アルコール系（エタノール、イソプロパノールなど）

ほとんどの細菌・ウイルスに対して効果を示す中水準消毒薬です。消毒用として使うエタノール濃度は、76.9～81.4vol%、イソプロパノール濃度は70vol%であり、迅速な殺菌効果を示します。採血時の皮膚消毒から器具・環境消毒まで、医療現場で汎用される消毒薬です。揮発性が高く、消毒後に成分が残留しませんが、引火性があるため管理に注意が必要です。また、刺激性があるため損傷皮膚や粘膜には使用できないほか、アルコールに対してアレルギーをもっている人への使用はショックを起こすこともあるため、使用前に聞いておくことが大切です。

また、エタノールにプロパノールが添加された製剤も発売されています（消毒用エタノールIPなど）。これは、エタノールは飲用されるアルコールと同成分のため、酒税が課税されます。イソプロパノールを少量添加することで、消毒用エタノールと同等の殺菌効果および安全性を有し、免税となるので価格が低くなります。

» ヨウ素系

ほとんどの細菌・ウイルスに対して効果を示す中水準消毒薬で、皮膚に残留し、消毒効果が持続します。ヨウ素の褐色が衣服についた場合は、水やハイポエタノールで落とせます。注意点は金属に対して腐蝕作用があること、ヨード過敏症が現れることがあります。また、ヨウ素系の代表的な薬である**ポビドンヨード**は、外用は10%濃度で使用、うがいは7%濃度をさらに約20倍の水で薄めて使用します。外用では速効性はないので、塗布後乾燥まで時間を取る必要があります。また、のどの粘膜からも、ヨードは100%吸収されます。うがい薬に入っているヨードは、体内に入り込み、甲状腺障害を起こすことがあります。甲状腺疾患の既往を有する患者には注意が必要です。

» ビグアナイド系

代表的な消毒薬に**クロルヘキシジングルコン酸塩（クロルヘキシジン）**があります。低水準消毒薬に分類され、抗菌スペクトルは狭いですが院内感染の原因菌のおおよそ90%に有効とされているほか、無臭かつ安価で、使い勝手がよいため、使用されることが多い消毒薬です。

クロルヘキシジンは濃度により適応症が異なります。（表2）。0.05%液は創傷部位の消毒に有用ですが、誤って0.5%液などを用いるとショックが発現する可能性があります。また、クロルヘキシジンの0.05%液が結膜嚢の消毒に用いられますが、0.1%液を超える濃度は角膜障害の原因になります。このように、クロルヘキシジンは、使用濃度の誤りが重篤な副作用を招くので、注意が必要です。

表2 クロルヘキシジンの濃度と適応症

原液（4%）	適応症
0.05%	皮膚の創傷部位の消毒、手術室・病室・家具・器具・物品などの消毒
0.05%以下	結膜嚢の洗浄・消毒
0.02%	産婦人科・泌尿器科における外陰・外性器の皮膚消毒

薬剤師が教える +αの知識

アルコール含有消毒薬は火気厳禁です

アルコール（エタノールまたはイソプロパノール）を含有する消毒薬は、火気厳禁です。気化したアルコール含有消毒薬や液体包帯などに電気メスの火花が引火し、患者がやけどを負った事例が報告されており、注意喚起が行われています。多量の消毒薬の使用により、ドレープ（覆い布）、マットレスに吸収された消毒薬などから気化したアルコールに引火します。そのため、消毒薬の乾燥を十分確認することが必要です。

ポビドンヨードにアルコールが含有された製剤は、手術室で使用されることがあります。一見、アルコールを含んでいることがわかりませんが、取り扱いには注意が必要です。

図3 アルコール含有消毒薬による引火とアルコール含有のポビドンヨード製剤の例

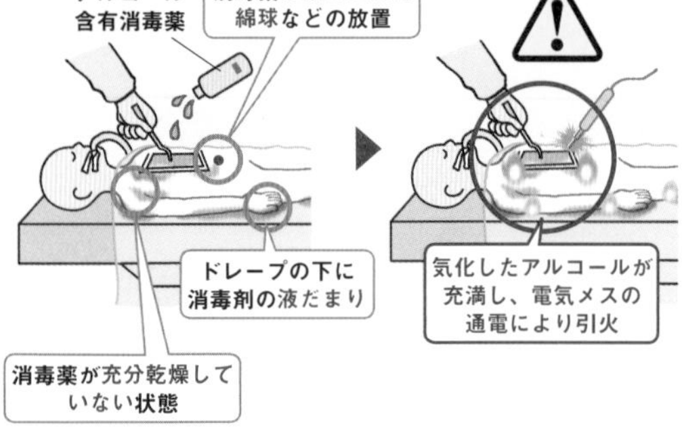

薬の価格（薬価）について

薬の価格（薬価）はどのように決まるの？

医療用医薬品（薬）の価格は、「薬価」と呼ばれます。薬価は、国の医療保険制度から、病院や保険薬局に支払われるときの薬の価格のことで、製薬企業の資料などをもとに厚生労働省が決定する公定価格です。

薬の価格＝薬価

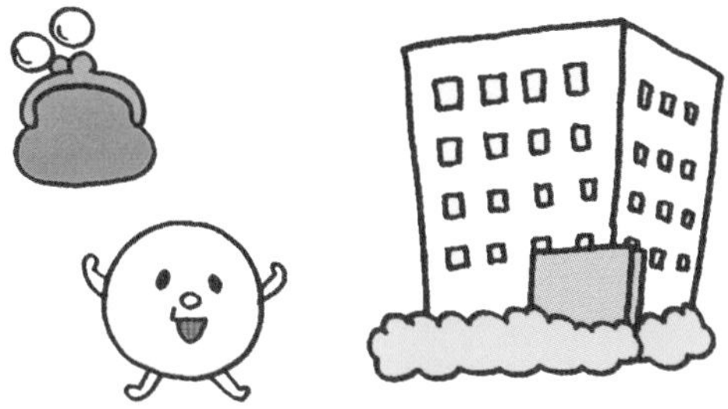

新しく開発され、発売することになった薬の薬価は、多くの場合、既存の同効薬の1日あたりの薬価と比較して決められます。これを「**類似薬効比較方式**」といいます。似たような効き目をもつ薬と比べて高い有効性や新規性などが認められると、「画期性加算」または「有用性加算」が上乗せになります。新規性の少ない医療用医薬品の場合には、過去数年間に販売された薬の中で最も低い薬価に設定されます。

一方、似たような効き目をもつ薬がなく、比較ができない場合には、原材料費・労務費・開発費などの製造原価が計上された薬価になります。これを「原価算定方式」といいます。有効性や新規性が認められた場合には、加算となります。

さらに、対象となる患者数が少ない新薬の場合、「市場性加算」がつきます。いわゆる希少疾患の薬の開発を促進するためです。これと同様に、小児用の薬に対する「小児加算」というものもあります。１つの薬の開発費は何千億円も要します。そのため、薬の価格は高騰しています。

また、薬価は従来２年に1度改訂されていましたが、2021年から1年に1回改訂されることになりました。つまり、薬の価格は毎年変わることになります。

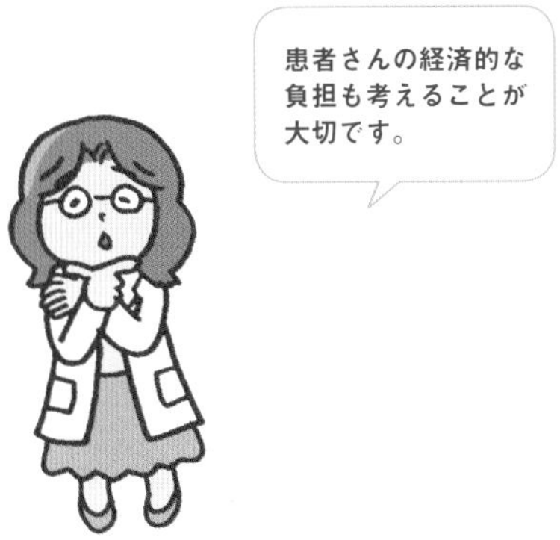
患者さんの経済的な
負担も考えることが
大切です。

図1 類似薬効比較方式の考え方
（A錠と新薬が同じ薬効の場合）

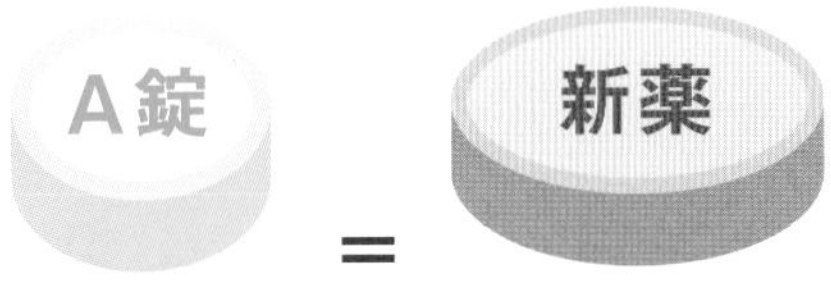

A錠		新薬
1錠＝60円 1日3錠	＝	1錠＝x円 1日2錠

1日あたりの薬価を合わせるには…
60円×3錠＝x円×2錠
x＝90円

高額な薬は身近にもある

抗がん薬などの高額で新しい治療薬が、次々と発売されています。注射薬だけでなく、内服薬でも１錠1万円を超える薬も続々発売されており、患者に投与する機会も増えてきています。そのため、注射薬の調製まちがえは、病院にとっては多額の損失となってしまいます。薬の扱いには、コスト面も考慮して十分に気をつけてください。

表1　身近な高額薬

剤形	薬効	一般名（商品名）	薬価
内服	多発性骨髄腫治療薬	イキサゾミブクエン酸エステル（ニンラーロ）	2.3mg：98,306.4円 3mg：125,640円 ４mg：163,865.4円
内服	高脂血症治療薬	ロミタピドメシル酸塩（ジャクスタピッド）	5mg：81,160.4円 10mg：92,815.6円 20mg：105,660.9円
内服	光線力学診断用薬	アミノレブリン酸塩酸（アラベル内用剤1.5g）	92,051.5円
内服	Ｃ型肝炎治療薬	グレカプレビル水和物・ピブレンタスビル（マヴィレット配合錠）	18,249.9円
内服	抗菌薬	リネゾリド（ザイボックス錠600mg）	8,083.4円
外用	抗がん薬	カルムスチン（ギリアデル脳内留置用剤7.7mg）	163,858円
外用	血漿分画製剤	フィブリノゲン加第XIII因子（ボルヒール組織接着用）	５mL：49,541.1円
外用	褥瘡・皮膚潰瘍治療	トラフェルミン（遺伝子組換え）（フィブラストスプレー）	250：6,988.1円 500：8,175.5円
注射	抗体製薬	カナキヌマブ（遺伝子組換え）（イラリス注射液150mg）	1,526,075円
注射	放射性医薬品	塩化ラジウム（ゾーフィゴ静注）	697,614円
注射	血液凝固第VII因子	エプタコグ　アルファ（活性型）（遺伝子組換え）（ノボセブンIH静注）	5mg：398,849円
注射	抗がん薬	カバジタキセル（ジェブタナ点滴静注60mg）	511,456円
注射	抗がん薬	イピリムマブ（遺伝子組換え）（ヤーボイ点滴静注液50mg）	419,578円

※薬価は2022年4月時点

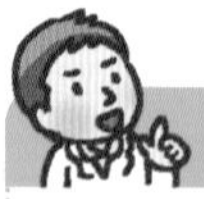

薬剤師が教える ＋αの知識

1,000万円以上する薬があるって本当？

近年、高額な分子標的治療薬などが多く発売されており、薬価は高騰しています。2017年9月に承認された脊髄性筋萎縮症治療薬「スピンラザ髄注12mg」は1瓶約900万円の薬価が算定されました。また、2019年5月には、B細胞性急性リンパ芽球性白血病の治療薬で、患者自身の免疫細胞を用いてつくられる再生医療等製品「キムリア」に、約3,400万円という超高額薬価が算定されました。米国では2019年5月に史上最高額、薬価2億3,375万円の薬が登場しており、日本でも1億円を超える薬が登場する日も遠くないでしょう。

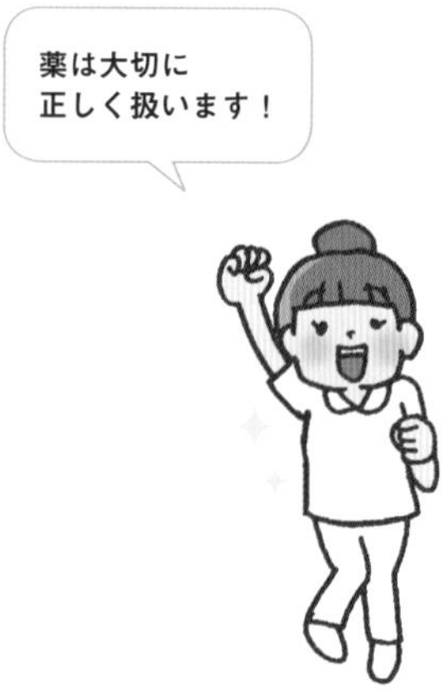
薬は大切に
正しく扱います！

INDEX ―索引―

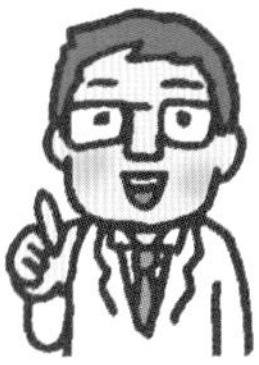

・本書内に登場した用語を五十音順に並べています。
・薬の名前は、一部を除き主に分類名のみ掲載しています。細かい商品名などは各章内で確認してください。
・掲載されている商品名の®は省略しています。

あ

い

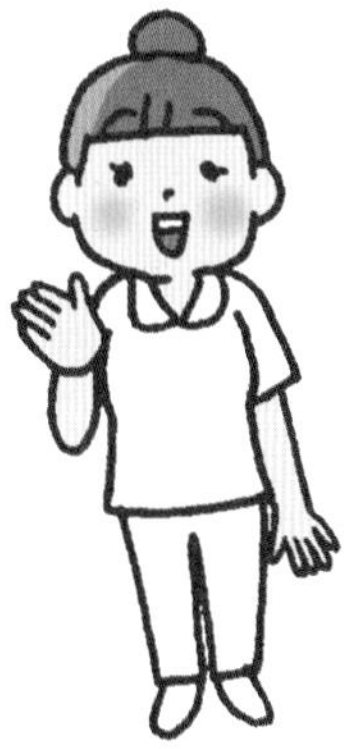

こ

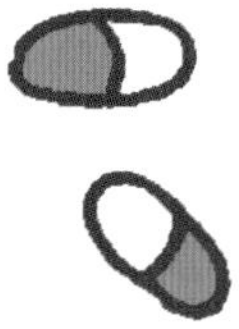

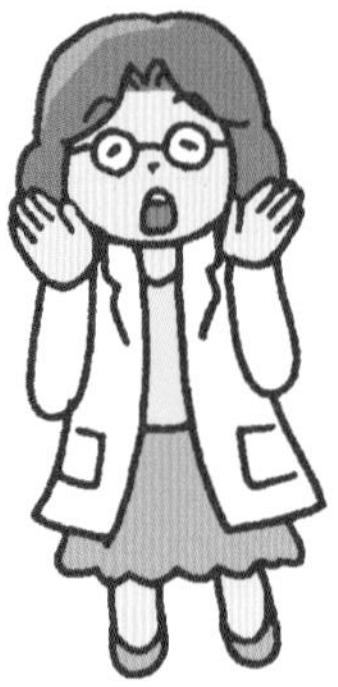

さ

し

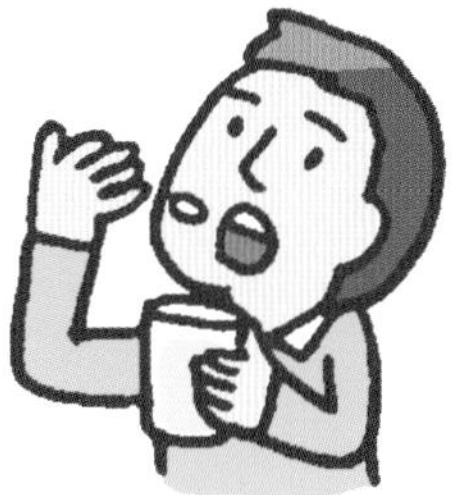

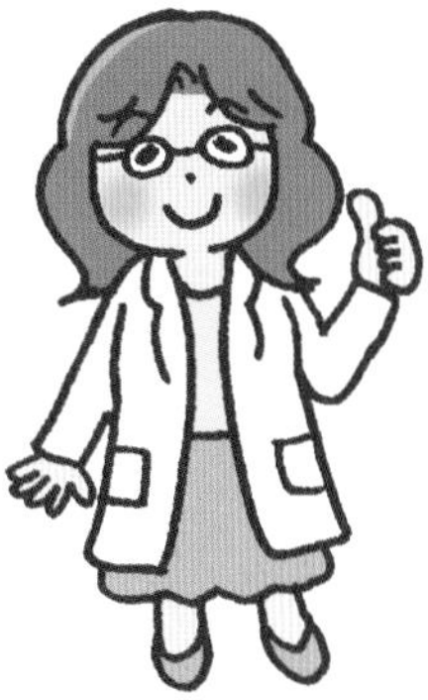

ち

つ・て

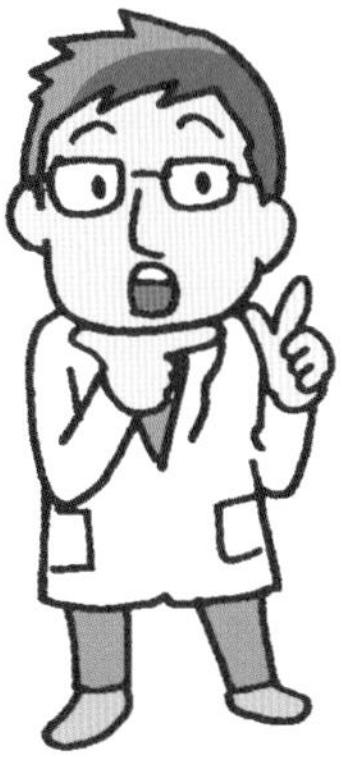

と

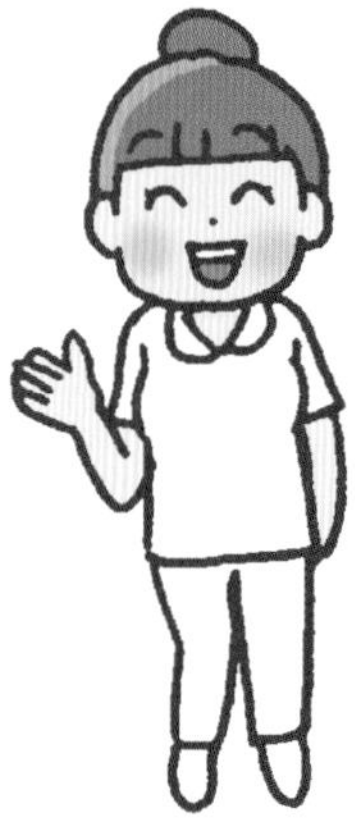

な

に

ね

の

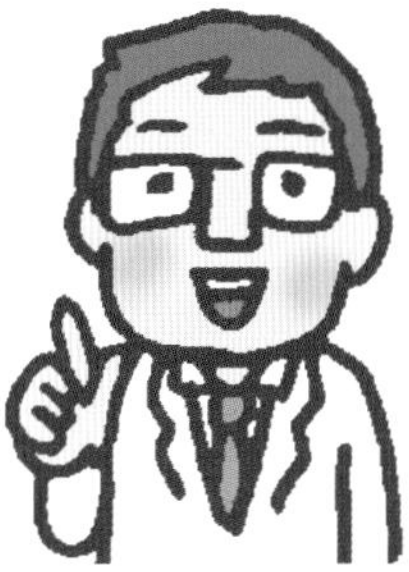

は

ひ

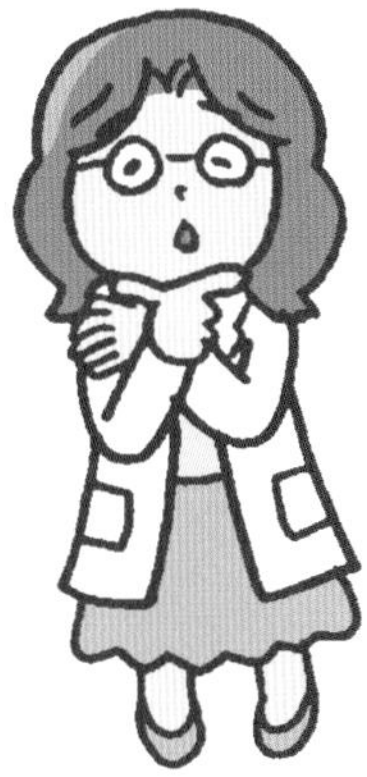

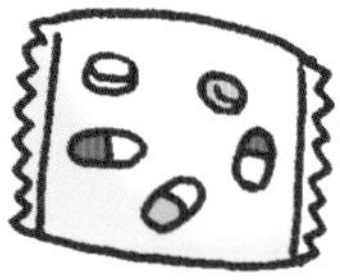

み・む・め

も・や

ゆ

よ

ら・り

る・れ・ろ

わ

数　字

アルファベット

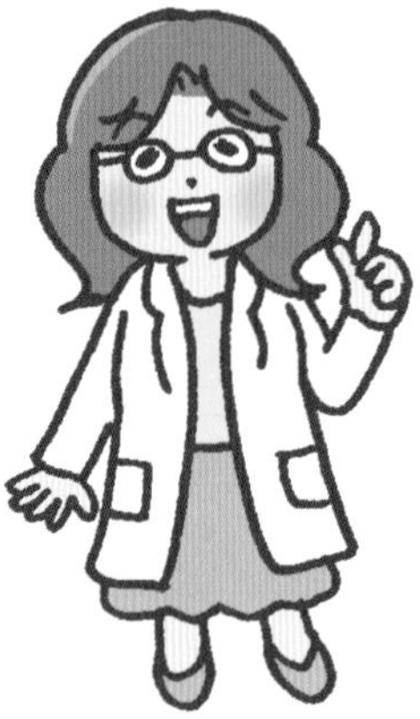

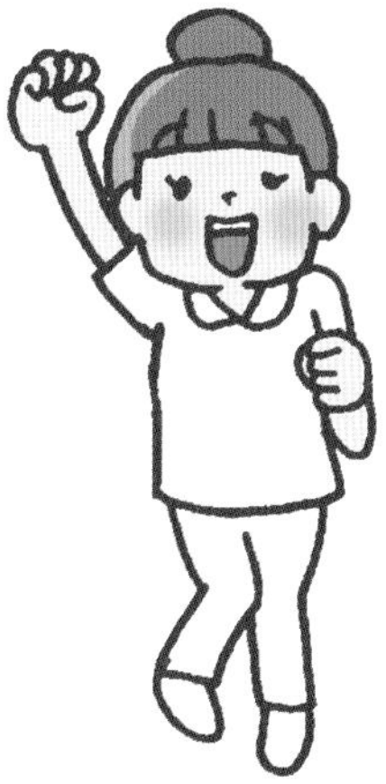

●監修者

赤瀬智子（あかせ ともこ）

横浜市立大学大学院医学研究科看護生命科学分野教授・薬学博士・看護師・薬剤師。大学院及び看護学科で薬理学及び周麻酔期看護学の教育と研究に従事している。

佐橋幸子（さはし ゆきこ）

横浜市立大学附属病院、薬剤部長。臨床業務に加え、薬学生長期実務実習の受け入れや医学部、看護大学院での教育を行っている。

●監修協力　横浜市立大学附属病院 薬剤部
小池博文　川邉桂

●執筆　横浜市立大学附属病院 薬剤部
荒井幸子、石村真琴、井出和男、梅津恵里、太田一郎、岡村央、勝亦秀樹、金城梢、川邊一寛、川邉桂、木津健一郎、小池博文、後藤洋仁、小森智也、坂本靖宜、清水絢子、新留沙織、鈴木太一、鈴木智代、田中美玲、土屋佳世、長井絵里奈、西垣哲太、畠山成寛、服部有希、古川大輔、松本芳、森直樹、屋代涼子、山本幸二郎、若杉正

●写真提供　アスペンジャパン株式会社、あゆみ製薬株式会社、エーザイ株式会社、LTLファーマ株式会社、科研製薬株式会社、株式会社大塚製薬工場、株式会社陽進堂、株式会社龍角散、キッセイ薬品工業株式会社、沢井製薬株式会社、第一三共ヘルスケア株式会社、中外製薬株式会社、テルモ株式会社、東和薬品株式会社、光製薬株式会社、扶桑薬品工業株式会社、丸石製薬株式会社、マルホ株式会社

●執筆協力　石森康子
●イラスト　藤井昌子
●デザイン・DTP　熊谷昭典（SPAIS）　近藤真史　山口真里
●校正　株式会社鴎来堂　夢の本棚社
●編集協力　株式会社童夢
●編集担当　山路和彦（ナツメ出版企画株式会社）

ナツメ社Webサイト
https://www.natsume.co.jp
書籍の最新情報（正誤情報を含む）はナツメ社Webサイトをご覧ください。

本書に関するお問い合わせは、書名・発行日・該当ページを明記の上、下記のいずれかの方法にてお送りください。電話でのお問い合わせはお受けしておりません。
・ナツメ社webサイトの問い合わせフォーム
https://www.natsume.co.jp/contact
・FAX（03-3291-1305）
・郵送（下記、ナツメ出版企画株式会社宛て）
なお、回答までに日にちをいただく場合があります。正誤のお問い合わせ以外の書籍内容に関する解説・個別の相談は行っておりません。あらかじめご了承ください。

これならわかる！ 看護(かんご)に役立(やくだ)つくすりの知識(ちしき)

2020年8月3日　初版発行
2022年5月10日　第2刷発行

監修者　赤瀬智子(あかせともこ)　Akase Tomoko, 2020
　　　　佐橋幸子(さはしゆきこ)　Sahashi Yukiko, 2020
発行者　田村正隆
発行所　株式会社ナツメ社
東京都千代田区神田神保町1-52　ナツメ社ビル1F（〒101-0051）
電話 03-3291-1257（代表）　FAX 03-3291-5761
振替 00130-1-58661
制　作　ナツメ出版企画株式会社
東京都千代田区神田神保町1-52　ナツメ社ビル3F（〒101-0051）
電話 03-3295-3921（代表）
印刷所　ラン印刷社
ISBN978-4-8163-6866-0　Printed in Japan

《定価はカバーに表示してあります》《落丁・乱丁本はお取り替えします》
本書の一部または全部を著作権法で定められている範囲を超え、ナツメ出版企画株式会社に無断で複写、複製、転載、データファイル化することを禁じます。